U0821621

协和医学堂

协和医学堂　编
蒋育红　译

中国协和医科大学出版社

图书在版编目（CIP）数据

协和医学堂／蒋育红译．—北京：中国协和医科大学出版社，2018.5
ISBN 978－7－5679－1033－1

Ⅰ.①协…　Ⅱ.①蒋…　Ⅲ.①中国协和医科大学－史料－1906－1916
Ⅳ.①R－40

中国版本图书馆 CIP 数据核字（2018）第 041209 号

百年来，北京协和医学院历经辉煌和沧桑，为现代医学在中华大地的传播与发展、为解救病患的疾苦以及为民族的解放和振兴都做出了不可磨灭的巨大贡献。近年来，本着追念前贤、以启后人的初衷，我社翻译、出版了一批与“协和”历史相关的珍贵书籍，填补了“协和”史研究中的诸多空白，受到广大读者的欢迎。

受限于时空背景及所处立场之差异，作者对于不同历史事件的解读以及所持的世界观、价值观和宗教观等，均可能存在一定偏颇，也并不代表我社立场。

协和医学堂

译　　者：蒋育红
责任编辑：顾良军

出版发行：**中国协和医科大学出版社**
（北京东单三条九号　邮编 100730　电话 65260431）
网　　址：www.pumcp.com
经　　销：新华书店总店北京发行所
印　　刷：北京朝阳印刷厂有限责任公司

开　　本：710×1000　1/16 开
印　　张：19.75
字　　数：300 千字
版　　次：2018 年 5 月第 1 版
印　　次：2018 年 5 月第 1 次印刷
定　　价：56.00 元

ISBN 978－7－5679－1033－1

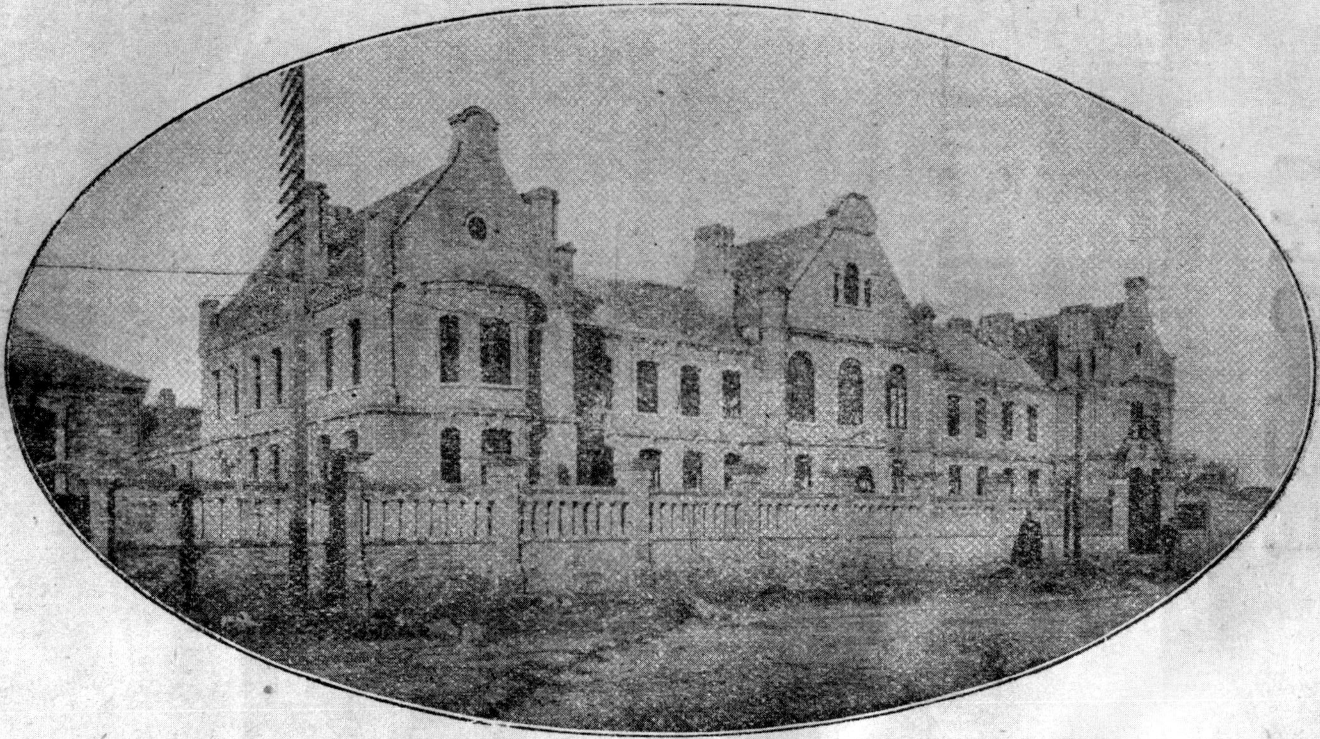

UNION MEDICAL COLLEGE, PEKING.

协和医学堂（北京）

译者序

协和医学堂（北京），英文名称为 Union Medical College, Peking，在中国医学传教历史上是一所与众不同的医学院。协和医学堂（以下简称医学堂）最开始是由六个英美教会（主要是英国的伦敦会，英文名称 London Missionary Society）联合开办的，是华北教育联盟（华北协和文学会，North China Education Union）的以协和（union）命名的三个教会学校之一。其建筑完工于 1906 年，同年 3 月开始使用，宿舍区于 1908 年完工。1915 年 7 月 1 日，洛克菲勒基金会旗下的罗氏驻华医社（现称美国中华医学基金会，CMB）开始全面接管医学堂。当年 12 月 12 日，由英国伦敦教会总会全权代表金修真签定买卖契约，将伦敦会在东单牌楼附近共 5 处房产（包括协和医学堂）卖给了 CMB。（见 2018 年《中华医史杂志》——“近代不凡的英国医学传教士科龄”）。

协和医学堂存续时间并不长，从 1906 年开办到 1916 年医学堂将未毕业的几届学生转到山东齐鲁大学医科学习（毕业后依然颁发医学堂文凭）总共十年。1906 — 1916 年这十年间的年度报告（英文）原籍保存在北京协和医学院档案室。感谢档案室认真负责的工作及 CMB 的大力资助，报告虽然历经一百一十多年，但保存完好。

作为珍贵的档案，又是英语，对于大多数人来说，是难以接触到的。在我国，外文书籍在语言、成本、可及性等方面有很大局限，而翻译版正好可以弥补这方面的局限。研究 19 世纪末 20 世纪初来自英美的教会在中国医学传教事业需要相关的一手、二手资料，以便做出更准确的判断。协和医学堂年度报告的翻译版为研究或喜欢历史、宗教、慈善的人士提供了研究材料，为更多人士了解北京协和医学院的前身——协和医学堂，还原其历史原貌、澄清很多模糊印象而特意翻译的。本打算于 2017 年协和百年校庆之际作为百年丛书出版，但由于翻译者本身有另外一本合编书出版，故推延了出版。

可以说协和医学堂是其开办期间中国最好的医学院之一。直到其关闭，医学堂都是唯一一个得到政府认可的学位证书的、教会学校和非官办医学院校。与当时多数官办和教会医学院校不同，医学堂开办之初就是5年制，尽最大可能与欧洲医学院看齐。从1906年开业之初的不到50名学生，到1915年被CMB收购时的150名，可见其教学规模的不断扩大。医学堂教学管理日渐完善；学生的质量也是一年比一年提高。学堂基础建设——楼宇、设备等也在不断提高完善中。

施医院英文名称为北京医院（Peking Hospital）病人越来越多，满足不了需求。1912年又在新开路胡同新建成了一所"新医院"，有餐厅、厨房、华人病房还有高级私人病房。但一直未使用，直到1914年4月16日新医院开业，医院接受中国各地病人的能力进一步提高。医院在管理上日趋完善，病例保存完好。1915—1916年度报告显示，医院的报告已经用疾病国际分类标准填制表格了，疾病分类、治疗情况、治疗结果，是否手术等记录完整、详细。

然而，医学堂开办得一直非常艰难，主要体现在财力缺乏与教职工严重不足。各种资源不足限制了其发展，正常教学尚且很难保证，更无法开展医学研究；这是其与洛克菲勒基金会下的北京协和医学院（Peking Union Medical College, PUMC）最大的不同点之一。在1920—1930年代，北京协和医学院在亚洲是医学研究开展最好的医学院，享有世界盛誉。（请参阅中国协和医科大学出版社出版的《协和百年纪念文集》中达尔文的文章）。施医院虽然分内外妇等科，但比北京协和医学院管理下的先进教学医院要粗陋、逊色很多。

医学堂与医学院另外一个根本区别是医学堂基督教会的性质和特点，这在报告中随处可见。作为教会学校的年度报告，在报告中宣扬福音和基督教义是不可避免的，但我们可以从中了解到基督教在中国开展情况、中国社会各阶层人士对疾病、宗教等看法，也了解到社会经济生活状况及生活习俗。

关于协和医学堂（北京）及其与北京协和医学院的关系对于大多数人来说是个谜。北京协和医学院与协和医学堂有着历史渊源和传承，但以医学教育与宣教为己任的教会办的医学堂与以雄厚资金实力为后盾的美国慈善资本家所办的、以医学科学为初心的医学院从根本上就有天壤之别。为了实现自己对中国教会组织的承诺，CMB拥有且管理下的医学院保留了医学堂的影子，比如学校名称"协和（union）"的保留，所设立的奖学金以两个对医学堂作出卓越贡献的人——科龄（Thomas Cochrane）和文海命名；医学院一直保留着医学堂的娄公楼 (Lockhart) 等。

医学堂只存续了 10 年，但其经历了中国历史上的大转折及各种危机与机遇、转折。1912 年中华民国元年，教育部取代清朝的学部，蔡元培担任第一任总长，医学堂从清廷的“宠儿”经历了改朝换代，需要面对封建帝制到“民主制”的过渡的巨大变化。1914 年洛克菲勒派考察团到中国，此时正值医学堂计划并商讨扩大规模之际，医学堂管理者因而密切关注并对美国资本注入燃起极大热情，对罗氏驻华医社（CMB）给予非常大的期望，认为是巨大的机会。CMB 对医学堂也非常赞赏。1915 年底，医学堂的财务开始归 CMB 负责，同时以北京协和医学院（PUMC）在纽约州注册。除此之外，CMB 做出了另外一个巨大的改变就是用英语教学。由 CMB 出资，医学堂在读的三个低年级班转入齐鲁大学医科。（见 2012 年《中华医史杂志》本作者的文章）。

这里一定要提下医学堂的开办者和早期运行的关键人物——来自英国伦敦会的医疗传教士科龄（1866-1953）。“科龄经历了中国乃至世界近代史上巨大的政治与社会变革。作为英国传教士，他在主要以蒙古族人为主的辽宁朝阳亲身体验了中国的贫困和缺医少药；经历了义和团运动对外国人及中外基督徒和传教士的憎恨与追杀、之后得到中国封建王朝最高统治者的青睐和赏识，又经历了封建帝制的崩溃到中华民国建立，亲自将自己缔造的医学堂转交到美国的资本慈善组织旗下。他还亲历了中国疫情的暴发、中国人对疾病卫生等概念的认识及转变，国际社会英美实力的角力及对中国的影响。科龄在中国时间不长，但其经历更是 19 世纪末至 20 世纪 30 年代中国社会内部医疗卫生、教育、思想意识乃至世界治理格局的翻天覆地的变化的缩影。”（见《中华医史杂志》——“近代不凡的英国医学传教士科龄”，2018）

本书有很多参考价值。除了报告中施医院所医治的各种病例提供了当时医疗情况的研究价值外，读者还可以从中了解中国人当时的就医态度、中国现代西方医学的发展、西方人及中国人对传统中医的态度；还可以通过报告，了解并研究当时中国各阶层的社会经济状况、信仰、意识、价值观、社会关系，乃至国家层面的外交、中外关系、慈善等。其中发言稿也是非常珍贵的资料，对于了解当时中外重要人物的思想有很大帮助。书中还配有很多珍贵的照片。

最后，译者要感谢北京协和医学院档案室的大力协助，在翻译医学堂的中国人名、外国人中文译名、课程中文等专有名称的翻译上，档案室员工特别是张霞老师给予了大力协助，协助查询了档案，还原了历史；协和八年制学生王诗蕊同学出色的医学病例的翻译保证了本书医学方面的准确性，体现了协和八年制学生优秀的素质。中国协和大学出版社的领导及顾良军编辑也给予极大的帮助，查询到了难点问题，做了杰出的工作。没有他们出色的、专业的付出与质量保证也就没有这本书的出版。

译者　蒋育红

2018 年 2 月，于美国霍普金斯大学

目　录

协和医学堂

1906 年度报告

协和医学堂结束了第一年的工作。在本报告的结尾处可以看到首次通过专业考试的学生名单。

1906 年初，医学堂大楼完工，并于 2 月 12 日、13 日举行了开办典礼。

2 月 12 日下午，在学院大楼的北翼为庆祝开办举行了隆重的宗教仪式。伦敦会的宓治文牧师（Rev. S. E. Meech）主持了仪式。宓治文先生在开场发言中既解释了医学堂在教育联盟项目中的地位，也强调了这个强大的联盟行动的意义。接着，他向听众介绍了中华圣公会的史嘉乐主教（Bishop Scott）。史嘉乐主教的整个讲话，慷慨激昂，他说：

> 我们在这个开办仪式上聚集一堂，当我们看到医学堂的名字——协和医学堂，两个理念马上突显在我们的脑海中。这就是联合（协和 Union）及医学科学。在我们的意识里，这两个理念哪个也不能少。的确，这两个理念在今天是缺一不可。
>
> 作为基督的信男信女，是同一个上帝及耶稣基督的信徒。我们将很快地欣喜地看到，联合与医学科学在我们思想中看起来虽是相距甚远的两个理念，但它们都是我们神圣的主的教义和工作中非常显著的特质。
>
> 我们没有必要强调人们关注这样的聚会，福音故事里每一页都显而易见地佐证一个简单的事实，既上帝在其世俗神职工作中意义伟大且卓著的一部分就是医治病患。我们也不必提醒自己，基督的这部分世间生活是如何被他的使徒汇聚。使徒见证了一切，以其话说“主所到之处积德行善，医治被魔鬼折磨的病患”。
>
> 长期以来，人们意识到，医治生病之人、照顾生病之躯等同于耶稣基督的工作，人类本性也是上帝之子的本性。在传教士的工

作中没有哪个工作得到普世众生如此的感激，不仅皈依基督神圣本质的热情信徒表示感激，那些仅承认人类独有个性，如权力桂冠与荣耀的人也同样持有感激之情。在我们复杂的传教工作中，没有一个分支能像医疗那样如此不费力地得到所有善男信女的资金捐赠。

所有的人都被此吸引，且所有的人将会欣喜地看到，中国华人以其良好的判断力与慈善本能而将会越来越被吸引到这方面来。所有知道这样一所学院的人，都应该充满感激之情，它屹立于中国的首都正中心位置。虽然这个帝国最高权力机构及呼风唤雨的人们，有意愿来强迫人们相信这是为其的利益而设立，但是这所学堂是在这个国家至高无上的人的赞扬、欢迎、并慷慨资助下矗立起来的。我要说，所有人都必须高兴地看到这所学堂在人员上及材料设备上都很完善。近乎半个世纪之前，在简陋的条件下开始神圣工作修成正果。这项神圣的工作一直在继续，中间没有间断，直到这所学堂开业。学堂的员工在我们的母国（大不列颠）接受了最好教育并极富经验，将由这些极具资质的成员照料生病及遭受痛苦之人。然而，这所学堂的开办不只是为了满足一时之需，同时它还要将这些巨大优势以最实用与高效的方式传递给华人。我们由此希望能看到在下一代的华人中，在医学内科和外科学的每个分支中，都有功成名就的华人出现。

我们也不妨祝贺今天出席开业典礼的、在医疗和传教工作中的先驱代表们。我们确信正在寻求把上帝所乐于赐予我们的，以最完整和最好的形式——现代医学科学和实践，这一不可估量的最好恩赐给予华人。我们所做是上帝非常乐于做的，他曾经把治愈病体当作自己拯救人类灵魂的重要服务工作。他派自己的信徒去天国王朝布道时，告诫他们要“治愈病患，净化麻风病人，起死回生，驱逐魔鬼”。用那些一直以来就是基督慈善的语句，恳求信徒：“白白地得来，也要白白地舍去。”

我们今天不可以忘记另外一个理念。正如我在最开始说的，你们的学堂的名称“协和医学堂”，让我们想到的是作为深思熟虑的基督徒，不能忽略在我们神圣的主的教义和行动中团结的内容。上帝圣体中圣人们神秘的团结本性正是救世主在我们面前树立的榜样和形象。这本身就是救世主渴望在其身上看到人们所表现团结的深度、现实性与完整性。“救世主可以把散落在外域的上帝之子们聚集起来。”一个信徒宣称这是他通向死亡之赎罪的终点和目的。“上帝可以把所有的东西聚集在基督一身。”这是另外一个信徒在救赎计划中所设定的终极目标。

因此，医学堂这一宅心仁厚的慈善之举，在医学传教中这么卓越，已经一次又一次地提供了聚会之地而成为“神圣之地”。由此，所有热爱我们主耶稣基督的人们都有可能在上帝保佑、上帝之子所承担的疗愈与救济的那部分性质的工作中统一立场。作为组成该联盟的一个教会，我们圣公会也为四个年轻的华人基督徒在医学校学习做了有价值的工作。还有一位学生目前在伦敦会学习，我希望他能在那所学堂完成学业。其他人无疑也以相似的方式，在与各种不同教会长期从事的相关工作中获益。将来可以看到，北京城及周边的所有医学生都到这所学堂接受教育。由此建立起来和保持的交流将不容置疑地加深和强化我们的联盟与华人基督徒之间思想和现实的连接，而这些人肯定还会再把各个教会的某个工作联系起来。我们相信，这将很大程度上在西方基督徒间的鸿沟上搭建起来桥梁。我几乎可以说，我们这些西方基督徒所困扰的缺陷与罪恶已变成固化。上帝期许这样结果不会注定出现，但也许会出现。如果这样的结果是与上帝永恒的目标相一致的话，那么团结起来能得到更大的结果。现在看起来已经在华人基督徒身上预示了前景，有可能对我们自己产生反作用。而我们所属的教会以及重新团结起来的基督教精神的伟大回馈将会重现回到我们身边，作为将福音传播给“遥远地方”的自我牺牲之劳动与自愿放弃自我生活之结果。我们不知道这会是怎样的。我们不是万能的上帝的智囊，而上帝总是智慧的。我们知道联盟超越了语言的力量，把人们团结在一个鲜活的信仰周围。上帝就是这个信仰的领袖，这就是最好的表达方式。很多人可能大多数是信仰基督的人，相信我们的主在他受难之夜的代祷中述及团结这个问题上的暗示有些异样。其他人则有此强烈感觉，谴责耗费精力和金钱在各种机械及各种重叠的工作上，还有另外一些人则又以不同机构的视角，常常是敌对的。他们侧重华人之间的不那些尽人意的画面，去角逐争取那些能够皈依一种信仰的灵魂。

我希望回到座位之前，利用这个讲演的机会。我也十分高兴地利用这个机会说，三十一年的传教经验在我内心中对万能的上帝充满神圣的感激之情。我感谢其衷心的、兄弟般的感情和同伴之情，这些是那么真实美好，以及在教义容许的前提下，在华的各个不同派别教会团体成员之间的诚心合作。有人说传教士中经常发生的争辩及他们之间的差异，是在华人中传播福音的主要障碍。我认为这完全不对。这是在华传教士发挥神圣精神的证明与表现，几乎毫无神学怨恨与派系纷争。而且如果有某种氛围的话，也是一种真诚团结精神的氛围在盛行。

过世的大主教本森（Benson）是最有智慧、最有思想的人之一。关于“努力在和平的纽带中保持团结”的这段文字中，他还写有：“一些人说你必须有一个宗教共同体，否则你就不能被救赎，而这个宗教共同体就是我们教会，因为我们的教派人数众多也最古老。也有人说：‘我们都是一个宗教共同体，有不同点可以忽略不计；’因此他们在无视存在的不同点。然而，圣保罗怀疑在终点之前是否有这么一个显而易见的宗教共同体，故他不会胁迫我们必须相信他认为不存在的东西。像耶稣一样，他虽渴望我们应该是一体，却预见到不完整性。他说：‘一个主（基督）’，‘一个信仰’（对上帝的信赖），‘一个洗礼’，即一种自我臣服、一种赎罪，而后‘一个上帝和所有人的圣父。’直到最初的洗礼，你可以目睹我们是能够被看得见的一体。最后在上帝那里，我们是不可见的一体。不过，在初始与最终之间流淌的海水是枯涩无味，我们必须走过这段路程。毕竟，我们没有一个像一条道路那样共享团体，而圣保罗避免具体说出哪些是不能实现的。而且，他再一次说‘努力保持团结’。他所说的“保持意味着是小心。让充满爱的目光聚焦在被爱的物体上；让充满真诚的眼睛聚焦在希望上！让充满敬重的目光聚焦在真理的中心点，训练有素的目光聚焦在引导的星星上。‘努力保持精神的团结。’”

史嘉乐主教发言后，美国长老会的惠志德（Wherry）讲述了基督、圣父的力量、爱、和仁慈的方法。他展现了圣父的品格，并说，为了强调传播福音，基督利用医治身体作为有效宣讲的手段。鉴于此，教士们来到这个陌生的国度，面临的问题是必须能够实用地展现教义，以便最简单的头脑也能听懂。他还号召训练有素、技能高超的医生帮助其工作，以通过这些具有奉献精神之人的榜样影响人们。这样，基督教教义就容易被理解。高尚的理想将激励中国的年轻人，这将在中华帝国的最高统治者中开花结果并传播到最远的地方。自雒魏林四十五年前作为医疗传教士开始工作以来，在物质上，时代已经发生变化。这个变化很大程度上归功于医疗传教士们，是他们忠诚信仰，并以主的名义克服困难。这种奉献精神把医学与传教捆绑到一起。惠志德相信医院就像一涌喷泉，不仅有医疗技能，还有爱与善意，将在整个中华帝国播散开来。

任牧师（音译）发表讲话后，庄严激动人心的会议宣告结束。

12 月 13 日举行了盛大的公开的开幕仪式。在中国基督教会历史上没有见证过这样多杰出与影响力的人物聚会一堂参加一个教会学院的开业典礼。慈禧皇太后派外务部会办大臣那桐作为其代表。此人是朝廷重臣之一。与会之人还有皇家的子嗣们、各种不同组织的会长或副会长们以及很多中国高级官员。所有列强驻华使节也派代表参加典礼。林林总总，这个活动颇具国际重要性，这个仪式是对友谊与善意的贡献。

在开场祷告之后，英国驻华公使萨道义阁下（Ernest Satow）[曾获圣米迦勒及圣乔治大十字勋章的爵士（GCMG）]，主持会议并致辞如下：

大臣阁下、女士们、先生们：

今天我们汇聚一堂，参加北京的一所崭新医学堂及医院的开办典礼。这家医学堂与医院是迄今为止规模最大、在总体设备与教学人员配备上最齐全和完整的。此情此景，为了表达对这一项目的敬意，我将不妨就其起源讲几句话。人们往往认为，如果在中国首都的各种不同教会，能够在教育工作上联合起来，那么成立一所下设几个学院的综合性大学不会有太大困难。这种联合让每一所学堂都负担得起聘请足够的员工，用最少的支出产生最大可能的功效。设立了这一目标之后，华北教育联盟（North China Educational Union）

成立了。该联盟由美国公理会（American Board Mission），伦敦会（London Mission）和美国长老会（American Presbyterian Mission）组成，并在科学、神学、文学以及医学几个方面开展教学工作。后期，美部会（American Methodist Episcopal Mission）的汇文大学堂同意将其医学院与伦敦会建立的（学院）合并。此后这个机构将以“协和医学堂”命名，且在医学堂的教务中有华北教育联盟和汇文大学堂的代表负责。圣公会也与该学堂建立联系，并且希望其他教会及组织最终能加入并成为该联盟的全职成员。

各教会都同意尽力承担联盟工作中兴建建筑和配置设备，或某项特殊工作。依照这个备忘协议，伦敦会承担了筹集善款、医疗事务的总体规划，以及提供建筑物及设备的重任。我们今天即将揭幕的建筑就是其成果。

迄今为止，该学堂的校舍及设备的支出金额，达到六万二千六百六十两白银（62660）。这其中华人的捐赠数额为两万二千四百七十七两七钱白银（22477.7）。我想特别指出，这个金额中一万两白银的善款，来自慈禧太后的捐赠。另外的一万零一百一十五两二钱白银（10115.2）来自那桐大臣与赵尔巽的筹集。北京的外籍人士捐赠数额达两千零二两三钱白银（2002.3），伦敦会则贡献了三万八千一百八十两白银（38180）。截至今日，支出和收入虽正好平衡，但是如果想要完成医学堂规划中的所有建筑及设备，还需要一万四千两白银（14000）；另外，为了给学生提供宿舍，还需要筹集更多的善款。除去所有这些之外，预计每年还需要两万两白银（20000）用于现有的各项开销。而且我在此可以立刻声明，这些开销并无一丝一毫用于教职员工的薪水。教员的工作到目前为止并不是无偿提供的，这笔费用将由各教会承担。与他们本身的生活便捷与报酬相比，消除病痛和发展科学知识一直是他们最高的目标，这正是我们的内科和外科的专业人士的荣光。

医学堂有可容纳 350 到 400 名学生的演讲堂和教学空间，目前的设想是五年制的课程，每年招收 70 到 80 名学生入学。医院的病房能容纳 40 到 50 位病人，另外还有 50 名病人也可以安排到街道东边门诊部后面的医院。如果现有的这一计划能够成功实现，马上可以在邻近处修建另外一所独立的医院，并都将用于医学堂的教学工作。同时我们还有一些暂时被用作学生宿舍或者病房，最终会被用作演讲堂的房间。科龄校长已经收到大约200名学生入学申请，第一个年级将由这其中的40名学生组成。录取的各项章程已经制定完毕，目的是选拔那些最好的学生。毫无疑问当他们毕业典礼时，（学员）人数会达到学堂建立之初设计的满员状态。

很可能有人会问，如此处心积虑建立一所如此大规模的医学堂有必要吗？考虑到华人行医的历史长达好几个世纪，这个国家所拥有的巨大人口基本上一辈子都满足于用传统医术去治疗疾病，而不去寻找自己传统方式之外的治疗方法。然而，对中国来说，还有很多未知的疗法，也是西方科学已经发现可用、并且可推介的方法。比如氯仿麻醉及其他麻醉术，抗菌以及无菌的方法。这大大拓宽了医学领域，使以前认为无法治疗的病例可以用手术成功进行治疗。听诊器的使用以及更准确的诊疗手段，治疗肆虐中国大城市的肺结核之新方法，改良的且更有效的疫苗，血清的配备和使用，如抗毒、抗狂犬病、抗链球菌以及抗毒剂，都已经证实如此成功地治疗了过去人们根本不知道如何医治的疾病；还有使用伦琴线等所有这些完美的西方外科医生的装备。此外，西方医学还可以传授正确的科学观察和推理方法，以及针对远东的特有疾病的更好阐述方法。这是西方医学科学所能提供的好处。对于外科来说，拓展了更多前所未有的领域。我在这点上一点没有夸大，人类生来就遭受躯体的苦难，始终是个可怕的话题。然而，通过外科医生手术刀及烧灼，可以恢复健康与活力，是所有赞同提高人类福祉的人们所欢欣鼓舞的话题。

最后，大家可能已经评论过这所建筑物的另外一个名字，鹤立在这个建筑屋顶上，在尽可能最显眼的位置上刻着——雒魏林学院（Lockhart College）。人们认为是他缔造了北京的外国医疗传教会，其名字应该用这样的方式流芳百世。在我刚到这座城市居住时，有幸会见过现已经不在人世的雒魏林博士（Dr. Lockhart），他对我一直非常友善。雒魏林于1838年来到中国，他打算在广州工作，那时遇到了很多困难，无法在那里定居。接下来的几年，他在澳门开了家医院。从1843年到1857年，他在上海继续医学传教的工作。1861年9月，他抵达北京。不久，他在英国公使馆旁边找到了一座房子。在这里，他不辞辛苦地尽其慈善之举，三年之后才返回英格兰。现已去世的德贞（Dudgeon）大夫接替了他。1867年雒魏林从伦敦会的职务上退休，在布莱克海斯（Blackheath）定居，并于1896年在该地去世。他的一生充实，也是他的国家的荣耀。我期待这座为纪念他而修造的楼房，在未来能够被世世代代保持如新。

英国驻华公使萨道义爵士演讲结束之后，外务部会办大臣那桐大学士致辞如下：

在协和医学堂及其医院开办之际，与诸位相聚深感荣幸。作为委员会的一名成员，有幸向所有在场的嘉宾致以最热情的欢迎和问候。太后对协和医学堂甚为关注，为建立医学堂慷慨解囊而捐赠了大笔款项，并对那些为这所最有用、且也是最为需要的机构的建立做出努力的人士致以崇高的感谢之情。太后特意委派敝人出席这个喜庆的典礼。科龄博士负责规划了协和医学堂。他是一位在其专业领域成绩卓著的绅士，在此项事业中不遗余力并取得成功。他造就了这所拥有优秀师资的现代医学堂，在场诸君今日汇聚于此恭贺开办。科龄博士之所以能够收获这么令人满意的成果，很大程度上是由于他得到了各位的精诚合作。这包括陛下、英国驻华公使萨道义爵士以及总税务司赫德爵士（Robert Hart）。奉天（沈阳的旧称）盛京将军赵尔巽以及许多其他显赫的中国官员们都鼎力相助，做出了突出贡献。为此功德无量之事略尽绵薄之力，敝人颇感欣慰。我们在很短时间内看到这栋重要的建筑物矗立起来，准备好开业并开始施展其用途，是件可喜可贺之事。敝人在此谨衷心希望协和医学堂繁荣昌盛之景延绵不绝，随着时间的推移，通过其全体教师以及毕业生，成为一所不可估量地造福于所有华人的机构，名扬四海，在整个中华帝国名声遐迩。

柔克义（Hon. W. W. Rockhill）阁下随后发表了演讲，在演讲中，他说：

本人尤感荣幸能参加医学堂的开业典礼，毫无疑问是在历史上划时代的标志性意义。这不仅仅对于北京的医学教育而言，也对中国整个教育有划时代的意义。协和医学堂的国际化特征无论是从其教员，还是从今天到场的组成人员都能得到充分证明。本人认为这是独一无二的。该医学堂成立伊始，得到了来自各界的热忱支持和美好祝愿。不仅有来自不同国家的外国人，而且还有来自帝国政府之人。慈禧皇太后慷慨馈赠，促进了那些憧憬医学堂规划蓝图人们的愿望实现，又确保了医学堂的福祉。今天能有尊敬的各位阁下莅临，就是中华帝国政府（清朝朝廷）持续关注此事的佐证，从这家医学堂看到令人欢欣鼓舞的事业，象征着全世界各国的团结友谊，不仅缓解人类痛苦，且还提升了人类思想。

先生们，我们因此不应认为这所大学的医学堂的创立，仅仅意味着某几个年轻人从今以后将接受全面的医疗科学教育，也不仅仅意味着北京又有一家医院和药房给病人和遭受折磨的人提供医疗服务。它的目标更大更远。我希望这是一场伟大教育运动的第一步，每个国家都对这个运动做出自己的贡献，提供其储备的最好知识与经验，为这个人口大国在最广泛的意义上全面推进教育。过去一年，我们已经在中国经历了教育方法上的伟大变革，政府官员们明智地决定大量吸取我们西方所储存的知识，来改革迄今为止还在盛行的方法。摆在他们面前的是一项无比惊人的任务。在这个过程中，他们必须要依赖整个国家的人才，并不管其宗教信仰如何，也不论其社会等级如何，都可以自行支配全国的教育资源。现在还没有什么可以保证这一新教育体系的成功，只有在于将之真正成为整个国家的体系，并成为人们生活中不可或缺的部分——即把民众所有因素都团结起来的纽带。在这个帝国的各地、由在华外籍社团维持的学院中，中国政府已经从其毕业生中获得了受过良好培养的、训练有素的人才。这些人他们可以被吸收进学堂或学院所需的教师队伍之中。只要认可他们成功学习到的知识所赋予他们的资质，也是那些把他们教育成才的学术成就卓著的教师们认为其值得拥有的认可，而这将使他们在工作中谨慎行事。我想，只有当中国政府给那些从中国基督教会学校顺利毕业的学生们，授予那些在官办的学堂里同样成功完成学业的学生同等权利和优惠待遇的时候，才能实现推进教育在其他领域的发展，同时还能把中国社会各阶层整合起来。当前，这意味着赋予人民报效祖国的权力，一个国家珍视的事业，也是人民热烈拥护的事业。在最近的教育规章制度中显而易见的睿智，在那些为了使教育得到更快传播所提出的提议中，都没有忽视鼓励建设私立学校和学院，用以帮助政府的工作。这也使本人确信：不论是医学堂，还是这个大学的其他学院以及一般教会大学的所有毕业生们，都会从这个国家得到公正奖励，并在有用领域中全心全意地回报国家对他们的召唤。

最后一个致辞者是赫德（Robert Hart）爵士，英国荣获圣米迦勒及圣乔治大十字勋章的爵士（GCMG），清廷海关的总监。他的致辞如下：

当我被邀请今日致辞时，我的第一直觉是想谢绝。我不具备口才的天赋，既不会即兴发挥，也不会刻意练习过讲演。我担心因为自己讲话能力的欠缺，不仅无法点缀这一重要盛典，且还很可能会玷污美名。然而，这一直觉很快荡然无存，因为尽管演讲是银而沉默是金，最终我觉得出席与讲演是要胜过沉默与缺席的。

正如协和医学堂在此开办大典上给我们显示的那样，我们就其取得的进步，向此医学堂的监督（院长）与全体员工表示祝贺。建筑物已经竣工，医学堂也正式宣布开办。教授们均已准备就绪，学生们也都在翘首以盼。授课马上就要开始了，为培养从事生活中这一个特殊行业的称职专业人士，该行业的奖赏就是无价赐福的自我牺牲——为了人们能缓解苦难、恢复健康。这给我们来自各个阶层的左邻右舍、国家及信仰以无法估量的益处；该项工作通过其取得的成果以及激发的悲悯之情而丰富了人道精神。

该医学堂开办的北京城，是这个幅员如此广阔且人口众多、数以亿计的大帝国的首都。在这所医学院的厅堂里，已经显示了帝国的仁慈和友善；今天的开业大典，在座各位高级官员的莅临，也证明了他们对该机构的兴趣。他们的到来和提出的建议，甚至证实了这样一个希望，即这种关注将通过实际的支持与认可的形式来实现。在以后相当长的日子里，他们都会给这所机构以支持，每个省、县、地区也都会通过捐赠方式表示其对医学堂的认可。

任何路过此医学堂的人都会注意到，学院有两块招牌。头顶上方比较小的招牌用比较普通的实用油漆绘制而成：即“协和医学堂”。再往上看则会看到金色油彩装饰的字母：“雒魏林医学堂”（Lockhart Medical College）。这两块招牌特别恰如其分。首先，“协和医学堂”，体现的是睿智创办者们提出了崇高的理想和在此的允诺。实际上，一个人是不可能教授所有需要设置课程的内容，然而很多人的合作就能做到毫无遗漏。联合（union）就是力量：而且这种联合是强中之强，看得出规划合理、目标崇高—— 即要尽最大可能行善于那些受苦受难的民众。其设置的课程涵盖得足够丰富，分配给每个教员的教学任务是其最擅长、最能起作用的领域。

正如先行者总会有其热忱的、一代又一代的后继者一样，同样，这所医学堂必将硕果累累。即使它不能成为未来中华帝国的皇家外科学院，也将为这样一所学院最终开办铺平道路。它孕育出的一所学院，也将在这个历史悠久的不灭帝国之每过土地上结出丰硕果实。为其他的医学堂及院校，成长为真知灼见和所有文化的殿堂。

这些大厅将会迎接那些能干、热心和勤勉的学生。他们当中势必会出现一些天赋异禀、才能超群之辈，这将不断推动着研究工作持续向前发展下去；而那些今天无法想象的技术也将起源于此，被学生们发明出来而服务于众人。这些学生们和他们的教师们一起携手向前，教学相长：学生们可以提出建议，引入相应的改进方法，使其更适合华人的天赋也更适合中国的语言，让教学在潜移默化的和谐的氛围中易于师生的教与学，而所有相关的人都能有所收获，并在各个方面都更易于理解、更有用途。

走出这个大楼迈向社会的学生准备充分，能应对不可知的情况，不管是教书还是行医都能胜任职责。四十年前的广东，外国人中有位各方面都很能干的华人医生助手黄宽；而今天在上海海关的医疗工作人员名册上也有华人的夏医生，这两人为了接受医学教育而不得不远赴重洋。然而，从今以后相应的教育可以在这所医学堂、在华人的土地上、在中国自己土地上开展。

这所医学堂的学子们将遍布各处，包括那些许许多多默默无闻的、笼罩在痛苦与悲伤阴影中乞求帮助的家庭；以及那些更鼓舞人心的场景，即在红十字徽章成为活动通行证的地方，都会看到他们的身影。他们献身于崇高工作，而这始于他们在这所学堂的精心训练。他们的出现本身就能带来慰藉，而他们娴熟双手更能带来爱的感觉与治愈。在遥远的、满天繁星的空寂中，先驱者们和后继的工作将会传承下去，挥洒在病痛水域上的点滴安慰可以抚慰芸芸众生，而只言片语也将仁慈洒满在很多人的心目中。

到目前为止，我所谈到的如果不被认为只是有感而发的话，也会被认为是寄托希望的感言。请容许我再加上几句虽然枯燥且切合实际的、绝对同样重要的一点——财务。

这一机构为维持日常的工作支出，花费将是巨大的。这包含大量购置科学仪器和器材的款项，先进与优质的设备是基本要求和不可或缺的。西方政府在国家的预算开支中把相关资助作为常规开支，而且纳税人也赞同这种支出，同时也能理解由此产生的益处。世界上没有一个国家比中国更加重视教育，但中国的体制是宁可奖励受教育的人，也不愿意为他们的教育付费。因此，我们要面对面地正视未来这种支持教育筹款的方式和手段之问题。这部分钱从哪里来？做生意的方法是应确保生意的成功，且只能以优质作基础才可以保证持久运作。被称为自愿捐赠的方式，不管是直接，抑或间接，已经把这座大楼建立起来了。从同样的渠道，也将继续有捐赠款来资助学堂的工作，但是这样的帮助或多或少具有不确定性，不能过于依赖。

学费收入是另一项收入来源。然而，其数目难以确定，这既取决于学生的人数多少，也取决于学生能否付学费，而且不能指望这能确保获得必需数额的资金。

我们因此有两个不确定性。不幸的是这更增加了不确定性，而不像负负得正那样，能够限制住不确定性。因此，只剩下第三种选择——政府拨款。要固定数额且定期拨款，才能最好地达到实际需求的资金数额。

世界上有加冕的国王，也有无冕之王，而商业与金融巨子就是无冕之王。他们要支出其巨额的财富，其中一些人如伟大的卡内基（Carnegie）等，极其慷慨。他们是智慧和助人的慷慨类型，慷慨帮助那些做好自己的工作并真正自我帮助之人。我发现事实上我们没有有效的方法吸引这些人轻松地捐赠出一大笔基金来。事实上，之所以不能吸引他们捐赠，是因为中国现任政府非常有能力来支持，并且也应该资助类似的机构，在自己的这块土地上、在自己治理的疆域内发展壮大。然而，这里我们所遇到困难，也确实是非常棘手的基本问题。因为我们不可能去找中国政府，并对其说，我们这些外来人是在中国、以慈善的方式为中国开展一项慈善事业，政府是否能用自己的钱来负担并支持这个事业，而中国政府并没有请我们去做这项事业。

和我们经常遇到这种情况，在处于困难之时而看到了希望之光。这里提及常常是老生常谈的供与求之问题，起到了指引的作用：对这个问题的考虑至少也预示着希望。在新时代催生的那些变革中，军队变革受到了特别重视，它扎下根并不断壮大。总督大人非常强干并负责本省事务，供其命令支配训练官兵有六七万人之多。对于这样一支军队，本应聘任成百的军医，而其他军队将来也会需要相应比例的军医。军队医疗部门的需求虽然现在还没实现，但是很快就能实现。人们能感觉到，没有什么比稀缺更能有力地刺激供与求了。

这样的需求——肯定会到来——这所医学堂的学生们结束五年学业前供不应求。然而，五年之后，或者说再过几年有可能更早些就能够满足需求。未来消费者也会理解，为投放市场的产品向生产者付费是多么合情合理，而事实上也是非常必要。这种思想以及在此原则之下，很简单、很肯定、也很可行性，人们能够看到医学堂的未来以及对其工作的支持。总有一天，最有利的时机将会到来，那时如果能适当地和及时地利用机会，则令人满意的资助方式应当会成为可能。

因此，这就是我想说的，且特别要对这所医学堂的监督与员工们说的，是积极、勇敢无畏、充满希望和耐心细致地投入工作；不要被困难吓倒，也不要太急于克服困难。我们所有人所能做的最好之事，只是这项工作的某个部分，向前发展则是那些前仆后继的追随者的使命。聪明地、细致地、系统地记录好你们的花销与收入。尤其要每年做好两类年度预算：一是真实的预算，即你们的各种资源所要求真实显示的数据；另一类是理想预算，这是诸位想看到的数据，是当医学堂以最佳方式做出最好的绩效时所能得到的数据；迟早有一天，供与求将会具体化，且对你们有利。届时你们将能够掌握这些数据和事实，揭示出背后的原因与需求，也能理解这些成本进行理解和并能够支付。我们设定的目标也将最终达到。

虽然所有的荣誉都归于那些已经仙逝的人——他们的善行以及对他们的铭记——但我们绝对不能忘了当今的人们。教会之间联合使得这个医学堂得以建成。这些教会在各种各样的不同点上——如宗教惯例与信仰的形式方面逐步缩小了彼此的不同点——过去是只见树木而不见森林——现在则团结在一个共同点上。正是这个共同点把这些教会带到中国，成功地联合在一起。不管雒魏林过去曾到过哪些地方，或者曾做过哪些事，这些地方现今都有其他人在工作。这些人有着同样才干，同样乐于奉献，同样价值。促成了这一联合（协和）的精神，特别归功于一个人的付出，促成了联合（协和）的精神——很多方面在于他的指引，并使之付诸行动。他就是协和医学堂的监督科龄博士（Cochrane），对他的每一份致谢都源于这份连接。这不管是为联合会工作，为监管这栋大楼及准备，还是为谋求包括本土与外国人的各处同情与援助。他也成为今天的“鼻祖”之一，后人对其的尊敬绝不会少于我们在场的人对雒魏林的敬仰。当然，也有一些人辅助他，这些人的意愿及对合作的推动，在委员会中广为人知。因此我在这里至少还要提及一个名字，即英国公使馆的德来格博士（Gray）。我知道他对此投入了极大关注，并对现在所取得的成绩做了很多工作。

四十年前在上海，我曾和一位商业巨贾连那士（E. A.

Reynolds）聊天，知道其喜好为他自己赢得了所谓“太平王”的绰号，他说：“人们都说，当我死后他们会为我树一座雕像。然而，人死后的名声就像风儿一样——还是让他们趁我还在世的时候给我树碑立传吧。”与此相似的是，让我们抓住眼前的时机。与其一直等待，直到工作的时光全部流逝，不如给今天的人们所应得的荣誉，让他们提前享用一些未来将被铭记人们心中的荣誉。从今天的毗斯迦山中，我仿佛看到在接近这条河流的彼岸：当需求来临，你们将跨过约旦河——进入那渴望、哪怕不能带来承诺的土地，成功进入并安全拥有。

在座诸君，很抱歉我又重复此前演讲者已经说过的话题，然之前的雷声必有回响，是在山脉之间的声声回响。最后我祝协和医学堂永存，事事如意。

协和医学堂的监督科龄，先用英文再用中文感谢了各位演讲者，之后到场的人们被引导着进入大楼。

◇◇◇

第一年的最初几个星期，大量的年轻人询问有关入学条件的问题，但没有几个够资格参加考试的。最终39名男生被招收入学。

这一年，医学堂也发生了所有学院很常见的减员情况。一名学生死亡，还有几位染上了肆虐中国的结核病而被迫放弃了学业。刚进行了专业考试，有32名学生参加考试，几乎所有人的成绩都得到了优秀。考试委员会（考课委办）的成员表示，他们对此成绩非常满意。

以下是通过考试的学生的名单。排名根据他们取得的成绩分数：

谢恩增	刘仪德	范福林	薛受益	徐左铭
王惠泉	刘荣兴	许　平（Hsu Pin，音译）		全绍唐
王俊德	刘继善	马德昌	田致远	时际雍
王长龄	张懋源	张文宇（Chang Wen-yu，音译）		
高殿甲	贺绳长	顾泰然	张毓芝	屈永平
郭　樸	杨达昌	李遇春	周邦基	郭　权

当年最重要的事件是接到了以下的信函：

清廷学部尚书荣庆发来的信件和通知，收件人是北京英国公使馆的代办卡内基（Launcelot Carnegie）

> 先生，兹收到萨道义爵士阁下给鄙人的信，倍感荣幸，信里转来科龄博士的信。我非常赞赏科龄博士尽心尽力地为人类的福祉之利益。鉴于科龄先生以慈善为目的，我将同意科龄博士提出的请求”
>
> 我部已经接到了科龄发来的信函及学堂的规则和制度，及其计划清单和请求“协和医学堂”正式立案等——科龄博士开设医学堂培养学生之目的是出于增进人类福祉利益的考量，大清慈禧皇太后已经捐赠款项，并颁发给创办这样一所学堂以特别优惠待遇的圣谕，学部官员业已经批准该学堂在每个学科结束时举行考试，并且由本部给考试者颁发学位，作为证明其达到所要求之水平，准许其拥有行医资格。
>
> 遵照大清慈禧皇太后的意愿，本函由学部发出，以促进医学发展和鼓励慈善机构。此前还没有任何学术机构被授予这样的特权。

◇◇◇

学堂在整个学年里都洋溢着极好氛围，没有任何强迫，很多人参加了早、晚祈祷以及各种基督宗教仪式。信教的学生参加了基督教工作。常规的福音医疗传教和其他形式的基督教工作计划逐渐成形，且每周日都在北京城郊区的四个地方开展了工作。

本年另外一个重要事件，是管理委员会给以文海博士（Wenham）为代表的委员会发出邀请，希望他加入学堂的工作。该委员会还没有同伦敦医学传教协会合并，但我们希望这个合并不久能实现。这样协会就能作为联盟中的一个教会加入到学堂工作中。文海博士将很快抵达北京，成为医学堂员工。其他两三个人业已提出申请，我们希望捐赠可以不久到位，该协会就能把这几个人派来。

我们的最强烈的意愿是组成一个强大的员工队伍，学堂给那些希望加入到此工作的教会提供了极佳的机会与益处。这也证明基督教会联盟的优势与明智。

医学堂在中国的工作极具战略意义，其角色独一无二。我们一如既往地欢迎其他教会的合作，医学堂在华举足轻重的地位，将使这些基督教机构获益颇多。教会机构单打独斗的时代已经过去，未来属于那些希望团结一致并努力开展工作的机构。

本学堂的教学都用中文。尽管这会给我们的工作增加诸多的困难，但我们越来越相信这一决定是英明的。盈恒利博士（J. H. Ingram，也称盈亨利）有望不久能完成他的诊疗法的著作，其他书籍也在撰写准备过程中。我们希望借此能够为中国创建科学的医学文献——这个伟大和急需的工作中有所贡献。

我们正处在最有利的地位，希冀能帮助修正医学术语，以防止发生混淆与错误。这也需要更广泛的联合以及增加员工的另外一个原因。特别是这会给那些已经参与翻译工作的人增加了工作量。

我们还打算增加住宿地方，建设一所更大和气派的宿舍楼。这个工作似乎即可开始。

我们现正为新学期招生做准备，下面是 1908 年的教学大纲。

教学大纲

协和医学堂，北京

协和医学堂的成立之目的是为受过良好教育的华人，尽可能提供全面的内科和外科学课程以及其他各种不同分支领域的知识。成功通过最终考试的学生，将被授予政府颁发的学位证书。医学堂附属医院的设备精良，能够为学生提供临床培训。

入学要求

每年 2 月在医学堂举行预考。准备下一年入学的考生应于农历年正月十三前抵达北京，并在抵达后同监督沟通。

预考的科目全部是必考。1908 年的科目如下：

汉文	楷书、官话论 文理论
英语	《华英初阶》（Macmillan & Co）或等同
算术	马蒂尔（Mateer）《笔算数学》前二卷
动物学	波乃特（Burnet）的书（商务印书馆）
植物学	杜亚泉（商务印书馆）
地理	查皮（Chapin）的《地理志略》或同等
物理	潘慎文（Parker）的《格物质学》或同等
化学	吉利森（Gillison）翻译的卢福（Luff）的《化学详要》（Chemistry）
生理	波特（Porter）的《省身指掌》

学生从华北协和大学文理学院或从汇文大学文理学院得到的合格证书，或从其他认证的学堂或大学获得的毕业证书，可以不参加所要求的这些入学考试。

想要申请入学的学生，可以在以上提及的两所学校中的任何一所得到本医学堂的简介。

教　员

下面是教师

科　龄	Thomas Cochrane，M. B.，C. M.，荣誉监督
贺　庆	Nehemiah S. Hopkins，M. D.，O. et A. 校董事会长
盈恒利	James H. Ingram，M. D.（也称盈亨利）
刘广仁	G. D. Lowry，M. A.，M. D.
陆长乐	Charles Lewis，M. A.，M. D.
潘尔龢	Ernest J. Peill，M. B.，Ch. B.，F. R. C. S.（爱丁堡）
杨怀德	Charles W. Yong，B. S.，M. D.
韩济京	W. H. Graham Aspland，M. D.，C. M.，F. R. C. S.（爱丁堡）
郝斐睿	F. J. Hall，B. A.，M. D.

文　海　（H. V. Wenham），M. B. ，B. S. ，F. R. C. S.（爱丁堡）

副　教　习

柯　德　Dugald Christie，F. R. C. P. ，L. R. C. S.
李术仁　B. L. L. Learmonth，M. B. ，C. M.
德来格　George Douglas Gray，M. D.
韩国檀　G. W. Hamilton，M. A. ，M. D.
艾体伟　Thomas W. Ayers，M. D.
齐德义　E. J. Stuckey，B. Sc. ，M. B. ，B. S. ，
罗威灵　William McClure，B. A. ，M. D.
德福兰　Francis F. Tucker，B. S. ，M. D.
甘　德　A. R. Goddard，D. D. S.
巴施德　Alex. K. Baxter，M. B. ，Ch. B.
曹永贵　M. D.
李绍祖
西德尼·潘　Sidney Peill，M. B. ，Ch. B.
托马斯·布来格　Thomas Bragg. L. R. C. P. &S.

考试委员会（考课委办）

学部的官员
医学堂的监督
考试科目的教授
德来格　George Douglas Gray，M. D. ，英国公使馆
颚纳木　M. Le. Docteur Onimus，Medecin de 1 er Class，法国公使馆一等医官
儒　拉　M. le Captitaine Docteur L. di Giura，意大利公使馆上尉医官
罗雅各　J. S. Taylor 上尉，M. D. ，美国海军，美国公使馆
高　佩　M. Le. Docteur Gaupp，上校军医，德国公使馆

教学总体计划

医学课程涵盖五年，每学年 9 个月。学年从中国农历年正月二十日开始，大约一直持续到六月二十日前后；秋季学期从大约九月初五开始，一直持续到农历新年。

这样安排课程的目的，是为了在课程第一阶段，通过授课和实验室操作，教给学生各专科的基础知识。接下来的三年，对学生进行内科、外科和专科课程训练。最后的三年，希望学生们能够协助参与病房、门诊和手术室的工作。在各科主任的指导下，让他们取得疾病诊断和治疗的实践经验。除了医学堂附属医院之外，北京城的其他医院和药房，也对学生的临床培训开放。学生必须在整个学业过程中花一定的时间学习中、英文。

课　　程

一年级

药料学和制药化学
组织学和生理学
胚胎学与解剖学
生理学与比较解剖学

二年级

药物学与治疗学
生理与生理化学
解剖
身体诊断
生理诊断学

三年级

诊断学与毒理学
解剖学与外科解剖学
外科学
医学实践
细菌学与病理学
小手术与包扎
临床内科学与外科学
麻醉学

四年级

外科学
医学实践
病理学与血清诊断
产科学
眼部疾病
儿童疾病
生殖与泌尿疾病
临床医学与外科学

五年级

屈光	耳、鼻、喉疾病
皮肤病	血液病
热带病	清洁与公共卫生
牙科外科	神经与精神疾病
产科学	妇科学
法医学	学生的临床工作

费用与支出

整个学业的学费为200墨西哥洋。注册、科室的教学或实验课程不收取额外的费用。

我们急需并真诚地请求您，为我们庞大的运行开支捐款。今年，我们有2800墨西哥洋的缺口。我们衷心感谢对我们的捐款。烦请致信给

科龄博士

协和医学堂，北京

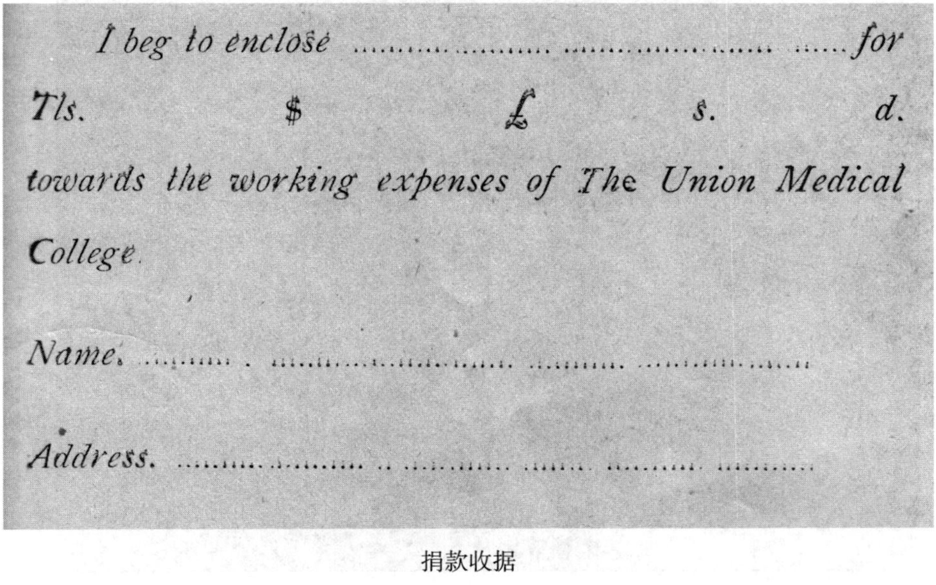

I beg to enclose ....for

Tls.　　$　　£　　s.　　d.

towards the working expenses of The Union Medical College.

Name. ....

Address. ....

捐款收据

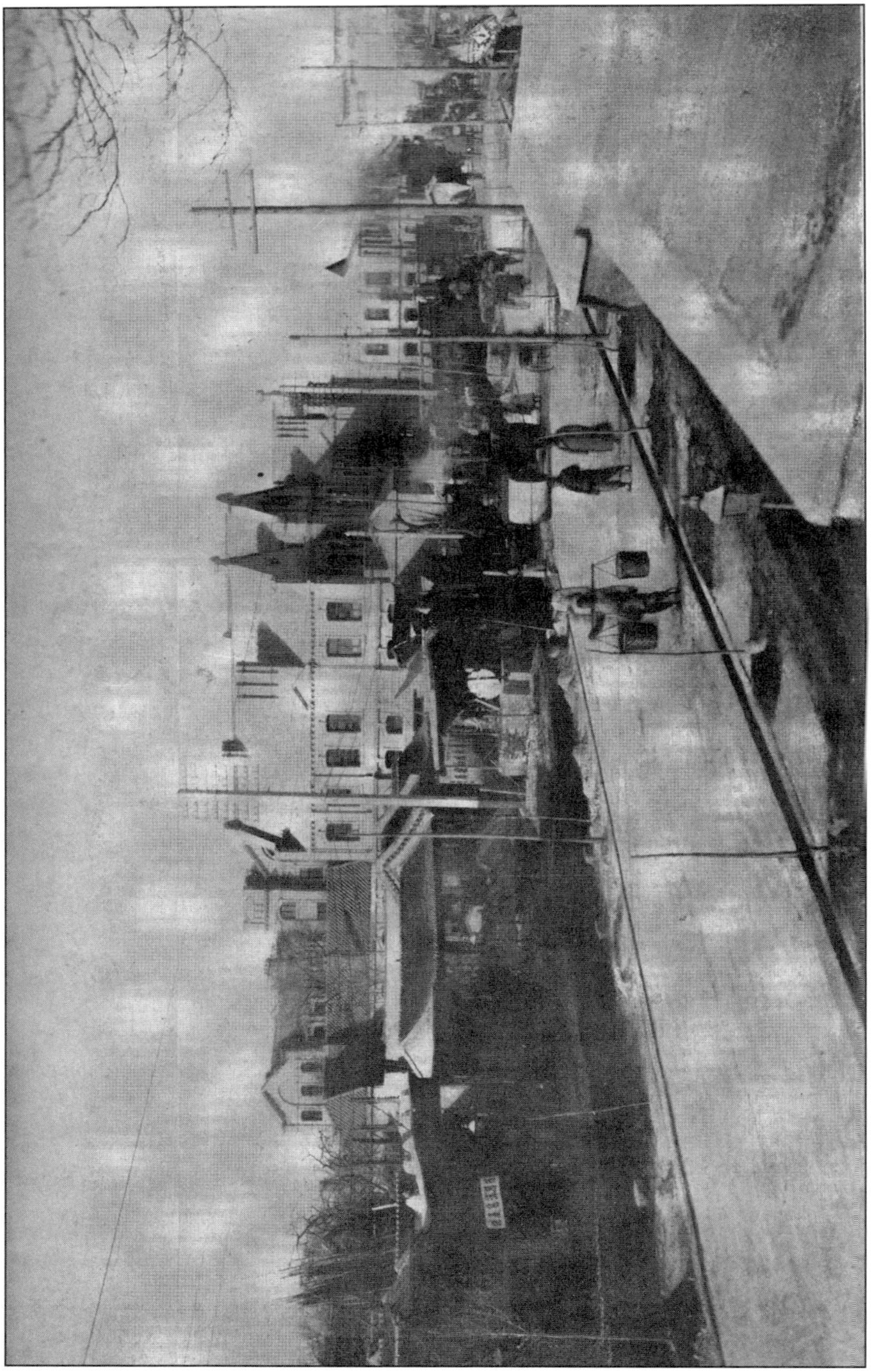

北京的哈德门大街和位于该街的协和医学堂

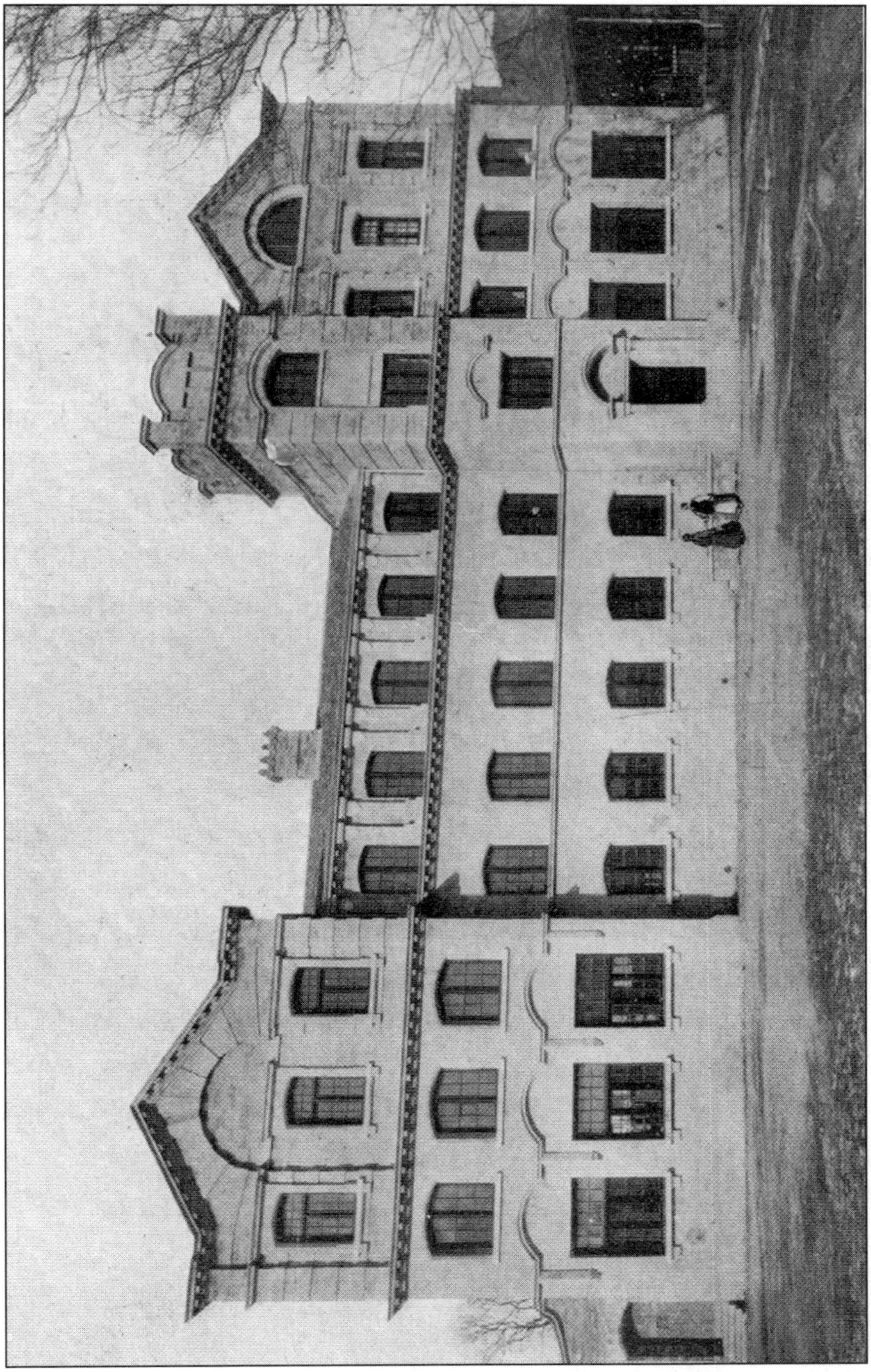

北京协和医学堂的新宿舍楼

协和医学堂

1907-1908 年度报告

概　　述

协和医学堂是由华北教育联盟（美国公理会、美国长老会和伦敦会）共同成立的三所“协和”（Union）中的一所。后来汇文大学堂加入进来。学堂设备由伦敦会购买和配置的，并专门负责学堂的运行。为了纪念杰出的先行者雒魏林，学堂被冠上雒魏林（Lockhart）的名字。他作为伦敦会最早的医务传教士，领导了这个进程，是英国教会的先行者。医学堂的主体建筑于1906年3月竣工并投入使用，宿舍部分业已可以入住。尽管医学堂的建设还处在初期起步阶段，但到现在为止，主体建筑的空间也已经能够满足教学和学生宿舍的需求，甚至还能够容纳医院的部分床位。不过，随着医学堂的发展，仍然需要建更多的建筑。

协和医学堂开办之后，其工作进一步得到了圣公会华北教区和伦敦医学传教协会的支持，后者在伦敦成立了委员会专门负责为医学堂延揽更多教师。因此，共有五家在北京的传教机构参与了医学堂的建设，另一家在英国的机构与中国密切联系而为学堂提供远程支持。

学堂的目标是招收受过良好教育的华人学生，尽可能详尽地培训他们内科和外科不同分科中的知识。

医学堂开业起，中国富人及统治者即对学堂显示了极大的兴趣，已经去世的慈禧皇太后提供大笔捐款，并特派官员前来主持开业仪式。学堂得到政府青睐的另一个标志是，学堂在朝廷的学部注册，因此顺利毕业的学生将被授予政府颁发的学位证书。

1907年底，医学堂共有学生50人。学堂每年于农历年初招收新生，学校采用中文教学，目前学校能够为住宿学生提供数量充足的床位，大部分学生都在学校寄宿，与学生住在同一栋楼内的教职员工对寄宿生进行日常的监管。

年度报告

本年度是协和医学堂开办的第三个年头，在过去的一年中，医学堂各项办事效率大幅提高。我们相信，随着时间推移、经验积累，工作效率还会随之相应提高。

我们遇到的困难之一，是医学堂的部分教师的中文表达语言能力有限。然而，这种困难是可以通过时间逐步克服的。

相比英国的学校，我们愈发认识到，为了更全面地开展工作，中国学校需要更多的工作人员，以填补诸如学术休假、病假等造成的空缺；同时，由于语言方面的困难，新加入学校的员工显然需要好几年时间，才能够完全胜任工作。

我们需要克服的另一困难，是不太容易招收到能够通过本学堂入学考试的学生。在过去的一年，这个困难尤显突出，1907 年初，我们总共招收了 56 名学生入学，其中有些人退学或去世。目前学生总数为 50 人，3/4 的学生为基督徒。

我们从华南、华中招生，也从北方招生。最南方的学生来自福州，最北方的学生来自沈阳。到目前为止，我们在教学中没有遇到什么困难。当然，我们用北方官话开展教学。

本年的教学科目适合于一年级、二年级学生。

解剖学由科龄博士、潘尔醍、文海博士教授。

科龄博士负责教授低年级学生的骨学、关节和韧带方面的知识，对于高年级学生，则在骨学、关节和韧带知识的基础上加上了较低程度的解剖实习。骨学的教材是毛利思（Morris）的《解剖学》（Anatomy）。这部分的知识被翻译成中文，每节课的内容都油印出来，发给学生们。“关节和韧带”则从坎宁安（Cunningham）的《解剖学》（Anatomy）翻译而来。和骨学部分一样，这部分的翻译稿也在每堂课提供给同学们。

科龄认为毛利思的骨学知识虽非常适合翻译成中文，但其中的关节和韧带学知识则不那么适合用中文理解。因此，他决定使用坎宁安的书。这本书的关节和韧带学内容像毛利思的骨学一样，很适合翻译成中文。

科龄用一具法国人体解剖模型讲解了腿部的解剖实践课，发给同学们的教学资料还有翻译自席思（Heath）《实用解剖》（Practical Anatomy），译文翔实准确。

潘尔甑博士承担了低年级和高年级学生的一整年的解剖学的教学任务。他在报告中提到，所有学生都非常好学且能力很强。

过去的一年中，贺庆博士（Hopkins）在生理学的教学中进行了艰苦和坚实的工作，成就卓著。

摘录文海博士关于解剖学课程的记录如下：

> 过去的一学期里，二年级学生学习了手臂的局部解剖。他们对这部分知识展现出了浓厚的兴趣。尽管他们并没有条件自己动手进行解剖，但是看起来已经能够非常好地掌握解剖学的知识，并显示出与英国国内学生平均水平相当的能力。
>
> 解剖学的中文术语很得当。这些术语的翻译方式能够体现出所描述结构的位置和特征。因此我们得以使用“正中神经”“三角肌”“肱三头肌”“肋喙膜”等等名词。虽然翻译的很好，但这些解剖学名词用中文记忆起来并不容易。不过，这可能仅仅是学生面对的困难，对老师来说很可能没有障碍。

秋季学期，两个班的实用组织学课程由杨怀德博士（Dr. Young）和文海博士教授。

二年级每周上课两次，每次两小时。按照沙夫尔（Shaefer）的《组织学概要》（Essentials of Histology）的大纲，学生们以非常快的进度同时学习了组织学和微观器官学的知识。在新材料和用这些材料制成的临时装片之外，学生们还用自己制作的永久装片进行学习。在国内（英国）一些好心朋友的帮助下，我们得到了大量嵌入在石蜡中的标本，这对于教学来说可谓是无价的。

每天通过其他方法制作的永久装片，教授们都会作为示教展示给学生们。所以，对于所有学习的解剖组织的同学，都能看到制作精良的范本。

一年级则每周用一节课的时间，学习单纯的组织学的内容。组织学本身就足以占用学生的全部时间了。然而，教授这门课程的老师们在过去的一年中仅仅是临时代课，以填补该课程教师的空缺。

教授治疗学的盈恒利博士的报告记录如下：

> 我每周一次教授治疗学的课程，学生们经过一年的学习，进步可圈可点。他们中许多人对这门课程抱有浓厚的兴趣，因此，给他

们授课对我而言是一种享受。

永平府的巴施德博士（Baxter）也来到了医学堂，为二年级的学生开设药科学的课程，带领学生们进行实践。包扎和身体诊断由保定府的陆长乐博士（Lewis）教授，针对包扎课程，他准备了注释清楚详尽的教材油印给学生们。

通过这种方法，教学大纲中的所有内容都被覆盖。

常规的晚课用中英文双语教授。

我们认为，有必要帮助学生们提高中文的水平，因此，我们在晚课开设了中文课，每位学生每周会花两三个小时用于中文学习。我们非常感谢约翰逊（J. Johnson）、道森牧师（P. W. Dawson）和布兰特（E. E. Bryant）协助了晚课的英语教学。

宗教和社会工作一直是我们优先考虑的事，随着越来越多教职员工的加入，我们希望这部分工作能够日臻完善。医学堂内举行晨祷和晚祷，每天早晨有一次简短的演说布道。在过去的一年中，每天的晨祷由教师和学生中的基督徒轮流带领完成。高先生是医院的牧师，负责每晚的点名和祷告。他虔诚而能干，在学生中有非常重要的影响力。基督教青年会会议和圣经阅读小组也稳定地运行着，其间或有一些其他的特殊会议。

每周日下午，科龄博士开办的圣经课总是很受欢迎，同学们听得非常专心致志。

医学堂有完善的纪律和规章制度，很少有纷争发生。

学生们不时地被教师轮流邀请与教师一起喝茶或共进晚餐。每周六晚，潘尔醍博士的家都开放给大家，作为游戏和社交的场所。

周日的宗教活动同样吸引了同学们的参与。这类活动也在乡村地区开展，主要有丁牧师和金修真的夫人（Mrs. Biggin）负责。当他们由于临时学术休假无法组织活动时，则由部分虔诚高效的学生负责。他们还和美国长老会、英国伦敦会等一同在其他村子举行活动。

现摘录杨怀德的记录如下：

> 秋季学期，我们轮流到访了三个美国圣公会的外城站点，传教布道、发放药品。学堂内 9 名公理会的学生们非常热心地加入了这项工作。我们的计划是带两名学生前往从北京出发方便的外城站点，其中一名学生做常规的布道，两名学生帮忙布道后的义诊发

药。在我们到访的13个周日，一共有368名患者得到了诊治。

文海博士的记录如下：

上学期，我在周日上午前往东北城门地区传教，该地距离协和医学堂大约3英里。一些学生轮流加入并帮助了我。传教结束后，我们通常会为一些病人义诊。目前，这方面工作的规模不大，基督教徒也很少，但是我们希望这项事业能够在未来的几年不断发展，成为一个推动基督教学生发展有益的阵地。

潘尔甋的记录如下：

周日下午，在福音传播部组织的街区小礼拜堂传教的活动中，我与学生们密切合作。我们花费整个下午的时间进行传教，逐渐吸引了大量听众专心听布道。许多学生都是首次进行传教，他们用一种新鲜且具有吸引力的方式将福音传播给许多人。

许多官办学校在周日放假，故有许多学生来听我们的布道。他们对创世纪故事的真实性、亚当妻子的身世都有许多疑问。就如国内（英国）的许多普通民众一样。这对于我们的学生来说是一个宝贵的经历，他们能够有机会去解答其他学生的困惑，我们的牧师高先生为学生们提供了很大的帮助和很好的引导。

过去的一年中，文海博士和惠义路博士（Wheeler）加入了医学堂，使我们备受鼓舞。文海博士于春季入职，他为学堂的发展做出了很大的贡献。

惠义路博士于11月入职，学生们举办了一个活泼的茶话会欢迎其到来。茶话会准备了蛋糕和糖果，人们传递着品尝这些食物，举行演讲，还有备受中国人喜爱的戏曲表演，活跃了茶话会的氛围。

下面是茶话会上的一段演讲纪录：

我谨代表全体同学发言，欢迎惠义路博士的到来。我本希望用中文母语发表这段欢迎词，但同学们认为应该抓住这次机会练习英语。作为一名中国人，被要求用英文发表演说很有趣。我们注意到在第一年的课程中，教师十分紧缺。文海博士的到来在很大程度上缓解了问题，尤其是对实用解剖和组织学的教学。当学堂告诉我们文海博士将要到来，且还将有另一位新老师的加入时，我们雀跃不已。我们对新老师充满了期待，惠义路博士的到来，实现了我们的愿望。今天的活动是同学们为了欢迎惠义路博士而特意组织的，我只是充当了同学们的代言人。惠义路博士，请允许我说几句真心话。那就是今天我无法完全表达我们对您的欢迎与喜爱，我们视您为老师，进而希望能将您当成朋友来欢迎，并表达我们最真挚的问候。我们知道您将会耐心、温馨地教导我们。不会过于严厉渴求，我们自己也将努力为您争光。

同学们还自编并唱了一首中文的欢迎歌曲。

惠义路在学堂安顿下来，学习语言，很快恩浩施博士（Dr. Stenhouse）也会加入进来。他是伦敦医学传教协会的第三位代表，并已经在前往北京的路上了。伦敦医学传教协会承诺，今年他们还将再派一位教师前来北京。

我们另一位重要的新员工是孙继昌先生（Mr. G. G. Wilson）。尽管可能只是短时间在学校工作，但他已经同意担任学校的秘书和司库，并负责建筑和设备的监管。他中文娴熟，监管学堂的建筑，是保证工作正常运转不可或缺的人物。

文海博士、惠义路博士、孙继昌先生住在学堂之内，与学生们朝夕相处，这对于学校而言极其重要。恩浩施抵达北京之后也会住在学堂。

李博士和闻先生及其他几个高年级学生提供的帮助也值得感谢。

去年，有一个针对医学传教士的中国问题调查，询问他们关于现有及/或计划兴建的医学堂在传教事业上的重要性，我们喜悦地看到本学堂荣登榜首。

体育活动

上学期，我们从比利时使馆租借了一块离学校不远、面积可观的运动场地。除非北京受到严重的沙尘暴袭击，我们通常每周去那里踢3次足球，许多学生都很喜欢踢足球并在球场上铆足了劲。与学期开始之时相比，尽管对球场规则不太上心，但学生们的球技有了很大提升。

自从惠义路加入学堂之后，他在足球场上表现出的充沛精力和团队意识，推动了这项运动的发展。

学期结束前，我们举办了首场足球赛，对手是京师大学堂。这是一场精彩的赛事，京师大学堂以一比零取得了胜利。尽管如此，协和医学堂的失败并不“丢脸”，因为我们对手是从 300 名学生中选拔出来的，而协和医学堂只有 50 名学生。他们在球场上展示出的锐气令人赞叹，双方对比赛感到满意，希望下学期再踢场球赛。

网球运动也是学生们自由参加的，杨怀德负责监督体格训练。

在本年度报告中，我们附上了一张照片，是我们的学生在四月参加朝廷运动会的照片。因为医学堂获得了朝廷的许可，我们的学生得以受邀参加。

学生们自己设计了一面旗帜，穿上制服，从一位曾经在我们医院看病的将军那里借来了军乐队，在嘹亮的军乐中走上了赛场。

这次运动会也反映出中国人对外国人的态度。尽管这是北京第二次举办这样的集会，但所有安排都是由中国人自己统筹规划的，除了个别外国教师外，没有外国人参加。

飞扬的旗帜、昂扬的乐队和统一的制服营造出了欢乐景象。每个学校都有自己与众不同的旗帜。为了避免学堂间的对抗和纷争，每所学堂的学生在其范围内和自己的同学们进行比赛。

我们的学生精神面貌昂扬，他们的救护队装备吸引了众多目光。他们是参加这次运动会的两万名学生中唯一的医学生。协和医学堂也是所有参赛学堂中唯一一所拥有基督教背景的学校。

新的宿舍即将建成，宿舍的照片也附在了这份年度报告中，希望能够在下学期开学时搬进去。新宿舍由学堂的建筑师库克先生（Cook）设计，他来自天津的阿达幕、诺丽思 & 库克（Adams，Knoeles & Cook）建筑公司。新宿舍提供了数量充足的床位，可供未来很长时间内医学堂所招收的学生使用。

这一年，我们还在学堂毗邻获得了一块土地，我们打算在那块地上修建医学堂监督（院长）的寓所。

我们希望能从全中国各地招收基督教学生。我们不无担心地意识到，信仰基督教的学生应该构成学生的主体，我们认为医学堂应该只建立在几个精心挑选的中心区域。那些已建成的学校应该是强有力的且高效，唯有此方能够站稳脚跟，不至于在很短时间内就被政府的机构淘汰出局。

政府已经行动起来了，内务部已经发布公告，禁止那些没有从朝廷承认的院校拿到证书的人行医。

医学堂的建设是非常昂贵的工程，建筑、设备、运营都花费颇多，招募称职的教职员工也很难，而基督教医学生的数量并不多。因此，很难招募到足够数量的基督教学生保持学校的宗教特质。无论从国家间还是教派间的角度来看，四面八方的传教团体自然应在这项工作中尽其可能地联合起来。我们的组织都能够和谐相处，无论是教员的工作会议，抑或是教员的祷告活动，给大家带来了很多欢乐和益处。

我们刚刚完成了专业考试的成绩汇总，结果记录如下：

高年级

谢恩增	薛受益	张懋源	吴三元	翟文翰
李遇春	范福林	刘仪德	贺绳长	全绍唐
时际雍	刘荣兴	徐左铭	马德昌	王长龄
王九德	王惠泉	王魁山	田致远	屈永平
高殿甲				

低年级

郑凤鸣	李可信	马世珍	陈成章	奚以通
赵佩蘭	肇彦生	王传鈞	裴义珍	吴守耀
张志勋	刘　义	戴福林	邓文瑞	

一门课程未及格：

高年级

刘继善	郭　樸	张毓芝	顾泰然	郭　权

低年级

王奎元	张庆祥

考官的报告如下：

北京

1908 年 1 月 24 日

本年度专业课程考试为北京协和医学堂一学年的教学画上了句号，我们作为国际考试委员会（考课委办）的代表，对该学堂监督和其他教职员工的成绩很满意。他们卓有成效的教学帮助学生们通过了各科的测试。

本次考试的水平绝不低于欧洲同年级医学生的考试。

尽管使用中文对解剖学、生理学这类课程进行教学，会遭遇一些术语方面的困难，但所有通过考试的学生们都展现出了他们较好地掌握了这些课程。

考试委员会所做的工作包括参与笔试的命题、监考，并作为口试考官向考生提问。

国际考试委员会代表

（签名）德来格（G. DOUGLAS GRAY），M. D.（英国公使馆）

高佩（ P. GAUPP）（德国公使馆）

诺拉（ L. N. di GIURA）（意大利公使馆）

我们需要人员和经费。我们迫切需要用于翻译工作的经费。我们如饥似渴地需要质量高的、高质量的教科书，并还需要新的医院。我们希望能够建起一座图书馆，配置更多的仪器设备。面对不断增长的工作开支，我们需要更多的帮助，也需要钱用于财务补贴、设立科系以及储备金。

报告最后是赞美，我们要向主表达赞美：赞美主对我们无言的善意，相信我们所有的需要、所有的未来，都寄托在一直恩泽于我们的主上。

科龄（THOMAS COCHRANE），M. B. ，C. M.（协和医学堂监督）

教学大纲

协和医学堂，北京

协和医学堂的成立，目的是为受过良好教育的华人，尽可能提供全面的内科和外科学课程以及其他各种不同分支领域的知识。成功通过最终考试的学生，将被授予政府颁发的学位证书。医学堂附属医院的设备精良，能够为学生提供临床培训。

入学要求

每年 2 月在医学堂举行预考。准备下一年入学的考生应于农历年正月十三前抵达北京，并在抵达后同监督沟通。

预考的科目全部是必考。1909 年的科目如下：

汉文文理论

英语　　Macmillan & Co. 的《华英初阶》或同等

算术　　马蒂尔（Mateer）笔算数学前二卷

地理　　查皮（Chapin）的《地理志略》或同等

物理　　潘慎文（Parker）的《格物质学》或同等

化学　　吉利森（Gillison）翻译的卢福（Luff）的《化学详要》（Chemistry）

生理　　波特（Porter）的《省身指掌》

学生从华北协和大学文理学院或从汇文大学文理学院得到的合格证书，或从其他认证的学堂或大学获得的毕业证书，可以不参加所要求的这些入学考试。

想要申请入学的学生，可以在以上提及两所学校中的任何一所得到本医学堂的简介。

教　　员

科　龄　Thomas Cochrane，M. B.，C. M.，监督（Dean）

贺　庆　Nehemiah S. Hopkins，M. D.，O. et A. 校董事会长

盈恒利　James H. Ingram，M. D.

刘广仁　G. D. Lowry，M. A.，M. D.

潘尔龍　Ernest J. Peill，M. B.，Ch. B.，F. R. C. S.（爱丁堡）

杨怀德　Charles W. Yong，B. S.，M. D.

韩济京　W. H. Graham Aspland，M. D.，C. M.，F. R. C. S.（爱丁堡）

郝裴睿　F. J. Hall，B. A.，M. D.

文　海　H. V. Wenham，M. B.，B. S.，F. R. C. S.（爱丁堡）

惠义路　E. R. Wheeler，M. B.，B. S,

恩浩施　J. M. Stenhouse，B. A.，M. B.，B. C.

下面的医生，住得较远，在学堂讲授短期课程

罗威灵　William McClure，B. A.，M. D.
陆长乐　Charles Lewis，M. A.，M. D.
艾体伟　Thomas W. Ayers，M. D.
巴施德　Alex. K. Baxter，M. B.，Ch. B.
韩国檀　G. W. Hamilton，M. A.，M. D.
德来格　George Douglas Gray，M. D.
齐德义　E. J. Stuckey，B. Sc.，M. B.，B. S.，
西德尼·潘　Sidney Peill，M. B.，Ch. B.
托马斯·布来格　Thomas Bragg. L. R. C. P. &S.

考试委员会（考课委办）

学部的官员

医学堂的监督

考试科目的教授

德来格　（George Douglas Gray），M. D.（英国公使馆）
颚纳木　（M. Le. Docteur Onimus，Medecin de 1 er Class）（法国公使馆一等医官）
儒　拉　（M. le Captitaine Docteur L. di Giura）（意大利公使馆医疗上尉）
高　佩　（M. Le. Docteur Gaupp）（德国公使馆医疗上校）

教学总体计划

医学课程涵盖五年，每学年 9 个月。学年从中国农历年正月二十日开始，大约一直持续到六月二十日前后；秋季学期从大约九月初五开始，一直持续到农历新年。

这样安排课程的目的，是为了在课程第一阶段，通过授课和实验室操作，教给学生各专科的基础知识。接下来的三年，对学生进行内科、外科和

专科课程训练。最后的三年，希望学生们能够协助参与病房、门诊和手术室的工作。在各科主任的指导下，让他们取得疾病诊断和治疗的实践经验。除了医学堂附属医院之外，北京的其他医院和药房，也对学生的临床培训开放。学生必须在整个学业过程中花一定的时间学习中、英文。

课　　程

一年级

生理生物
解剖比较解剖学和胚胎学
组织学

二年级

解剖药料学与诊断学
生理实用药学
生理化学和组织学身体诊断

三年级

诊断学和毒理学
细菌学及病理学
解剖学和外科解剖
小手术及包扎
外科学
临床内科、外科
内科实践
麻醉

四年级

外科学
眼部疾病
内科实践
儿童疾病
病理学与血清治疗学
生殖疾病
产科学
临床内科和外科

五年级

屈光
牙科外科
耳、鼻、喉疾病
神经与精神疾病
皮肤病
产科学
血液病
妇科学
热带病
法医学
卫生与公共健康
学生的临床医学工作

费用与支出

住宿生的费用是每月 8 元墨西哥洋，含食宿。

不住宿的学生每月 4 元墨西哥洋。

另外，每年交纳 5 元墨西哥洋的实践费用，每个学生在每年初时支付 5 元墨西哥洋押金，这笔钱会在年末在扣除当年的款项后退回给本人。

考　　试

考试在每个学年末举行，并由考试委员会（考课委办）主持。每位学生在所有科目上须有令人满意的表现，且必须通过学年末的考试才能进入下学年的课程中。对每个学生状况的评估，将基于其学业总体性质及考试结果。

进一步的信息请咨询学堂监督科龄博士，或北京的秘书孙继昌（Geo. G. Wilson）先生。

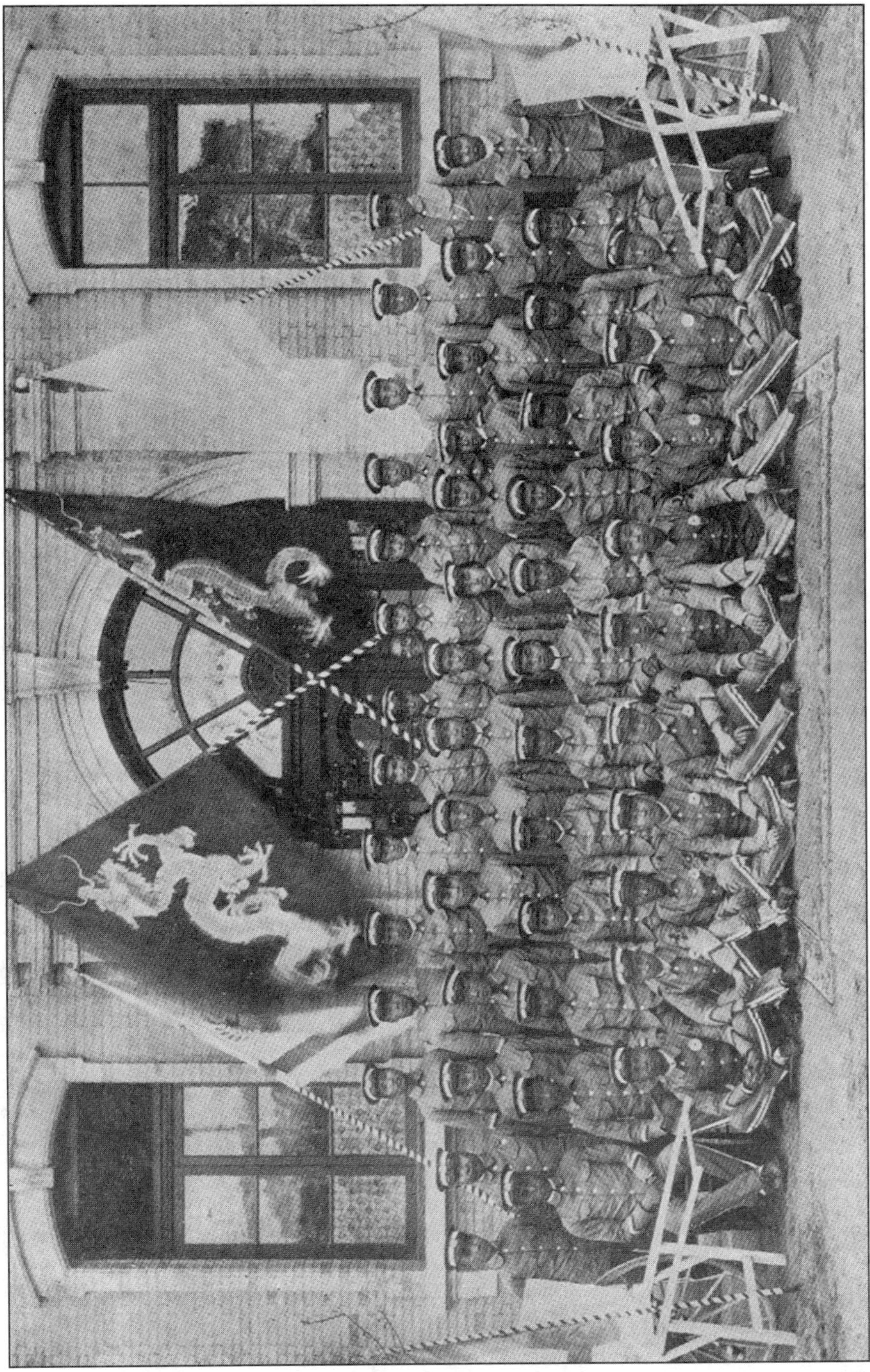

学生

协和医学堂

1908-1909 年度报告

概 述

本学堂是华北教育联盟的医学堂。华北教育联盟还有文理学院和北京协和神学校（与美国圣公会及美国长老会坐落在一起）。另外，参与本学堂创办的还有美部会、伦敦医学传教协会。五个教会联合在北京创办了这所学堂，在伦敦的第六个教会机构把本学堂与英国国内的医学院联系起来。伦敦会修建房舍和购置了设备，并负责学堂的运作。

现已去世的慈禧皇太后于 1906 年初特派一位官员主持了学堂的开办典礼，并捐赠了一大笔资助。学堂还得到了清廷的另一恩惠，可在学部注册，从学堂顺利毕业的学生能够得到政府的学位。

自学堂的主要建筑物竣工后，又增建了一幢大型宿舍楼，且还需要修建更多供医院使用的建筑。我们目前虽用医学堂的讲座大厅来安置医院的病人，但到了明年在五年制的课程中将有五个不同的班级，当下的设施将全部给医学堂使用而无法收纳医院病人。当务之急是确保临床能够有合适的场所。基建资金的很大一部分已经到位，并正在谈判购买一块合适的土地。我们希望能够尽快获得所需资金的剩余部分，以使临床教学能够全面高效地展开。

学堂的目标是针对受过良好教育的华人学生，在基督教的影响下，以其母语，尽可能详尽地给学生教授内科和外科不同分支的知识。本报告附录有所学的课程大纲。

课程为五年制，我们现已进入到第四年的教学。目前在学堂的四个不同年级都有学生。有些才开始学业，有些已经分别完成了第一年、第二年及第三年的课程学习。我们将于 1910 年 2 月，招收第五批学生，学生数将增加至一百人。

在 1908 年的一年时间，我们很高兴地报告本学堂的各项事务都稳步向前发展。今年比去年增加了人员，效率更高，并拥有了更完善教学设备上和更好的组织。我们还可以十分自诩地说又增加了一年的工作经验，华人的学术参与度也有所提高。我们已经克服了巨大困难，取得了实实在在的进步，所有科目的教学比去年更加翔实。

人们普遍同意，如在医学课程这类包含高技术的学科，教学是非常困难的；但没有几个人能够充分意识到，用一种迄今为止还没有在医学上使用过的语言来进行教学，实在是难上加难。

由于博医会的高似兰博士（Dr. Cousland）及出版委员会的同事们的不懈努力，值得赞扬的是我们现在有了能够涵盖医学领域全部概念的整套中文术语书。这作为一个恩惠，有力地推进了我们的工作。现在我们面临的“语言上的困难”，不再是专业词汇，而是中文本身内在的难度。这令任何一位教师，在抵达北京后的两年内都无法满意地授课。

在这方面，我们可以满意地说，所有新来到北京的员工，在语言学习方面进展很快。他们大多数人迅速摆脱不能说中文的哑巴阶段，准备随时在教学中派上用场。

高年级班级

这个班级已经完成了第三年的医学课程，并还完成了解剖、治疗学及细菌学课程。另外，已经开始讲授外科、内科及病理的课程，并开展了常规的临床医学与外科学教学。

解剖学教学在中国开展起来是很受限制的。不过，通过很好的人体解剖模型、辅助以模特、图表、图画和实际的解剖立体照片，学生也能够获得该科目的知识。这非常令人称赞，不逊于英国国内的学生。

盈恒利博士（Ingram）今年已经完成了治疗学课程的讲授，还出版了自己翻译的哈尔（Hare）关于治疗学的教科书。对中国医学教育感兴趣之人非常欢迎这本书。

杨怀德、德来格博士教授的细菌学，实验教学与显微镜很有价值，学生们怀着极大热情走进实验室。该班学习了常见病理细菌课程，在准备媒质方面和细菌技术其他方面也得到了训练。

在病理学方面，孟合理博士（McAll）在翻译的寇思（Coats）的课本基础上，讲授了该科目的入门部分。该课程在下一年还将继续，并增加显微镜和大体标本的学习。

在外科学方面，刘广仁博士（Dr. Lowry）教授了大部分基础课程，讲义是基于国际通行的外科课本。

在门诊临床方面，本学年每天都有课程。学生们被分成三组，在三名医生的指导之下，得到了关于临床诊断、配药及小手术的基本知识之实用指导。

中年级班级

本班已经完成了主要由解剖、生理、治疗学等组成的第二年课程，并包括生理化学和组织学的实践课程以及药科学和临床诊断方面的短期课程。

解剖是分局部来讲课的。大多数学生记忆力很好，学起来很快。

在生理学方面，贺庆博士（Dr. Hopkins）已经完成了这个班的两年教学工作，涵盖了除眼科之外的生理学科目所有方面。他是根据朗杜瓦·斯特灵（Landois Stirling）的书教学的。贺庆博士的报告赞扬了该班的成绩。

在化学生理学方面，实践课程包括近似成分测试以及通过实验和测试来揭示不同的身体体液的组成部分。

在组织学方面，学生们已经完成了人体最主要的器官部分的双染和封片。他们在染色和制作准备显微镜图片方面显示出热情，并出色地完成学习。

低年级班级（二年级）

本班已经学完了以下科目：

解剖：骨骼、关节、韧带、内脏、脑部及脊椎

生理：组织构成 [使用高似兰翻译的克尔克（Kirke）之《生理学》一书作为课本]，授课包括循环系统、呼吸、消化、吸收和分泌系统，并主要依照朗杜瓦·斯特灵的课本。贺庆翔实地报告了学生这方面的学习。

实用组织学：基础课程生物学与实用动物学相关的课程，包括动物解剖（例如：鸽子、青蛙、鱼、贝类等）。本班有些生在入学考试时由于成绩不佳又参加了化学、物理等的补充课程。

标 本 室

在病理标本室的建设方面已经取得了初步成绩，希望今年能够增加更多的标本。我们已经购买了全套的药材料，这是一笔非常珍贵的教学财产。

图 书 馆

我们仍然没有学堂自己的图书馆。只有一间很好的房间，必要设施和书籍的资金还没有着落。我们也需要更多大量的教学仪器，特别是生理学方面的。

体 育

足球和网球是最受欢迎的运动，学生们显示出极大兴趣。很多学生也骑车，北京城铺满石子的主要路面使得骑自行车非常实用。

双重治疗

很多学生在每周日自愿参加了各种形式的福音传播工作，通常把治疗与布道结合起来。员工中有六名医生及秘书，每周日都到不同的中心去。他们要么在内城，要么到城外，每人都配有一队学生。学生们也分担布道和发药的工作。

杨怀德报告说，已经在美国公理会的三个外城站点开展了布道工作，每个站点有两个学生与他一同工作。这样，他在 22 个周日里做了布道服务，并治疗了 644 名病人。文海博士和惠义路在本年中每周日分别在自己的外城站点做了同样的工作。他们都说所到之处发现人们的兴趣越来越浓。

恩浩施博士在南边的大营地附近，开设了一个新的外城站点。那里的进展很令人鼓舞。

除了所能得到的直接益处之外，这项服务还为学生们在医务传教活动方面提供了培训。这是非常有帮助的。

学堂每天举行早、晚祷告。虽不是强制，但参加的学生很多，并以此方式接受常规和系统的圣经讲解指导。

基督教青年会（YMCA）的学生们每周五晚都会在其会议室碰面，全部由学生自己组织。与此相关，很多学生小组在其系统规划之下，持续不断地学习圣经，并在每周聚集一次来讨论笔记。

有些学生不是基督徒，但没有一个人是明确反对基督教的。影响医学堂的主流还是基督教，学堂不强制或施加压力让学生改变宗教信仰，而是建议经常通过福音与行动，感染所有学生的心灵和思想。

还要一些话题需要提及。

学堂的规则——在上次管理会议上，大家对所制定的规章表达了很多不满。这个规章因此从没有得以实施，我们想建议管理者放权给教师与行政委员会（Faculty and Executive Committee）对规章进行修改及完善。

财务——本年度为了响应柯龄博士的提议，我们接受了满洲政府一万两白银的捐赠。我们有理由相信这将继续下去，期待每年都能得到资助。我们的投入非常巨大，以至于即使有这笔捐赠，伦敦会依然要提供大笔资金。来自政府的馈赠绝无任何条件，没有以任何方式排挤本学堂的基督教义的目标。

人员——1908 年我们欢迎以下人员加入学堂。他们是来自美国长老会的狄丽博士（Dr. Dilley）、来自伦敦会的吉义布博士（Dr. Gibb）、美部会的穆勒文尼博士（Dr. Mullowney）。

我们的监督柯龄博士在本年度学术休假。

考官的报告

已经从国际考试委员会（考课委办）收到了报告，以下是总结：

英国北京公使馆

1909 年 1 月 18 日

国际考试委员会的考官们很满意的报告，在最近的考试中，学生们表现出对考试准备得非常充分。三年级学生刚通过解剖和生理考试，考官认为这两门课程为他们以后的学业打下了坚实的基础。

来自意大利公使馆的外科儒拉（de Giura）上尉写到："我很高兴指出考试结果令人十分满意；学生们给我的印象是教师教学的方法非常出色。"

来自美国公使馆卫戍里格斯博士（Dr. Riggs）主持生理课的考试。他对结果虽也很满意，但发现班级里学生的水平差异还是很大的。

德国公使馆戍卫高德迈尔博士（Dr. Goldammer）写道："我非常高兴地说，考试给我的总体印象是不同寻常的优异；我很惊讶学生掌握的知识，包括其组织学的解剖描述方面以及在组织学准备方面操作、描述和设计的能力。"他进而强调需要更多实际的解剖材料。

德来格博士补充说："我发现老师在骨学方面的授课很好，学生们在考试中表现很平均，都取得了优秀成绩。看起来，学生们已很熟悉高似兰最近出版的辞典中的新词汇。"

德来格 M. D.
代表国际考试委员会签字

教学大纲

协和医学堂已经成立，为受过良好教育的中国人尽可能全面地提供内科和外科学不同分支领域方面的各种知识。教学使用汉语。成功通过最终考试的学生将被授予政府颁发的学位证书。

入学要求

学堂于每年二月份举办预考。准备下一年入学的考生应该于农历年正月十三之前到达北京，并在抵达以后与监督进行联系。

预考的科目全部是必考的。1910 年的科目如下：

中文文理论

算术

地理

物理（基本）

化学（基本）

英语（商务印书馆出版的《华英初阶》或同等的书）

学堂能接受以这几门课程的水平证书替代考试。这一水平证书要从华北协和大学或汇文大学文理学院或其他被认可的院校取得。

希望准备入学的学生，可以通过以上提及的两家机构的任一家获得简介。

教学人员

科　龄　Thomas Cochrane，M. B.，C. M.，监督
贺　庆　Nehemiah S. Hopkins，M. D.，O. et A. 校董事会长
盈恒利　James H. Ingram，M. D.
刘广仁　George D. Lowry，M. A.，M. D.
潘尔甑　Ernest J. Peill，M. B.，Ch. B.，F. R. C. S.（爱丁堡）
杨怀德　Charles W. Young，B. S.，M. D.
韩济京　W. H. Graham Aspland，M. D.，C. M.，F. R. C. S.，（爱丁堡）
郝裴睿　F. J. Hall，B. A.，M. D.
文　海　（H. V. Wenham），M. B.，B. S.，F. R. C. S.（爱丁堡）
惠义路　E. R. Wheeler，M. B.，B. S，
恩浩施　J. M. Stenhouse，B. A.，M. B.，B. C.
吉义布　J. G. Gibb，M. D.，B. S.，F. R. C. S.（英格兰）

下面的医生，住处较远，将教授短期的课程

罗威灵　William McClure，B. A.，M. D.
陆长乐　Chas. Lewis，M. A.，M. D.
艾体伟　Thomas W. Ayers，M. D.
巴施德　Alex. K. Baxter，M. B.，Ch. B.
韩国檀　G. W. Hamilton，M. A.，M. D.
德来格　George Douglas Gray，M. D.
齐德义　E. J. Stuckey，B. S.，M. B.，Ch. B.
西德尼·潘　Sidney Peill，M. B.，Ch. B
托马斯·布来格　Thomas Bragg，L. R. C. P. and S.

考试委员会（考课委办）

清朝学部官员
医学堂的监督
考试科目的教授
德来格　George Douglas Gray，Esq.，M. D.（英国公使馆）
儒　拉　M. le Captitaine Docteur L. di Giura（意大利公使馆）
高　佩　M. le Docteur Gaupp，Medecin Major（德国公使馆医疗上校）
高德迈尔　M. le Decteur Goldammer（德国公使馆戍卫）
里格斯　J. Riggs，Esq.，M. D.（美国公使馆）

教学的总体计划

医学课程涵盖五年，每学年 9 个月。学年从中国农历年正月 20 日开始，大约一直持续到 6 月 20 日前后；秋季学期从大约 9 月 5 日开始，一直持续到农历新年。

这样安排课程的目的，是为了在课程第一阶段，通过授课和实验室操作，教给学生各专科的基础知识。接下来的三年，对学生进行内科、外科和专科课程训练。最后的三年，希望学生们能够协助参与病房、门诊和手术室的工作。在各科主任的指导下，让他们取得疾病诊断和治疗的实践经验。除了医学堂附属医院之外，北京的其他医院和药房，也对学生的临床培训开放。学生必须在整个学业过程中花一定的时间学习中文和英文。

学习的课程

第一年

生理	解剖
组织学	生物
比较解剖学与胚胎学	

第二年

解剖	生理

生理化学与组织学	药料与治疗学
实用制药学	身体诊断

第三年

诊断学与毒理学	解剖学与外科解剖学
外科学	医学实践
细菌学与病理学	小手术与包扎
临床内科与外科学	麻醉学

第四年

外科学	医学实践
病理学与血清治疗	产科学
眼部疾病	儿童疾病
生殖与泌尿疾病	临床内科与外科学

第五年

屈光	耳、鼻、喉疾病
皮肤病	血液病
热带病	清洁与公共卫生
牙科外科	神经与精神疾病
产科学	妇科病学
法医学	学生的临床学习

费用与支出

住宿生的费用是每月 8 元墨西哥洋，含食宿。

不住宿的学生每月 4 元墨西哥洋。

另外，实行费用是每年 5 元墨西哥洋，每位学生在年初支付 5 元墨西哥洋的押金，这笔钱会在年底在扣除当年的款项之后退回给本人。

学堂制服可以成本价购置，且不是硬性要求。

考　试

考试在每个学年结束时举行，并由考试委员会（考课委办）主持。每位学生在所有科目上须有令人满意的表现，且必须通过学年结束时的考试才能进入下学年的课程。对每个学生状况的评估，将基于其学业总体性质及考试结果。

进一步的信息可向学堂的监督科龄博士，或向北京的秘书孙继昌（Geo. G. Wilson）先生咨询。

施医院的报告

1908年

我们医院的位置虽不十分理想，却已经开展了十分出色的工作。与去年相比，我们今年已经治疗了大量的病人，而效率比以前更高了。

1908年的数据如下：

门诊—初诊	男性	10，903	15，406	45，092
	女性	4503		
复诊	男性	21，712	29，686	
	女性	7，974		
住院	男性	642	741	
	女性	99		

很多病人来自远方，故医院的治疗涵盖很广阔的一片地区。医院现已在这里持续营业四十多年。有位前天来治疗咳嗽的病人在三十年前在我们的医院进行过光学虹膜切除术，且至今视力良好。

我们的治疗惠及所有阶层，上到高官及皇宫太监，下及最底层的民众和最穷的乞丐。病人中有信儒家思想、伊斯兰教、喇嘛教及佛教的，都做到了一视同仁。我们通过实践操作的展示及理论的教育，给他们展示了全人类救世主的主张。

男子医院有六十张病床，其中三十张在医学堂，另外三十张在临时的华人的区域。妇婴医院有三十张病床。大部分病例是外科手术。内科很多病人是来医院治疗鸦片成瘾的。我们的首席助手李医生技能娴熟的，治疗了这些病人，而且很少失败。相对外科来说，其他科室的医疗病例很少。除学堂有一好的手术室之外，妇婴医院也有一个小些的手术室。在麻醉下的手术（不包括小手术）每月约有五十例。手术的性质差别很大，从最复杂和最难到最简单和最容易的都有。

引起人们极大兴趣的一个病例，是有位从几百英里外地方过来的喇嘛高僧，想把自己从极端痛苦和折磨人的疾病中解救出来。折磨他的是痛苦的面部神经瘤导致的抽搐，每隔十多分钟就要发作，成为他生活的负担。如果他的病不能被我们治愈，他已经准备好了自杀。惠义路博士在他脑部的底端，去除了一个被称为半月神经节的小的结构。这导致了他的病痛，切除之后病就治好而再也不痛了。这给他及其朋友留下了很好印象，回到蒙古以后就给我们送来很多病人。在这里他用蒙古语读了经文，临走时还带走了几册。他是个有影响的人物，我们相信他是向其蒙古乡亲传播好消息的媒介。

有位很有身份的满族女士因最近疼痛加剧，前往妇婴医院治疗多年的体内肿瘤。这只有通过复杂手术，才能解救其生命。此人来自基督家庭，尽管其丈夫并不很相信医生能否准确地诊断病症，但还是很容易同意手术。他在手术期间没有离开，当诊断被确诊之后很惊讶"外国人"能在其所认为草率地检查完病人，就能对所发现的问题给出如此准确的说明。满族女士被彻底治愈了，全家对上帝表现出了发自肺腑的感激之情。他们现在自己的家乡为主行善。

有位来自省会的 26 岁的年轻男性，下颌全部严重闭合而非常痛苦。他的下颌闭合如此之紧，以至于下牙都深深地缩到了上牙床里面去了。在过去多少年里，这个可怜之人都是通过从牙缝间吸吮流食生活的。经过从两侧取出下颌一部分之后，他的下颌可以动了。他返回了家乡，并能自己咀嚼食物了。他对福音故事也开始感兴趣了。

无论从哪方面来看，中国医生做的唯一外科手术是"针刺"。他们虽对解剖或感染方面很无知，却很自满。他们用肮脏的长针戳破患者感染的部分，大多数人以为是穿刺那些在此安营扎寨的妖魔鬼怪。我们常常被请去治疗大多这样的悲惨病例，并看到了大量闻所未闻地伤害、无端残疾和过早死亡。

可能正是因为这个习俗导致了"外国医生"，一旦实际使用针状的注射器时，病人会产生如此之大的兴趣。他们不会太担心术前抗菌的操作，也不担心注射器是怎样做的，或使用目的为何。对他们来说，注射器完全是件外科器械，并对之十分信任。

医院最近碰巧遇到了这样一个病例，治疗需要用一个浅性针管把病人聚集在胸部的液体抽出来。当针管插入之时，没有任何问题。病人看起来对此非常熟悉，但当液体开始涌出时，旁观者脸上的表情布满惊讶。在他们有些人的脸上暴露出这样一些信息：“嘿，看看液体出来了”；“我们的华人医生不会做这个”，“他知道病在哪里”。病人严肃地环顾四周，让周围的人放心一点都不疼，并看似对自己成为旁人兴趣的焦点而感到自豪。

在医院从事福音传播的郭先生非常出色，致使相当多之人对我们的信仰很感兴趣。这是非常令人鼓舞的事业。郭夫人在妇婴医院诵读圣经，工作也是十分出色。

医生和学生们在门诊的等候室轮流给聚集在一起候诊的病人布道。在我们之中有人布道之时，其余人则在药房和医院的日常工作中寻求圣主的保佑。

医院很大部分成绩归功于华人工人所付出的劳动。特别二十多年来一直忠心耿耿的工人李先生，故我们洗印了他的相片。此外，还有妇婴医院管家陈夫人的工作也很出色。

医学堂与医院在 1909 年的前景还将是非常光明的。然而，只要我们没有一个好医院，医院与学堂的工作就会受到很多限制并会令人感到沮丧。没有一个设备完善而先进的医院的医学堂，是不正常的，故我们诚恳地希望这个缺陷将不再被拖延，并很快得到补救。我们已经获得了部分所需资金，并协商获得一片合适的土地。不过，我们在这块土地上修建房舍还需要更多的捐赠。

总之，我们记录下感激之情，深深感谢被赋予我们的这个绝好机会。我们通过位于北京的医学堂与医院为人们服务，并由此侍奉上帝，并对在我们工作中以任何方式提供帮助的所有人表示感谢。我们对未来的希望，是以主为中心。他带领我们渡过了最初困境，并打下了坚实的基础。愿主的光辉发扬广大。愿上帝赐予我们更多力量。

此致，

潘尔黼，M. B.，Ch. B.，F. R. C. S

代表医学堂监督科龄，M. B.，C. M.

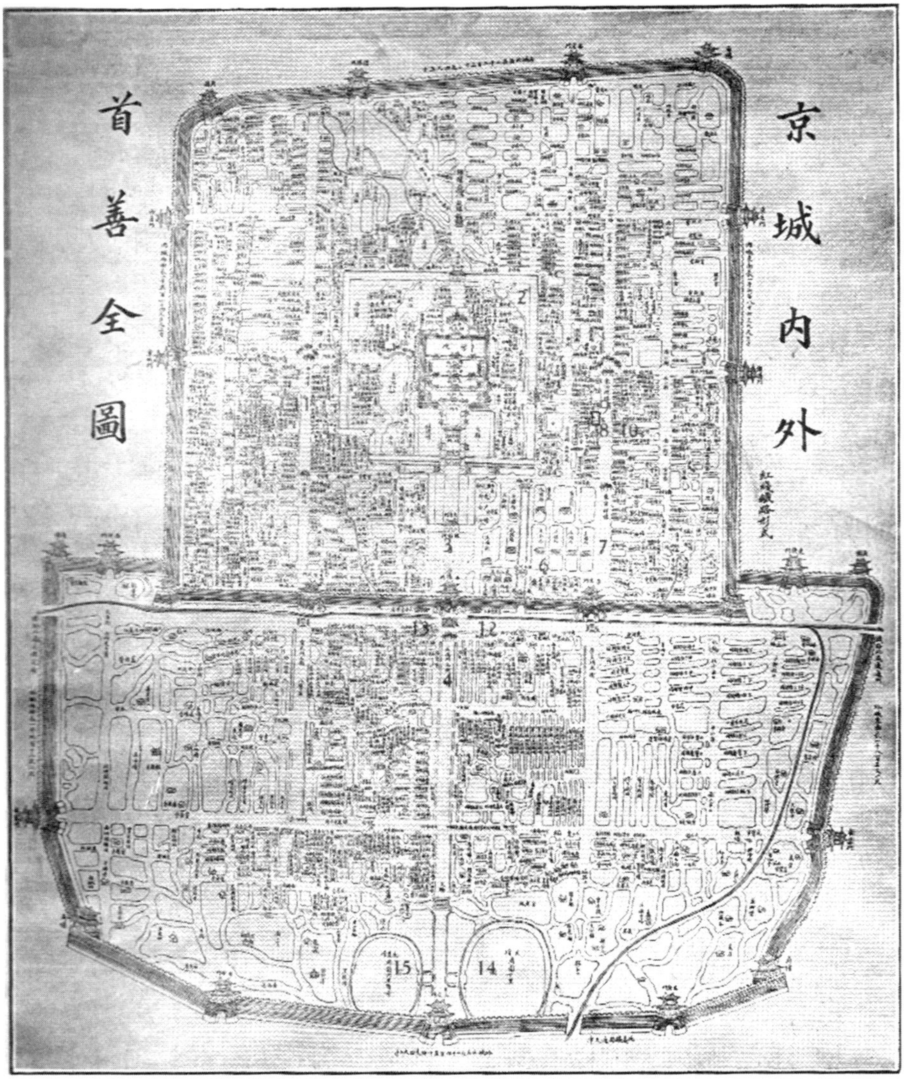

1. 紫禁城
2. 皇城
3. 内城
4. 外城
5. 前门
6. 公使馆区
7. 哈德门
8. 协和医学堂
9. 伦敦会医院
10. 新医院的地址（建议）
11. 伦敦会西城药局
12. 去天津火车站
13. 去汉口火车站
14. 天坛
15. 先农坛

CHINESE MAP OF PEKING (about I mile to the inch)

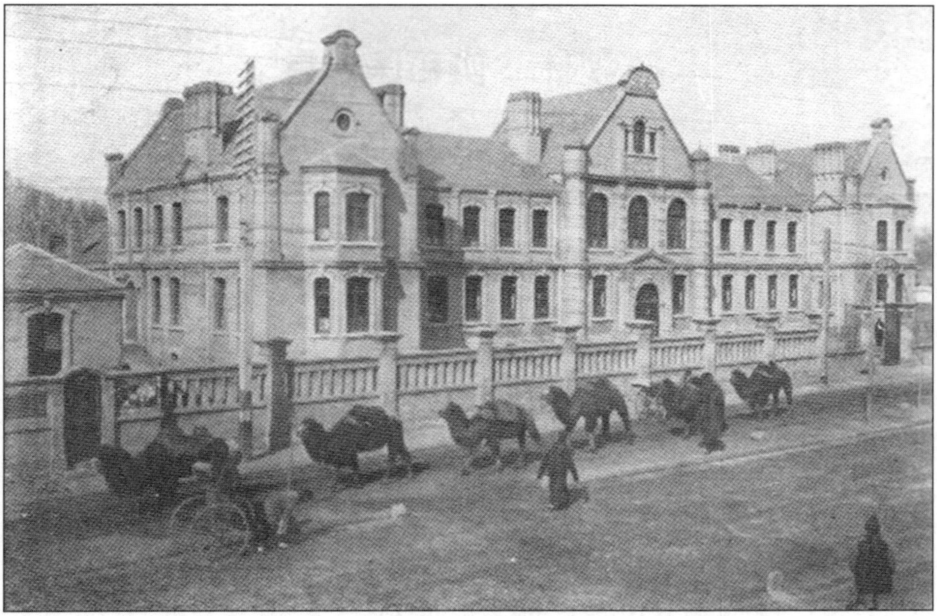

位于哈德门大街的学堂

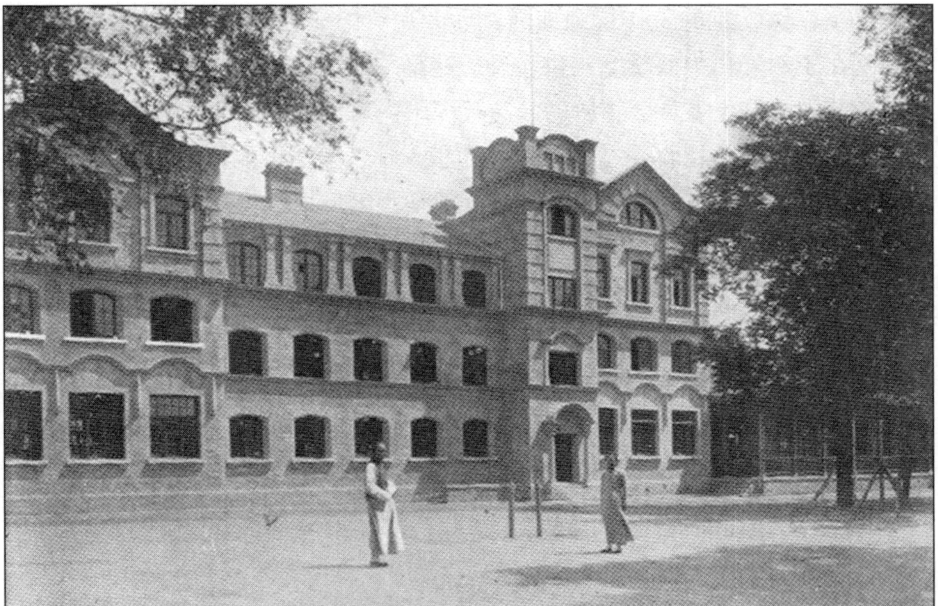

宿舍大楼前面是网球场

雒魏林－协和医学堂

1909-1910 年度报告

概 述

协和学堂是由华北教育联盟（美国公理会、美国长老会和伦敦会）共同成立的三所“协和”（Union）中的一所。后来汇文大学堂加入进来。学堂设备由伦敦会购买和配置的，并特别负责学堂的运行。为了纪念杰出先行者雒魏林，学堂被冠上雒魏林（Lockhart）的名字。他作为伦敦会最早的医务传教士，领导了这个进程，是英国教会的先行者。学堂主要建筑于 1906 年完工，并于 1906 年 3 月投入使用，宿舍区于 1908 年完工。

自医学堂开办以来，在中华圣公会华北教区及伦敦医学传教协会的共同努力之下，医学堂的工作得到加强。后者在英国成立了一个国内的委员会，目的就在于额外再为医学堂提供教师。这样一来，在北京有五个教会团结合作，在英国的这个委员会将协助其与英国国内医学院紧密联系起来。

学堂的目标是招收受过良好教育的华人学生，尽可能详尽地为培训他们而提供内科和外科不同分科中的知识。教学大纲见本报告的附录。

自医学堂开办以来，中国富人及统治者对学堂表示了极大的兴趣。已去世的慈禧皇太后提供大笔捐款，并特派官员前来主持开办典礼。学堂得到政府青睐的另一个标志是，学堂在朝廷的学部注册，因此顺利毕业的学生将被授予政府颁发的学位证书。政府在过去两年里也为学堂的运行费用捐赠了大笔款项。这些捐赠绝对是无条件的，不会以各种方式消减学堂的基督教氛围。

每年一次招生，始于中国农历新年。

所有教学都用北方官话。

大部分学生住校，有提供给住校生充足的住处。住在医学堂大楼里的教学人员和秘书会经常监督住校生。

1909 – 1910 年度报告

医学堂现在进入第五年，因此明年我们将涵盖整个五年的医学教育课程，当本学年结束时，第一个班级将从医学堂毕业。

我们每年都会遇到很多困难，也能不断地找到克服困难的最好办法。我们每年会有更多高效率员工及更完善的教学设备，意味着在中文学术方面每年才有所提高。在医学课程中所涉及更多、更深的专业技艺课程中，我们有能力完全用中文讲授。

员工队伍在本年有所增加。曾在枣强学习过四年语言并在农村医院工作过的齐德义（Dr. Stuckey）调派到了我们这里。最近，伊博恩（B. E. Read）M. P. S. ，Ph. C.（英格兰）先生也加入医学堂而负责配药房的工作。他将给医学堂的学生讲授药学的全面知识，并希望在中国能够获得的药物原料上有些发现。至今还鲜有人涉及这个领域的工作。

希望在不远的将来，让我们能感到兴奋的是满员。这样每个教师能在学堂所要求的授课之外，有时间再学习汉语，也有时间阅读医学和其他书籍，并可以在自己领域做些研究工作。

过去一年潘尔醌、贺庆博士休学术假，明年秋季回来。

学堂本年度给监督和吉义布博士，在毗邻之地修建了住所，旁边也为惠义路买了一块土地。

惠义路博士与密驰（Meech）小姐、恩浩施博士与格拉迪斯·里斯（Gwladys Rees）小姐最近结婚了，这是以喜庆方式加强了伦敦医学传教协会与伦敦会团结的纽带。

高年级班

本班已结束了医学专业第四年的学习。本年度基本完成了外科、内科和病理学的教学工作；也讲授了屈光和儿童疾病方面的课程，并开始了产科课程。病房的临床日常教学指导也在进行。

文海博士报告说：

在过去一年中，为了临床工作，高年级班被分成了四个组。每个组有六名或七名学生。每个人在本年度中都要承担分配的四项任务，每个学期要有半个学期坚持做到以下四项任务：①在老医院做包扎和临床工作；②在学堂附属医院做同样工作以及手术辅助工作；③病理、切片课程；④门诊轮转及麻醉。

学生们在包扎及轮转总体上都做得很好，表现出对实践工作的浓厚兴趣。我们也尽可能地按照英国国内的方法。在病房中设有一个“包扎组”，并翻译病例程序和给学生分配病例，每个学生都要在记录自己的病例之时遵循这些程序。

学生们的包扎整洁又仔细，虽已能够理解无菌方法，但在现有的条件下严格执行则总是有难度。他们轮流协助手术、安排病人、或准备器械。明年，我们希望引入细菌培养，作为无菌治疗中另外一种的激励手段。

同学生们在病房工作一年后，总体的印象是，如果给学生们更好条件和提供更多病例，有望培养出很优秀的人才。即使在理论上不够完美，那也要像英国国内医院培训出来的人那样高效。

在外科课堂教学方面，本班今年已经通过了局部外科的课程。他们学习的是罗瑟（Rose）与卡利斯（Carless）撰写的《外科》（Surgery）。由于课本还没有完全翻译完，教学遇到了很大的困难。获得病理标本也是一个大的问题。

郝裴睿（Hall）博士报告说：

除了在课堂上的理论教学工作外，文海博士也为学生在住院处安排了一些内科临床实习。然而，这都微不足道，因为住院处大多数病人都是外科病例。相对而言，来本院就诊的华人没有几个是纯内科病例。我试图从门诊部挑出一些内科病例，将这用作教学实习。不幸的是，我们即使在门诊也难找到这样的病例。我感到在内科方面很需要在诊断实践以及临床显微和化学方面进行更系统的、更广泛的教学。我并不担心我们的华人学生不能学到课本上的知识，与西方学生相比，他们确实能把课本上的知识记得更好，但将书本中所学的知识应用到实践方面的能力则还明显不足。

学生们在实践工作中表现欠佳，并非教师的错误，是缺乏临床病例的直接结果。

我希望明年在门诊部的实践工作能更接近真实情况，尽最大可能使用现有那些极少数量的内科病例。

杨怀德报告说：

本班已经完成了普通病理学的授课，也完成了循环系统的特殊病理教学及骨骼和关节的部分。在实践操作上作为实习，学生们每周花四小时学习选出的三百张关于普通病理学和特殊病理学的一部分的显微镜幻灯片。

学生们的实习，重点应放在普通病理学。学生们既观察标本室的标本，也特别注意新发病的组织。医学堂病理标本有限，但这些标本还没有准备好以供学生们使用的。中国不允许尸检，新的病理组织只限于从外科手术中得到的组织。同样的原因，为显微镜观察提供的材料极少。

三年级班

本班在本年度完成了解剖和治疗课的课程学习，并开始学习病理、外科和内科课程。

学生们每天都要参加门诊各科的工作，在临床、诊断、药物和小外科方面接受指导和实际操作。

郝裴睿博士报告说：

本班已经学完了新发行的奥斯勒（Osler）的《内科原理与实践》（Principle and Practice of Medicine）中文翻译第一卷的学习，内容有由寄生虫引起的疾病、传染病的大部分知识。

惠义路博士报告说：

到目前为止政府还是禁止解剖，致使解剖课教学变得十分困难。我们只能不时用图像、模型和死狗，尽可能满足教学需要。这些标本中最后一只狗（在狗死之前），很残忍地咬了解剖教授一口。他必须去天津接受巴斯德法治疗，从而延迟了教学课程。总体来说，学生们在本课的表现很好。虽然肯定有些学生对人体到底应该看起来是什么，并没有在头脑中形成很清楚的图像。他们最初解剖或手术时，总是失望地发现动脉不是那样鲜红，故不易同蓝色静脉相区隔；神经与血管的颜色相似，并非鲜黄色的，故也很容易被挑选出来。

二年级班

本班已经完成了生理课程的学习、化学生理和组织学方面的临床学习以及药料学和制药学的短期课程，并学习了临床诊断、解剖学和治疗学的全部课程。

本年10月伊博恩先生来到医学堂之后，开始讲授药料学、制药学的课程。这之后就没有再开课了。明年将可能为这个重要的医学基础学科，开设更全面的课程。

恩浩施博士报告说：

对于二年级的学生来说，今年很不走运的是贺庆博士不能教课。然而，总体上来说我们所做的工作还是效果良好的。我们给学生提供了十分详尽的生理学方面的实践教学。他们当然会在这一理论学习中受益更多。在现有的条件下，我们只能向学生介绍很多仪器。当然，他们不会像自己亲自动手完成操作那样有兴趣。

郝裴睿博士报告说：

在生理诊断课堂教学中，我虽没有像大多数老师那样给学生标上中文字来授课，但很多学生几乎完美无缺地记下来我讲的内容。如果我们能实际展示病人正常及病理生理症状，对教学将有极大的好处。不过，华人看起来很反感在人前展现自己。如果在第三年里，学生们能进配药房实践，那么在这方面的本年度欠缺将不会是个严重缺憾。

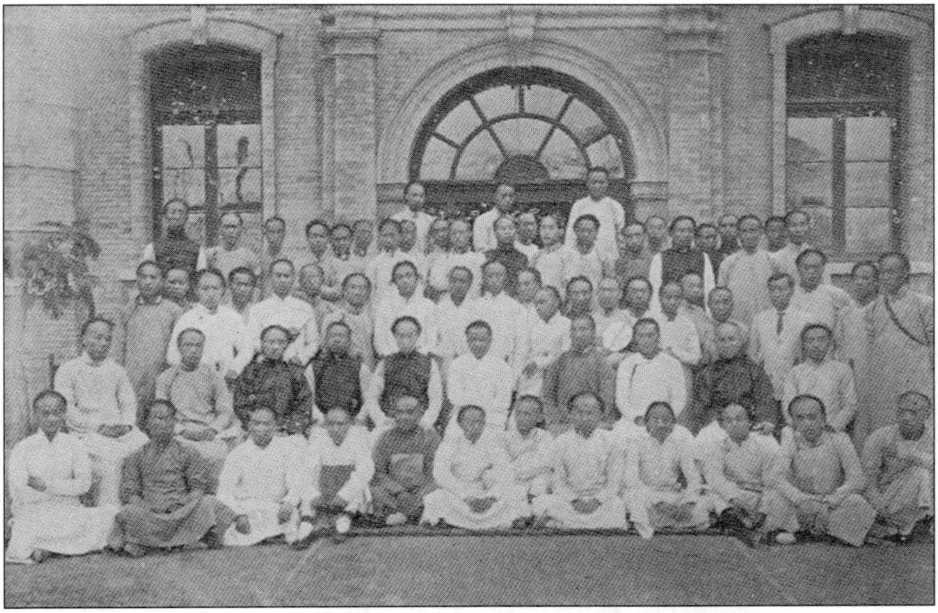

一些学生

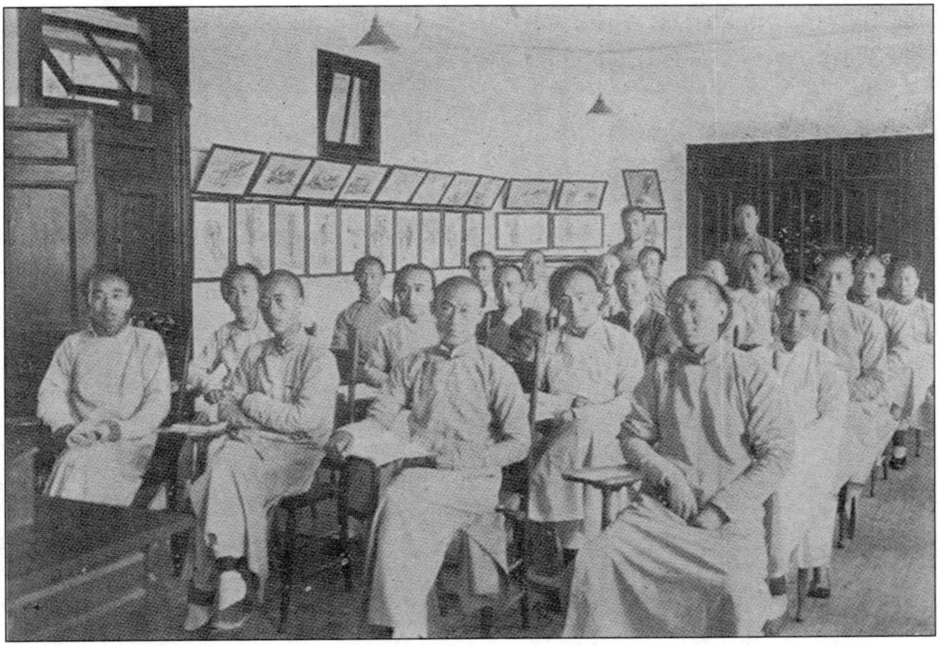

高年级班

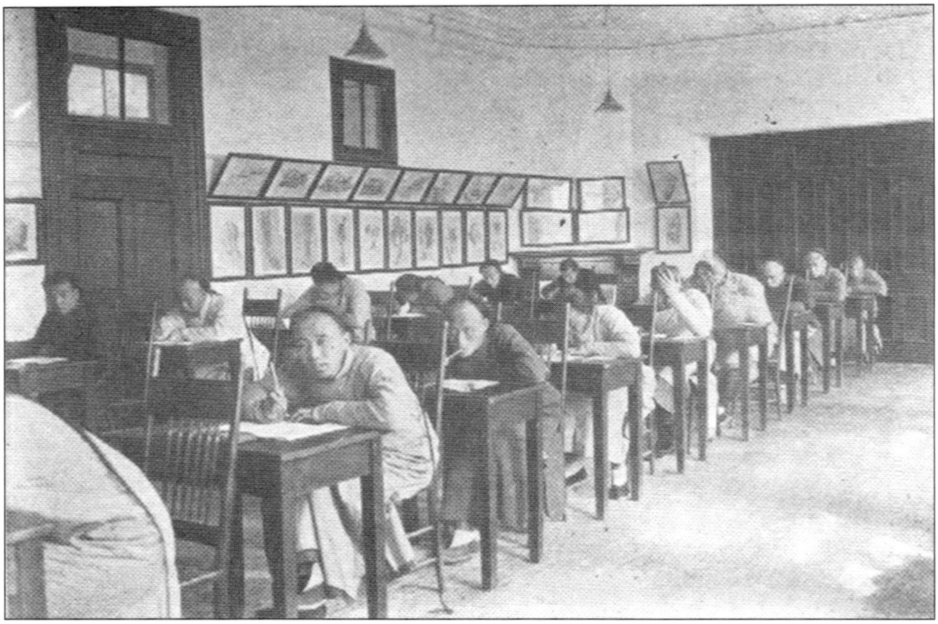

一次考试

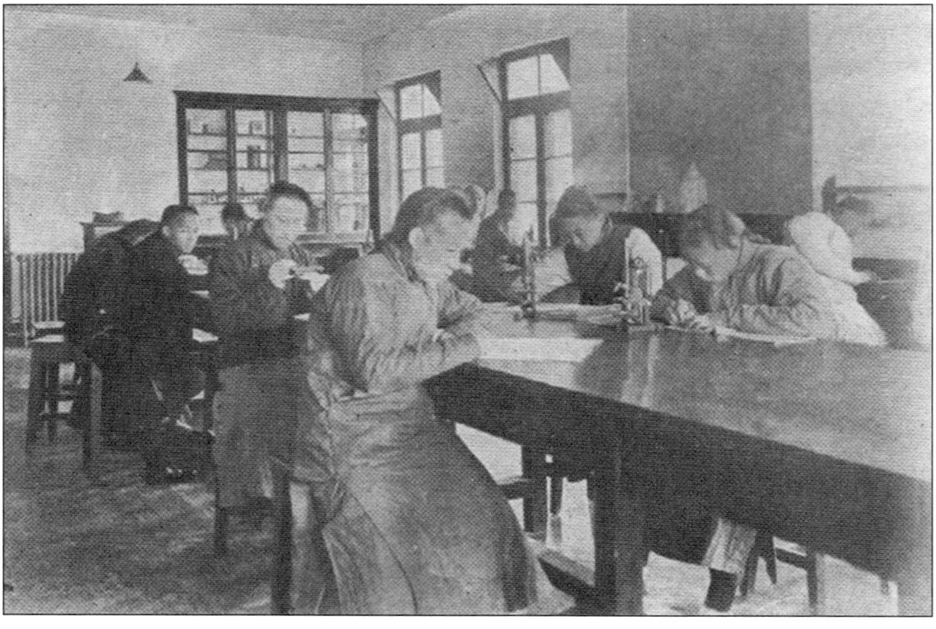

画显微制作准备

一年级班

本班已经完成解剖学、生理学及组织学的前半部分以及生物学、实用植物学的课程。

恩浩施博士报告说：

> 这个班对生理学显示出浓厚的兴趣，特别是在实际操作方面。在实验室，在教授普通组织学时，努力使学生对染色的方法及各种组织的外观有着更细微的了解。这样，学生们为第二年进入特殊组织学更高深的课程学习做好准备。大多数学生在本年度自始至终都表现出高水平。

为所有学生开设的常规晚班课程，使用中英文双语教学。我们非常感谢霍华德－史密斯（T. Howard-Smith）牧师、福来里克（L. D. Froelick）先生,、波尼（T. C. Bone）先生和陈先生帮助晚班的英文授课。

1909 年末，学生人数达到 75 名。

一位学部的官员莅临考场，认定通过考试的名单如下：

四年级

谢恩增	翟文翰	吴三元	张懋源	全绍唐
王长龄	范福林	薛受益	王惠泉	贺绳长
屈永平	马德昌	王九德	田致远	徐左铭
高殿甲	刘继善	王魁山	时际雍	顾泰然
刘仪德	李遇春	刘荣兴	郭　樸	

三年级

陈成章	邓文瑞	吴守耀	裴义珍	郑凤鸣
奚以通	戴福林	王传鈞	张志勋	郭　权
马世珍	刘　义	李可信	赵佩蘭	

二年级

王　耀	林廷藩	田瑞年	王文懿	钟灵山
尹广恩	王文禄	崔常山	冯之秀	张庆祥
韩增忱	杨达昌			

一年级

赵永年	张蘭筠	陈翼鹭	王桂森	屈永泰
杨达善	张立贤	刘文达	杨国柱	张　筠
杨仲伦	周之望	李　琳	赵维祥	田玉春
陈德明				

重新考试的参考名单

四年级　张毓芝

二年级　李世隆

二年级　韩绍愈

二年级　王奎元

考官的报告

收到国际考试委员（考课委办）的一个报告，下面是报告的总结：

1910 年 2 月，北京

上月举行的年度专业考试，由各科目的讲师与国际考试委员会成员一起主持的。参加考试的学生水平良好，所得的分数很令人满意。学生们的答案，显示出他们不仅是听课，并很好地记住了所学知识和理解了所学课程。然而，有一点是大多数考官们都谈到的，即很多学生看起来在实践操作知识欠缺。这特别体现在生理学和病理学方面，某种程度的解剖学课程。中国目前是唯一一个立法禁止人体解剖和对尸检进行科学用途的文明社会，在这些限制去除之前，每个授课老师都要尽可能多地收集与教学相关和用来考试的标本。从考官们私下表达的意见来看，我认为应该祝贺教学委员会取得的成绩，及教师们在贯彻医学堂的宏伟雄图上所表现的能力，为学生们提供了尽可能接近西方医学院校的医学课程。

谨代表国际考试委员会

德来格 M. D.（英国公使馆）

标 本 室

由于得到新标本的机会少之又少，病理标本室进展缓慢。药物原料标本起到很大作用。

图 书 馆

图书馆虽然已经安装了很好的书架，但我们非常需要图书上架。

体 育

附近的比利时公使馆好心借给我们一块场地，学生们每天在那里精力旺盛地踢足球。员工中总有一两人每天参加学生的活动，鼓励学生坚持锻炼。学生踢球水平在稳步提高。

学堂大院中还有两个网球场，学生也在那里打网球。

一些学生骑自行车，北京城内用细石子铺就的道路，使得骑车越来越快捷。

学堂一直有良好的精神氛围。至少在名义上大多数学生是基督徒，很多学生热心而又真诚。没有一个学生公开反对基督教。

医学堂每天早、晚举办祷告活动。尽管这不是强迫的，但大多数学生们都参加，甚至有些非基督徒也在员工郭先生（医院的福音布道者）和学生的轮流引导下进行祷告。

基督教青年会（Y. M. C. A）的学生们自己组织了起来，每周五晚上碰面。与此相关的是他们共组织了六个圣经班，有计划地系统地学习圣经，并每周聚会时都比较笔记。一、两位非基督徒参加了这些班圣经的活动。

很多学生每周日自愿参加了各种形式的福音工作，特别是将治病与布道结合起来的活动。有四名员工及秘书每周日去不同的中心布道和发药。

一些基督徒在医学堂内的非基督徒学生中间，默默地做着个人的思想工作。我们有理由相信，这种潜移默化的工作会很坚实，并将影响人们的生活和品格。

我们同其他学堂有很大不同，即我们有大量独一无二的实习。治病的同时，我们也在育人，通过治病来进行教育。在药房、医院里我们与遭受疾病与痛苦者的人密切接触，给我们提供了极好教育学生的机会。不仅教育他们如何治病，也教育他们如何用善心、同情心和爱心来治病。我们真诚的努力，对身心都有利，对学生来说更是无价的课程，再对我们的病人也最具价值。

基督徒的医生，是“伟大医生”（基督）的生徒。他们的身上具有一种神秘魔力，对心灵影响将会反作用于身体；基督信仰给人以安慰的这种强大影响力以及我们看到对祈祷者的疗效，一次又一次在我们的工作中得到证实。

本年度，我们克服了巨大困难，并充满信心面向未来。我们希望继续得到最近成立的中华基督教教育会以及其他有能力考察者对我们工作的赞美之词。

教学大纲

学堂的目标是招收受过良好教育的华人学生，尽可能详尽地为培训他们而提供内科和外科不同分科中的知识。教学用北方官话。成功通过期末考试的学生，经过教授同意后，将被授予医学堂的医学博士（Doctor of Medicine）学位及学部颁发的学位证书。

入学要求

每年 2 月在医学堂举行预考。准备下一年入学的考生应于农历年正月十三前抵达北京，并在抵达后同监督沟通。

医学堂教务愿意考虑那些在当地中心地参加考试的学生。

学生必须 18 周岁以上（华人）

预考科目全部是必考的。1911 年的科目如下：

汉文文理作文

算术

地理

化学基础

物理基础

英语（商务印书馆出版的《华英进阶》或同等教材）

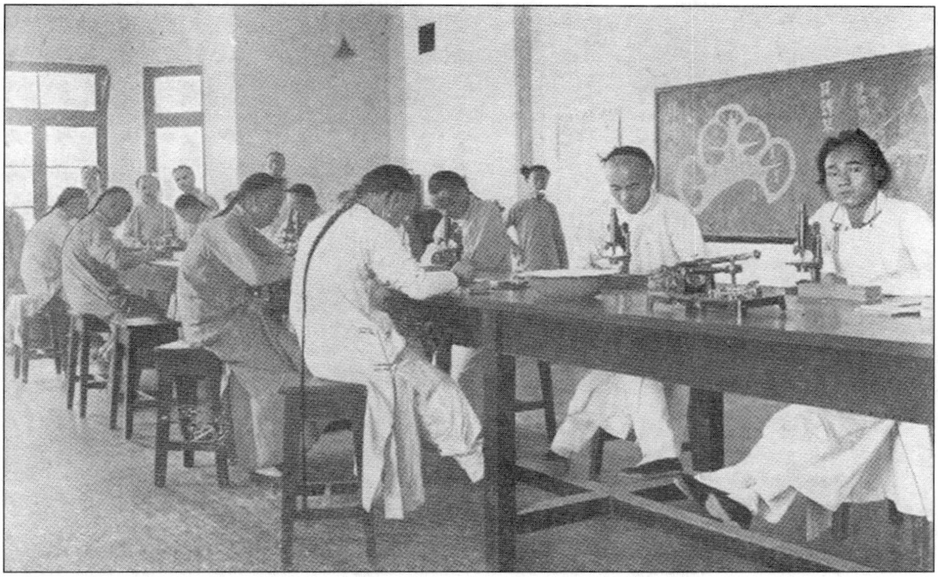

组织学课

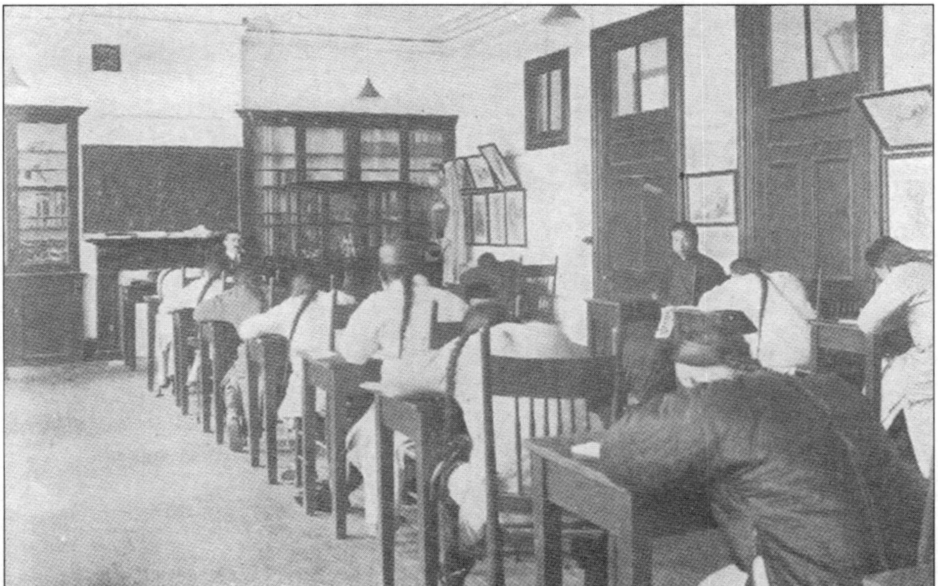

笔试进行中

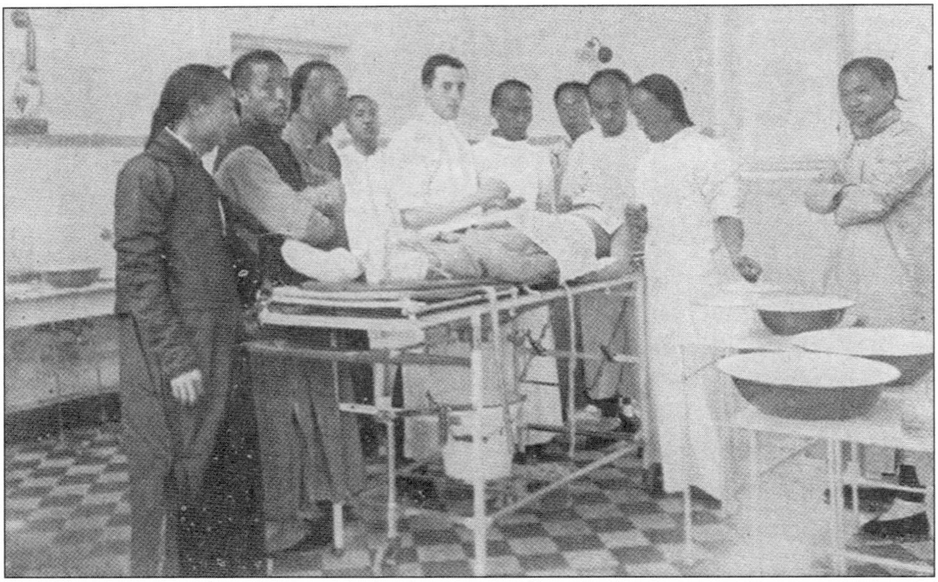

文海和学生们在手术台旁

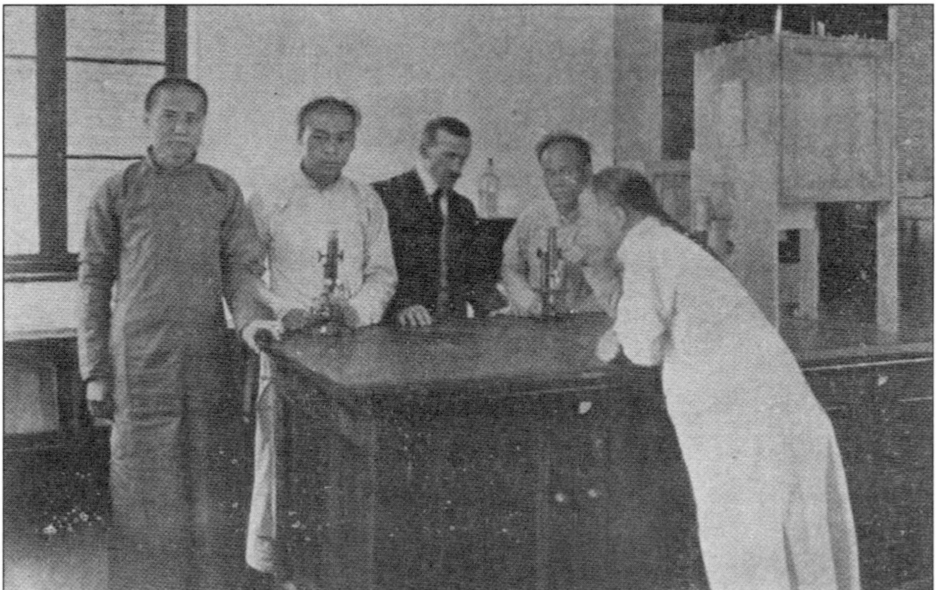

杨怀德和学生在细菌学实验室

学生从华北协和大学文理学院或从汇文大学文理学院得到的合格证书，或从其他认证的学堂或大学获得的毕业证书，可以不参加所要求的这些入学考试。

想要申请入学的学生，可以在以上提及两所学校中的任何一所得到本医学堂的简介。

每位学生必须有一名担保人，担保人要得到医学堂教务的认可。这个担保人必须在整个医学学习期间为学生负责。

教　员

科　龄　Thomas Cochrane，M. B.，C. M.，监督
贺　庆　Nehemiah S. Hopkins，M. D.，O. et A. 校董事会长
盈恒利　James H. Ingram，M. D.
刘广仁　G. D. Lowry，M. A.，M. D.
潘尔霭　Ernest J. Peill，M. B.，Ch. B.，F. R. C. S.（爱丁堡）
杨怀德　Charles W. Yong，B. S.，M. D.
韩济京　W. H. Graham Aspland，M. D.，C. M.，F. R. C. S.，（爱丁堡）
郝裴睿　F. J. Hall，B. A.，M. D.
文　海　H. V. Wenham，M. B.，B. S.，F. R. C. S.（爱丁堡）
恩浩施　J. M. Stenhouse，B. A.，M. B.，B. C.
吉义布　J. G. Gibb
齐德义　E. J. Stuckey，B. Sc.，M. B.，B. S.，
伊博恩　B. E. Read，M. P. S.，Ph. C.（英格兰）
狄　丽　F. E. Dilley，M. D.
穆勒文尼　J. J. Mullowney，M. D.
山怀玉　R. A. P. Hill，B. A.，M. B.（Cam.），M. R. C. S. L. R. C. P.，D. P. H.（英格兰）

下面的医生住的比较远，将教授短期课程：
陆长乐　Chas. Lewis，M. A.，M. D.
艾体伟　T. W. Ayers，M. D
德来格　George Douglas Gray，M. D.

雷实理　P. C. Leslie，M. A.，M. D.
西德尼 · 潘　Sidney G. Peill，M. B.，Ch. B.
托马斯 · 布来格　Thomas Bragg，L. R. C. P. & S.

考试委员会（考课委办）

学部官员
医学堂监督
考试科目的教授
德来格　George Douglas Gray，M. D.（英国公使馆）
儒　拉　M. le Captitaine Docteur L. di Giura（意大利公使馆医疗上尉）
欧文博士　W. T. Owens（美国公使馆卫队海军）
侯尔顿　C. W. Holden，R. A. M. C.（英国公使馆外交卫队上尉）
伍连德（北洋陆军医学堂副监督）

教学的总体计划

医学课程涵盖五年，每学年 9 个月。学年从中国农历年正月二十开始，大约一直持续到六月二十日前后；秋季学期从大约九月初五开始，一直持续到农历新年。

这样安排课程的目的，是为了在课程第一阶段，通过授课和实验室操作，教给学生各专科的基础知识。接下来的三年，对学生进行内科、外科和专科课程训练。最后的三年，希望学生们能够协助参与病房、门诊和手术室的工作。在各科主任的指导下，让他们取得疾病诊断和治疗的实践经验。除了医学堂附属医院之外，北京的其他医院和药房，也对学生的临床培训开放。学生必须在整个学业过程中花一定的时间学习中、英文。

课　　程

一年级

生理学	生物学

解剖学
比较解剖学和胚胎学
组织学

二年级

解剖学
药料学与诊断学
生理学
实用药学
生理化学和组织学
身体诊断

三年级

诊断学和毒理学
细菌学及病理学
解剖学和外科解剖
小手术及包扎
外科学
临床内科、外科
内科实践
麻醉

四年级

外科学
眼部疾病
内科实践
儿童疾病
病理学与血清治疗学
生殖疾病
产科学
临床内科和外科

五年级

屈光
牙科外科
耳、鼻、喉疾病
神经与精神疾病
皮肤病
产科学
血液病
妇科学
热带病
法医学
卫生与公共健康
学生的临床医学实习

费用与支出

住宿生的费用是每月 8 元墨西哥洋，含食宿。

不住宿的学生每月 4 元墨西哥洋。

另外，实行费用是每年 5 元墨西哥洋，每位学生在年初支付 5 元墨西哥洋的押金，这笔钱会在年底在扣除当年发生的打破东西、浪费等款项之后退回给本人。

学堂的校服可以成本价购置，但不是硬性的。

考　　试

考试在每个学年结束时举行，并由考试委员会（考课委办）主持。每位学生在所有科目上须有令人满意的表现，且必须通过学年结束时的考试才能进入下学年的课程。对每个学生状况的评估，将基于其学业总体性质及考试结果。

进一步的信息可向学堂的监督科龄博士，或向北京的秘书孙继昌（Geo. G. Wilson）先生咨询。

施医院 1909 年度报告

1909 年的数据如下：

门诊—初诊	男性	10,746
	女性	7,383
	小计	18,129
复诊	男性	20,312
	女性	9,319
	小计	29,631
	合计	47,760
住院	男性	805
	女性	108
	合计	913

在医院治疗的，有以下病例：

急性脑脊髓脑膜炎

肺结核

伤寒，两个病例，一个伴有两侧化脓性腮腺炎；他们康复得都很好

慢性心脏病、左房室瓣和主动脉（前者在这里稀少）

急性卡他性阑尾炎（这在华北罕见）

子间日疟疾（夏秋）

主动脉夹层动脉瘤（尽管这个特别疾病的发病多，但极少见）

麻风病（结节）一位来自山东的病人，此病在北京很少见到

前列腺脓肿——导致尿液滞留

膀胱乳头状瘤

膀胱结石（三个病例）

膀胱异物

炭疽脓包

一例下颚的大肉皮瘤，需要移除内部右侧的下颌骨

各种不同肿瘤——良性的和恶性的，恶性有一个非常显著的病例是在长期受刺激情况下产生的上皮瘤。

尿液渗出（三个病例）

腹部受伤，带有大网膜瓣突起，横结肠粘连扭结。按照腹膜炎做了手术以减轻症状，但这在打开骨盆排水之后最终康复了。

自己导致的头颅损伤，复合骨折及脑部物质的突起。将突出的头部骨骼移除之后，病人彻底康复。

我们很需要更先进的设备、精良的医院设施，既为了那些来这里治疗的病人，也为了更好地培养我们的学生。我们已经得到必要的场地，将得到，或很有可能得到修建新医院首座楼房所需的资金。尽管我们行政管理将得到办公用地，医院治疗空间仍还是有限。我们请求朋友帮助医院建设。每修建一座新楼需要花费 3 千英镑。

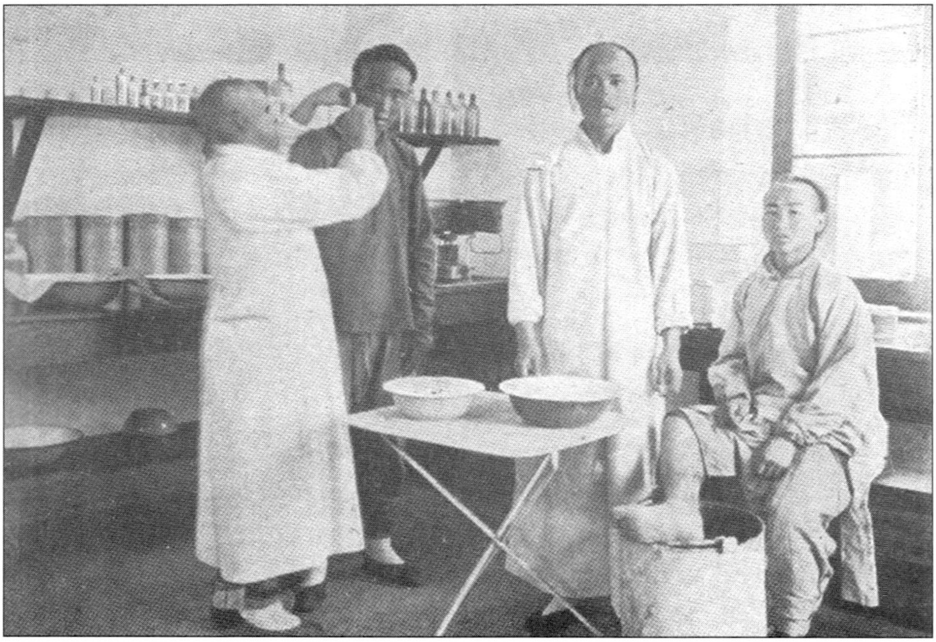

在门诊外科包扎室

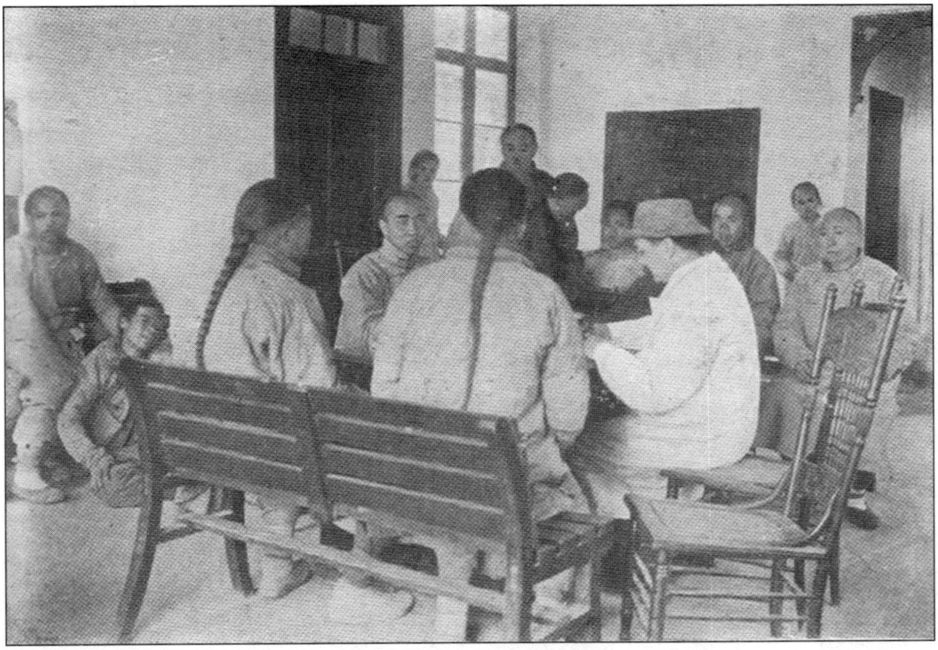

科龄和学生在门诊部

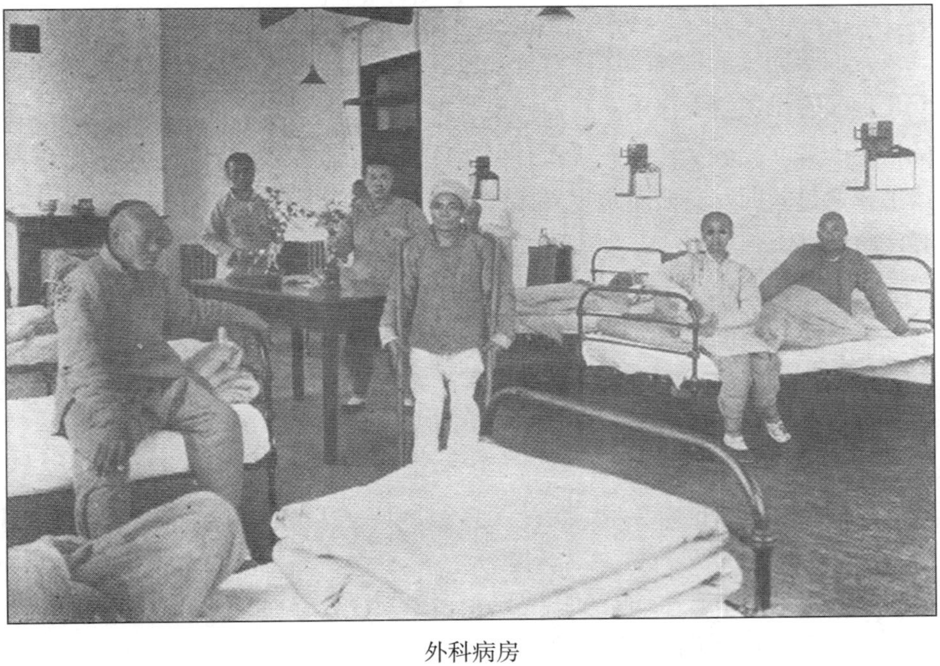

外科病房

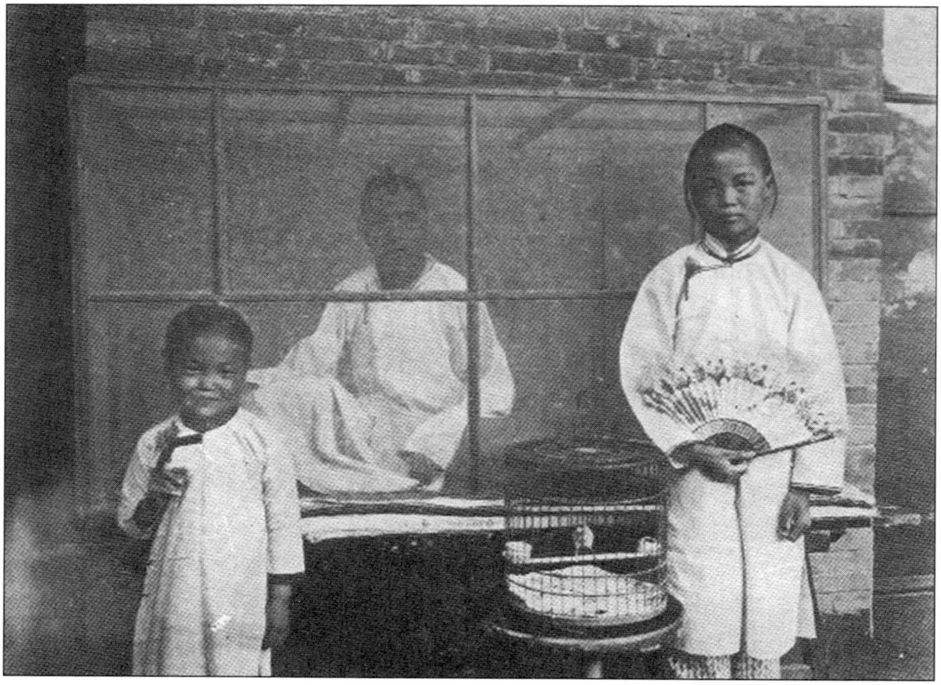

病人在妇婴医院阳台的蚊帐下

我们很满意地看到，医院对于基督教传播的影响力，犹如发酵一样潜移默化地慢慢渗透到大众中。我们发现有很多病人对福音真理知道的很多，对此很受鼓舞。我们常常听说病人有可能从街道的教堂得到启发，也可能通过读书或通过同朋友交谈而萌生兴趣，这个兴趣常常导致或是在医院或是在离开医院后进入到最终的一步（信教）。

在过去的三年里，来自中国各地的120个病人，把姓名登记在查询者的名单上，我们知道这些人中有12名已经皈依基督教了。

这些是可见的，不可见的将会默默地发挥作用，可能会在很多年后开花结果，那是无法计算的。

在本学堂举办的活动中，一位华人牧师鼓励学生们利用其便利机会争取人们皈依基督教，也向学生们传授了自己如何通过我们医院而皈依基督教的体会。

我们的笔记中有些摘录可以显示很多人基督教感兴趣，福音工作魅力无穷。以下是我们随手摘录的几段：

烧香拜佛正在减少，这点在同病人的谈话中感受颇为明显。很多早上、傍晚常常烧香拜佛的家庭中，现在香炉是凉的和空的。这有很多原因所致。是什么替代了香炉？我们手上有充分证据，表明教堂布道时传播福音知识，希望接受教义的人们很多，与无知做了很多斗争。

我们的医院住着几位穆斯林。说服他们是很困难的。如果他们的穆斯林同伴认为其对基督福音感兴趣，会用暴力手段杀死他们。我们告诉其中一位病人，我们的一位牧师曾是穆斯林。这个故事很明显令这位病人心烦意乱，想证明该牧师一定不是真正的穆斯林。

在规劝病人时，我们发现每个国家的传教工作者都面对同样的困难。一位病人不相信来世，另外一位说："我几乎难逃一死，还有什么可祈祷的呀？"还有病人问道："从没接触过福音的人又会怎样呢？"我们的人说"随着这些变化在中国发生，传教事业会一天比一天复杂。"

我们有很多从蒙古或从邻近的蒙古寺庙来的僧侣。这些喇嘛们感到困惑。他们常说：虽然我们伏地拜佛，并履行所有职责，但我们并不笃信自己的宗教！没有办法逃脱，这是我们的生存之道。我们不适合干任何其他的工作，因为自己这辈子除了背经文外什么也没做过。

大约九个月之前，一个理发师来到我们这里住院，他现在是一个教堂的成员，并经常到街道的小教堂布道。当他最初到来时，一字不识，坚持学习了很长时间，现在能够阅读整章的马太福音。

有一位从很远的地方来治病的男人，走时几乎已经被说服了。他最近写信说自己已经信仰基督。

我们在同女性交往时碰到很多困难。她们大多不认字；并要顺从丈夫或婆婆；离开医院后就害怕再去教堂。一位来自于富裕家庭的女性，在医院住了大约两个月之后，称自己虽相信基督，却因其朋友的反对而不敢参加教堂活动。

最初，她们很多都不敢去听福音布道，也不学习识字。不过，变化在某种程度上还是发生了，她们现在变得非常热心地去学习。

一位门诊病人抵达配药房时迟了，错过了布道时间，感到非常失望。

另外有位女性，回到农村家里，开始信奉基督，说自己常常去那里的教堂。

有位女性很害怕婆婆，也怕整个家庭中的非基督徒亲戚。她可怜巴巴地问耶稣是否能接受她当秘密信徒。

我们有位住院病人，第一次来医院时，不参加祈祷，后来在劝说之下才去参加祷告，因为害怕而颤抖。女讲经师逐渐地让她有了信心，并告诉其幸福秘诀在祷告之中。她开始祷告了。在手术的前一天，女讲经师又对她说，“现在克服恐惧，把自己交给上帝吧。”她说“好的”从而毫无恐惧度过了痛苦的手术阶段。回家后一个月左右，她来信说自己非常快乐。讲到自己的经历时，她说：“每天有很多事要做——有一个大家庭要照料——我就告诉耶稣自己的麻烦事。与过去不同，我现在向圣灵祈祷时非常 高兴。我现在只要祈求，总能得到。

当人们记住每个皈依之人所发挥的影响时，更是深受鼓舞。20 年前，一个土著的医生来到医院治疗一种重病。他在医院接受治疗的结果是成为了信徒。然后，他的妻子也皈依基督教，四个孩子后来也成为基督徒。两位女孩通过我们这里的学校入教的，两位男孩是通过我们三个协和学院中的一个而加入教会。他的几个朋友，及其家庭现在也是基督徒了。大儿子在闹义和团时经历不同寻常，此后去国外学习。他现在是一所大型官办高中的校长，在那里又可以影响成百上千的学生。这个医生和妻子义和团杀害了，但他们极大影响了自己儿孙及其他很多人。

我们成功地完成了又一年的工作，必须感谢教会的伟大领导，教会的力量、智慧及其慷慨捐赠。我们会带着愉悦之心来继续热爱的上帝及人民的工作。

医学堂监督科龄，M. B.，C. M.

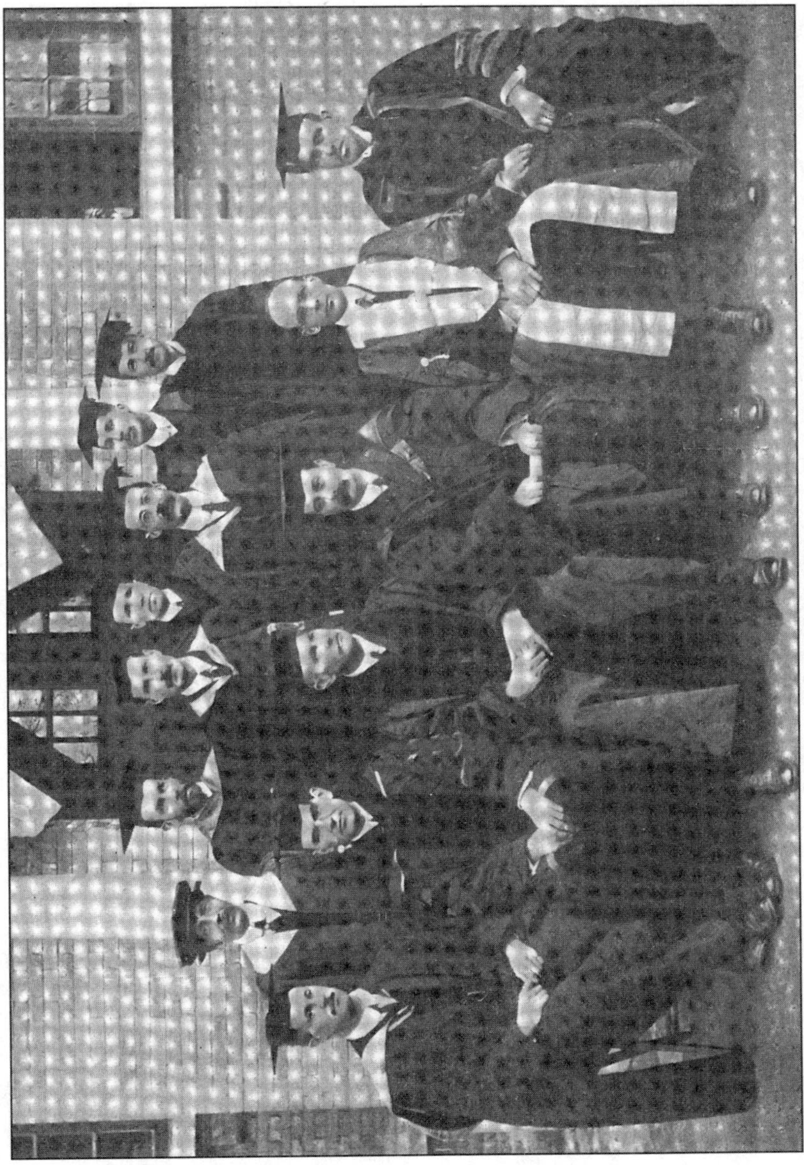

参加毕业典礼教职工成员

金修真、穆勒文尼、伊博思、孔美格、恩施浩、齐德义、狄丽、惠义铭、郝裴睿、贺庆、科龄、潘尔甑、杨怀德

协和医学堂

1910-1911 年度报告

概　　述

协和医学堂是由华北教育联盟（美国公理会、美国长老会和伦敦会）共同成立的三所“协和”（Union）中的一所。后来汇文大学堂加入进来。学堂设备由伦敦会购买和配置的，并特别负责学堂的运行。为了纪念杰出先行者雒魏林，学堂被冠上雒魏林（Lockhart）的名字。他作为伦敦会最早的医务传教士，领导了这个进程，是英国教会的先行者。学堂主要建筑于 1905 年完工，并于 1906 年 3 月对外开业，宿舍区域于 1908 年完成。

自医学堂开办以来，医学堂的工作得到加强，是在中华圣公会华北教区及伦敦医学传教协会的共同努力之下。后者在英国成立了一个国内的委员会，目的就在于额外再为医学堂提供教师。这样一来，在北京有五个教会团结合作，在英国的传教协会将这五个教会与英国国内医学院紧密联系起来。

学堂的目标是招收受过良好教育的华人学生，尽可能详尽地为培训他们而提供内科和外科不同分科中的知识。本报告附录有教学大纲。

自医学堂开办以来，中国富人及统治者对学堂表示了极大的兴趣，已去世的慈禧皇太后提供大笔捐款，并特派官员前来主持开办典礼。学堂得到政府青睐的另一个标志是，学堂在朝廷的学部注册，因此顺利毕业的学生将被授予政府颁发的学位证书。每年农历年初招收新学生。

所有的教学都使用北方官话。

大部分学生住校，有提供给住校生充足的住处。住在医学堂大楼里的教学人员和秘书会经常监督住校生。

年度报告

本报告让我们看到了医学堂历史上最重要阶段的尾声。

1910 年传教士们汇聚了散落在北京各处的传教活动，透过他们虔诚的目光，我们有幸看到有些工作开花结果。我们的首届毕业生就要毕业了。

这 16 位男生令我们自豪，他们是我们送出首批自己培养的医学毕业生。

医学堂现已进入了第五个年关，明年我们就拥有涵盖整个五年制所有年级的医学课程。在此学年结束时，第一个班级将从这里毕业。正如在英国国内，羽翼还未丰满的医学生是不太成熟的产品，需要一些年的医院实践来成为真正的专家那样，我们也意识到虽然这些毕业生已经具备了所需知识，但还是需要在经验丰富的外国人的指导之下，到优质医院进一步取得经验。作为对参加进一步培训的额外激励，我们将设置更高的学位，在实践操作和进一步考试之后就可以取得这一学位。

本年度有 103 名学生在医学堂学习。来自中国十八个省份中的十三个，即有来自东北，也有来自远至最南的海南，西边远至四川。我们因而可以称代表了整个帝国，并在未来的几年中期盼这所学堂的毕业生分布在这个国家的大江南北。谈及本学堂以及所据之战略位置时，我们祈祷能够充分利用机会，赢得所有学生中的佼佼者、最优秀之人加入到我们的行列之中。

员　工

由于伦敦会秋季将孔美格（Cormack）博士从华中派来，员工力量大有加强。他在中国住了很长时间，语言能力对医学堂贡献颇大。孔美格博士在博医会的翻译委员会中担任了很重要的职务，使本医学堂能在医学教育中这个非常重要的领域占据适当的地位。潘尔醒博士整年学术休假不在学堂，有一部分时间病得很严重。很庆幸他又一次回到了我们身边，及时赶上毕业班。在最初教职员很少之时，他富有自我牺牲的精神为毕业班付出了心血。

11 月，贺庆博士学术休假之后返校。刘广仁博士整年都在学术休假。本年多数时间里，我们没有再得到汇文大学（当年更名为燕京大学–译者注）教师的帮助。

科龄博士本年大多数时间里，忙于伦敦会顾问委员会之事。医学堂未来无疑将会从其在整个中国开展的传教工作积累的大量经验中受益。

我们的秘书孙继昌先生在夏季途径西伯利亚，短期回英格兰访问。他会在秋季学期开学时及时返回学校。

五年级班

本班已经完成了外科、内科、病理学、产科学及屈光的课堂教学；也进行了在妇科、眼科疾病、皮肤疾病、卫生、法医、外科解剖、血清疗法以及精神及神经疾病方面的课堂教学；同时还开设了耳鼻喉疾病和血液疾病短期课程。

临床实习在老医院进行，并还有女子医院，在门诊进行的是眼科疾病的教学，耳鼻喉疾病的指导也是在门诊开展的。

惠义路博士说：

本年度进行了外科解剖、手术外科及牙科的课堂授课。很不幸在这些科目的实践操作上，由于解剖是被禁止的，我们什么也做不了。对那些太复杂的手术，教师不能用中文清楚地描述，就只能使用旧布做的物品来代替，作为身体各种凹陷器官的展示。这使未来的外科医生理解在必要的手术中，这些器官是怎样被修复的，等等。

郝裴睿博士说：

内科课程在第一学期就已经完成了，第二学期主要教授热带病课程及其修改版（只有几堂讲座，因为大多数在此科目之下包括的课程，此前的内科学习中已经讲得很充分了）。

最后考试——笔试、口试及临床——作为一条规律表明，学生们更适于所学书本知识的考试，而非诊断和治疗疾病。当然，对于缺乏临床的学校来说，这是一个不可避免的结果。

学生们在实践中表现不太好，不是老师的错误，而是缺乏临床材料的直接结果。

我们希望新医院和配药房建筑完工后，有更多的医疗病例供研究，在实践方面期望能有所改善。

文海博士说：

在旧的华人医院里，我让五年级的学生做包扎工作——每批六个学生——他们在差的条件下做得相当不错。

杨怀德报告说：

两个高年级班学习了免疫原理及血清治疗以及这些原理的实际应用。

齐德义博士报告说：

两个高年级班都开设了眼科疾病的课堂教学，内容是基于柰李（Neale）之书的翻译版。五年级班——每批六个学生——吉义布博士在门诊部教授他们临床，还做临床示教普通眼部疾病及视网膜检影法。

四年级班

除了内科和病理学之外，本班已经完成了课程表所规定的内容，因为那两门课开设得比较晚。所以在学业上，他们比毕业班一年前所学课程的进度要快。

医院病房中有临床工作的日常指导。

文海博士报告说：

本年度本班基本是按照罗瑟（Rose）与卡利斯（Carless）的课本，完成了所有局部外科的教授内容。他们和三年级学生一起，在手术室等处接受了操作技能的短期培训课程。

惠义路博士报告说：

四年级学生同我在病房和手术室一起学习。尽管大多数还是缺少必要的清洗工作等，但有些学生很好。这本身就可以给其双手及病人皮肤以外科清洁。一周六天，每天早上七点，手术下午一点到三点，进行病房包扎训练，床边诊疗是每天上午 11 点到 13 点。

杨博士报告说：

> 总体来说，本班比上一个班要好；这可能是因为班上学生较少。在实验室学习和课堂学习上虽还有些基础工作要做，但没有前一年多。

三年级班

所有学习科目都已完成。学生们每天参加门诊各不同科室的工作，还要接受在配药房、小手术和临床诊断基础方面的授课指导和操作。

学生们每天参加各科门诊工作，在临床、诊断、药物和微外科方面接受指导和实践操作。

惠义路博士报告说：

> 不幸的是本班由于各种原因失去了几名成员，参加了期末考试的只有十人。考虑到我们的学生无法进行解剖实习，对学生们有十分不利的影响，其学业成绩就非常令人满意了。不能期盼仅通过使用模型和图表，就让他们能全面地掌握英国国内学生能够掌握的科目。尽管在学期末，他们已经对所教所有科目都有了解，或了解得很清楚，却不能在其脑中形成足够清楚的概念，需要不断补充那些在某些时候看上去几乎完全了解的课业。

杨博士报告说：

> 本班学完了微生物学，学完了关于魏那保（Venable）的阿其那德（Archinard）翻译本的内容，培养并研究了病理细菌更常见的形式。

二年级班

本年度学习的全部课程都讲完了。伊博恩先生准备了制药学和药料学的课程，由齐德义博士讲课。本年度还有伊博恩先生在配药房系统教授的实用制药学。

齐德义博士报告说：

与去年相比，本年在制药学和药料学方面的课程讲座更为详细。总体上的学业是很好的。化学是预科学校的学生们之弱项，从而加大了本课难度，当然，外国药物名称的书写和发音，对英文不好的学生颇有困难。有些学生对剂量理解较弱，另外一方面，也有些掌握得很好。考官在过去和现在没有料到的。

孔美格报告说：

过去几个月里，能在医学堂教书是我的荣幸。我非常高兴地注意到学生对学业的热情。除了极少数人外，本班的解剖课学得确实很好。如果在这个阶段学生们能动手解剖人体，那将拥有最大的优势。然而，这目前还不可能。我相信学堂给学生们提供了很好的模型，使他们能够清楚了解人体架构和部位。在考试中学生们的答案与在西方国家学习条件更优越的学生所给出的答案一样令人满意。

郝裴睿博士报告了本班在身体诊断课程方面的情况，他说：

由于试图弄懂那些说着夹生英国式汉语的外国教授到底说了些什么，几乎总是能够看到学生们脸上的疑惑、几乎痛苦之表情。我觉得可以说（至少我希望如此），这样的表情今年比去年要少些。学生们努力控制其面部表情，相信会有更多的问题。希望明年能给更多的时间，让我学习语言，不仅是医学词汇，还可以让学生们的压力有所减轻，把全部更多注意力放在所学的课程上。

一年级班

本班已经完成了解剖、生理和组织学方面的一半的课程以及生理和实用植物学的课程。

贺庆博士学术休假回来，接手恩浩施博士的生理学课程。贺庆博士在美国大学学术休假，研究实验方法，并在哈佛为医学堂购置了教授实用生理学的仪器。

贺庆博士报告说：

> 本班在生理学方面已经完成了循环、消化、吸收和分泌的教学内容。学业非常出色，并显示出对本科目的良好掌握。

本学年医学堂的英语教学在更好的基础上开展。现在的班级由常规的教员承担，每月都要进行考试，所得分数被记录到当年总成绩。我们希望我们的学生能拥有足够的英语能力，以至借助字典就可以阅读一般英语医学书籍或论文。他们因此能打开另外一个医学文献资源，以补充中文医学书籍的不足。在未来很多年里的中文医学书籍将会十分匮乏。

学部官员莅临专业考试，以下学生获得了医学堂的学位证书而顺利毕业：

屈永平	范福林	王九德	马德昌	谢恩增
王惠泉	薛受益	田致远	徐左铭	刘仪德
贺绳长	李遇春	吴三元	王长龄	时际雍
王魁山				

国际考试委员会（考课委办）的报告

> 中国北方暴发的鼠疫，国际考试委员会的成员们由于忙于其他官方事务而严重影响到考试的进行。国际考试委员会的四位考官莅临了考试，他们的报告里写下了对考生学业的正面和积极印象。他们的总体印象，大多数学生已证明不仅记住了课堂上的笔记内容，且学生们对于给出的这种或那种疾病的成因、治疗的种类和治疗方法上没有困难。他们期末的笔试成绩、口试测试的水准，不低于一般的欧洲毕业生。委员会认为从各方面都有理由向医学堂的管理者表示祝贺，同时也感谢本届毕业班对医学专业的贡献。
>
> 考官们希望，应该找到一些手段，使学生要么更详尽地熟悉英

语语言和医学术语，要么尽快发展中文医学杂志，以便毕业生能从医学文献上接触到医学发展。

谨代表考试委员会
德来格，M. D.
荣誉秘书

纪律与卫生

本医学堂与中国其他所有学堂面对的共同问题，是受不断上升的独立意识和主动精神之影响。这个伟大民族的所有朋友们，都对这种精神表示出由衷的欢欣鼓舞。然而，如果这在某种程度破坏了师生之间的和谐关系，就需要当局采取坚定的举措。破坏纪律与适当行为已经坚决地受到了处理，如果必要的话还很严厉。另一方面，我们总是把学生看作成人，赋予其一些自由权利，甚至冒着有时这会成为放纵的风险。我们总体上认为医学堂纪律是令人满意的。

学生们健康良好。两位学生罹患肺结核而病倒。发生了一例猩红热，还有两例斑疹伤寒。高年级学生全绍唐病逝了。此人是我们最好的学生之一，是学堂很多活动的组织者，并是具有美好基督品质的人。他的去世对医学堂来说，是一个巨大的损失。

在运动委员会的主持下，每天都有足球和网球运动。员工也加入到这些球类中，以鼓励学生参加规律的锻炼活动。

学生社团

本学年结束时成立了一个学生社团，有以下目标：

团结医学堂现有及往届学生

尽可能在各方面进一步扩大学堂的利益

维护医学堂学生的身体、智力及道德的利益

寻求提升中国医学实践，特别是通过在医学堂毕业生中的医疗效率和专业礼仪

建议明年创办一份学生报纸。

翻 译 部

对我们来说，把这个工作当作一个与众不同的独立机构，可能还有些为时过早，因为迄今为止这还在襁褓阶段。然而，本年度在医学教科书翻译方面，教职员们做了一些工作，同时手头上还有些其他工作。

首先，我们必须从科龄博士说起，非常感激他百忙之中抽出时间，在谢恩增先生的帮助下，完成了希思（Heath）的《解剖学》（Anatomy）一书的翻译工作。该书现正在印刷中，这将对医学堂的学生来说是个福音，因为他们至今还在使用油印的笔记。

谢博士正在翻译华林的《手术外科》（Operative Surgery）一书。

盈恒利博士出色地翻译了哈尔（Hare）的《疗法》（Therapeutics）一书，现在差不多已完成了翻译修订工作。

齐德义博士在准备法医学和病毒学方面的一个小型教科书，我们希望得到博医会资助，并于 1911 年出版。

孔美格博士编辑了罗瑟（Rose）与卡利斯（Carless）撰写的《外科》（Surgery）教科书的第二卷。第三卷进展顺利，将于春季出版。在一些高年级学生的帮助下，他还完成了非常精致的解剖图册，将用凸版技术印刷而由博医会发行。

贺庆博士一直致力于翻译朗杜瓦·司特灵（Landois Sterling）的《生理学》（Physiology）一书，并已经编纂了前半部分。

最后报告的是，创办中文版的医学杂志，或至少创办一本优质的医学堂杂志的计划正在成形阶段，我们希望这项重要工作能在本年启动。

医学堂报告的中文版已经印刷出来，内有优质的展示照片。我们特别给摄政王、亲王那桐阁下及其他人送去了特别合订本。

标本室、图书馆等

病理标本室的进展缓慢，部分由于缺少标本，部分由于教师们太忙了，没有给予充分注意。

图书馆仍然是我们急需解决的突出问题之一。对于能够阅读英文的学生来说，高标准的教科书颇具参考意义。

X 光仪器和发电机已经运到，并很快进行安装。

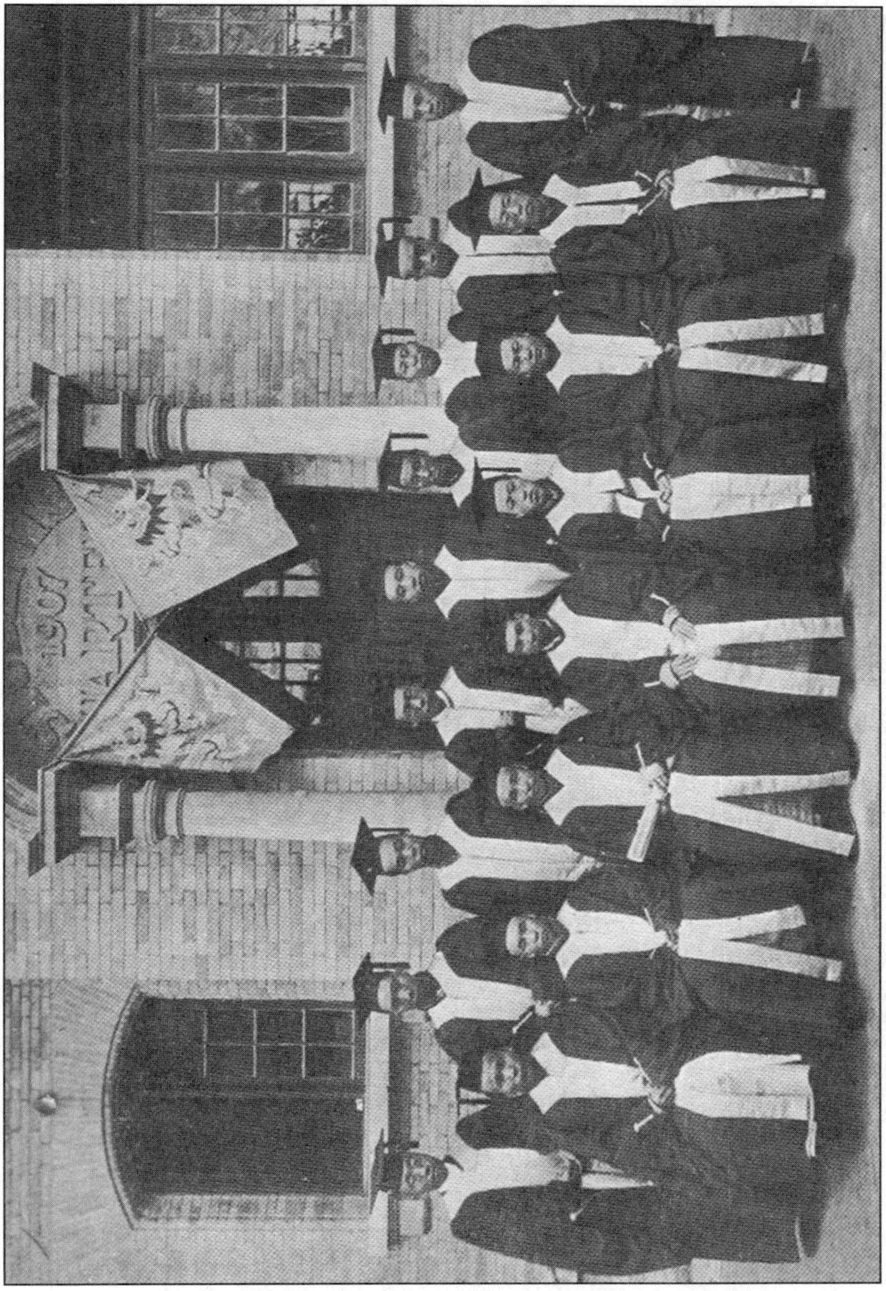

首届 16 名协和医学堂毕业生

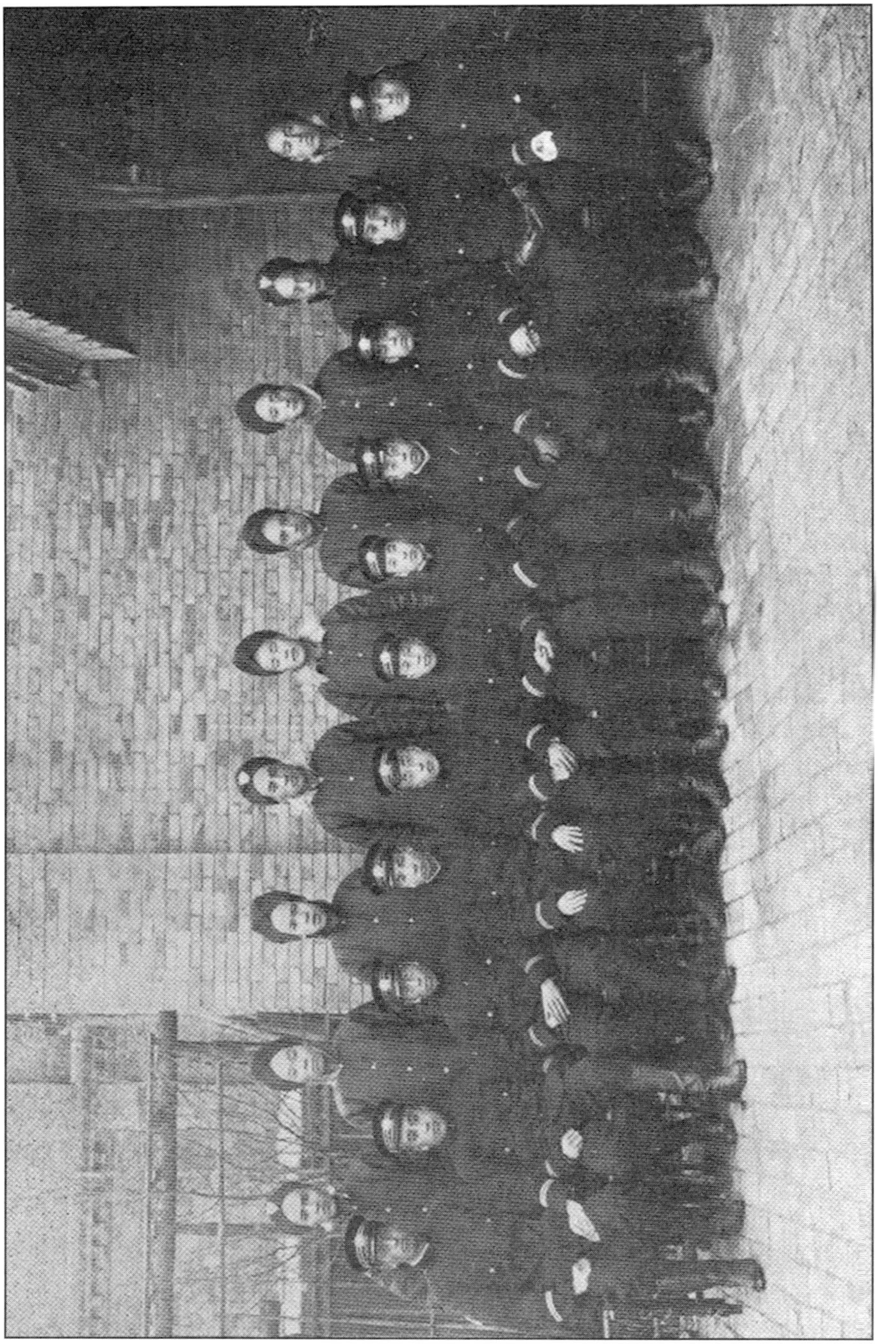

医学生在天津同卫生警察一起防鼠疫履职

基督教事务

本年重要事件是丁牧师访问了在北京的医学堂。他信仰坚定和敦促祷告之人、坚决奉行圣经经典，真正激活了华北学生的精神生活。五月，丁牧师在医学堂举办了十天会议。为了让他可以有时间每天发表两到三次的演说，一些常规讲座没有安排。在他的课堂开始之时，很多人十分漠然，还真有反对声音，不过信仰和祈祷之人最终取得了胜利。很多人、特别是学生中的基督徒被深深地打动了，结果肯定是会导致很多人把自己一生奉献给传教事业。有三位非基督徒之人在查询者的名单上写下了自己的名字。其中一人已经接受了洗礼，另外一人是学堂的一位学生领袖，被选为学生社团的副主席。

更令学生印象深刻的，是全绍堂在丁牧师的宣讲会结束不久去世了。在葬礼的祷告仪式上，其父悼词讲述了在家美好的一生，展示了他用旧了的《圣经》，而“日灯”将永远保存在我们所有人的记忆中。

基督教青年会继续稳步展开工作。已经有 12 个圣经班共 65 名成员。我们非常感谢基督教青年会北京分会的爱德敷（D. W. Edwards）先生，他常常帮助我们培训圣经班的领导者。

学堂每日举行早、晚祷告，参加者虽都自愿，但大多数学生，甚至非基督徒都参加了。

员工中有七人每周日去不同的中心布道和发放药品。由于在学生陪同之下，他们中的很多人都参与到福音传播工作中去。周日下午学生们轮流到街道小礼拜堂布道。伦敦会教堂周三晚上举办的通俗讲座，听众大部分是医学堂的学生。

带着对上天的深深感激之情，医学堂的第一个五年结束了。医学堂是座信仰纪念碑。水平不高很多时候看起来是难以避免的，想要招聘到足够的员工几乎不可能。想要募集到必要的资金也一直那么困难。然而，我们一如既往地拒绝向过去看，这回报了上帝赋予我们以及我们所树立起来的理想信念。虽然有很多事要做，还有很多薄弱之处需要加强，有缺陷的地方需要弥补，但在实现这些理想的路途中，我们已经取得了巨大的进步。

我们已经筹措到经费，可以在医学堂附近的新址上修建两座楼房。我们已制定好计划，并签署了合同，故在本年春季将有一个新开始。当这一项目完工时，将在我们现有医院的住院容量基础之上，再增加五十多张病床。我们的临床教学由此受益。

如果再有资金，建议重建门诊部，为药房、外科、内科、眼科及耳科部门提供充足场所，以使我们能够最大利用临床资源。

现在的员工已能够很好地全面讲授课程大纲上规定的授课内容。我们现在打算投入精力及热情，使学生把课堂上学习到的知识以及实用的技能提升到目前还无法达到的高度。

这些天来，中国形势发生了迅速变化，这个民族正处在变革之中。我们相信医学堂所扮演的角色不是无足轻重的。医生行当从一个江湖郎中与迷信混杂的环境中慢慢得到了提升，健康的普遍法则开始更容易被人们理解，也更被遵循。人们很容易取得了一些小成绩就很满足，然接下来还要做很多事，直到医生的工作达到受人尊敬的地位，影响达到我们在英国国内的水平。我们希望自己能代表所知最好的医学堂，我们对母国几个世纪以来发展起来的基督思想和理想都有所亏欠，故要在中国予以弥补。

中国北方的鼠疫

如果不谈暴发的致命鼠疫，本年度的报告则是不完整的。因为医学堂有幸在抗击斗争中起到了作用。

早在12月初，关于肆虐哈尔滨的鼠疫的报告就已经出现并令人开始担忧，在拖延了一段时间之后，在英国被称为塔克（Tuck）博士的伍连德博士，被政府派往哈尔滨负责防疫事务。在抵达后不久，他给外务部发加急电报，请求招聘吉义布博士参与此工作。这对我们来说，医学堂可以放行吉义布，他自己也愿意到前线工作。他带上一名医学堂学生同行。然而，由于官方治理错误及限制，哈尔滨的疫情恶化；一些外国医生和学生在此殉职。

外务部再一次恳求志愿者的帮助，由于协和医学堂的考试此时已经基本结束，韩济京博士和恩浩施博士及另一名学生遂能成行。

外务部在北京也召集了一次所有医生都参加的会议，讨论阻止鼠疫从满洲蔓延到直隶的计划。会议在医学堂举行。外务部指派医学堂为鼠疫疫苗的发放中心，并委派我们订购大量消毒用品及消毒器械。

后来有消息称隔离规定在直隶实施得太晚——鼠疫病例已经出现在长城以南。在接着天津发现了一个病例之后，我们的两名毕业生及十三位五年级学生志愿参加那里的防疫工作。

几天之后的一个晚上，有一名男子被带到了我们医院，第二天中午死去。症状非常可疑，在经过血液显微镜检查后，我们的医生能够证实发现了鼠疫杆菌。有了这一阳性的证据，我们可以游说当局封锁被感染中心区域，并对之进行消毒——城南一客栈——以及隔离所有与患者的“接触人员”。

对于展开适当调查以及采取足够预防措施方面，北京当局反应迟钝。然而，文海博士、山怀玉博士及孔美格博士进行了不懈努力。内务部最终同意了这几位博士的意见，恰当地开办了一个将“接触者”隔离，将“疑似者”进行隔离检疫的病院。城市被分成几个区域，指派了众多的卫生监督员。对于每个死亡的病例都要调查，购买棺材必须要有卫生当局的许可证。内务部让我们的十位毕业生参与在北京的这项监督工作，他们努力细致地工作，两周或三周之后消灭了北京的鼠疫。

是我们医学堂把北京从这一致死病菌的传染病中解救出来，使之没有受到疾病的凶猛蹂躏，这样的说法并不太过分。

此时，杨怀德博士及一位五年级学生已经出发，前往满洲一个大中心帮助防疫。

刘广仁博士和狄丽博士带着两名学生的工作非常出色，阻止了鼠疫在北京城南农村的大规模暴发。

韩济京博士及恩浩施博士留在了哈尔滨，直到那里疫病被扑灭，我们的学生也留在天津的岗位上，直到这个大城市平安无事。

我们战胜了致命疾病的侵袭而以胜利告终，取得以付出宝贵生命为代价的。外国员工幸运地存活下来，但两位五年级学生在天津殉职——其中有一位是医学堂优等生，并还有着高尚的基督徒品格的人。

当局对学生们所做工作的评价，令我们所有人感动欣慰。官方特别强调了对学生们的信赖；看起来与其他很多负责防疫之人形成了鲜明对比，那些人常常脱离岗位。

在万国鼠疫研究会上，我们的教授韩济京博士、山怀玉博士和德来格博士作为代表出席了大会，并做出有价值的贡献。韩济京是会议的首任秘书。

协和医学堂毕业典礼（北京）

收获的季节总是充满了喜悦与高兴，种植和培育所付出的劳苦与艰辛，在收获果实的喜悦中得到了补偿。

这就是在 4 月 7 日（周五）北京协和医学堂首届毕业典礼上感受到的气氛。由于几乎所有毕业生都参加了紧急防疫事务，毕业典礼被延期了许久。在当局真诚的请求之下，学堂决定予以配合工作。这样他们可以直到 3 月底都继续其宝贵的工作。

医学堂没有足够大的房间来容纳预期而至的客人，只能搭起一个很大的帐篷，主要用中国、英国和美国的旗子做点缀而装饰得颇为赏心悦目。

在学堂的开业典礼上那桐大臣阁下曾代表皇上出席，今天再一次莅临会场，并对毕业生讲话和给他们授予学位。政府各部代表及其他华人高官出席了仪式，并有不少人发电表示祝福与庆贺。时在盛京（沈阳）正在召开的万国鼠疫研究会的贺电如下：

> 万国鼠疫研究会全体代表恭贺协和医学堂今天毕业首届学生。我们欢迎他们加入到医学专业领域，并致以最好的祝福，希望事业有成。

北京和通州的教会人士全部出席了典礼，医学堂有幸能将在北京工作的所有教会团体团结起来。

医学堂的十三名教师成员在主席台，大胆展示其各自所毕业的学院的不同学术装束。十六名毕业生带着冠帽，身穿黑色学位袍。袍子的边镶着紫色缎子。外国样式官帽的头饰淡化了一个事实，即对这种外国样式的头饰日益增长的不满。有三位同学无法参加到毕业典礼的行列中，三位学生是带着这个帽子走完人生的。

学位证书是用中、英文印刷的，边上围绕着绿色、金色的龙，在红色医学堂印章的上面中心是医神埃斯库拉庇乌斯（Aesculapius）的标志——效果鲜明悦目。

学部授予的证书朴实无华，上面盖有学部紫色的印章，内容如下：

> 学部为兹发给执照，事查京师协和医学堂系为光绪三十二年二月呈请本部立案开办，在堂学生吴三元于光绪三十二年正月入堂，至宣统二年十二月，五年期满。经本部派员会同本学堂考验毕业得

平均分数八百一十分程度合格，合行发给执照准其充当医士须至执照者。

计开

吴三元　年三十二岁

直隶河间府故成县人

曾祖亲祖汝凇父成教

右给协和医学堂毕业生　吴三元　执此

宣统三年三月初一日

会议开始由伦敦会教堂牧师诚敬一颂扬上帝和祈祷，他也是爱丁堡委员会的中国成员。英国公使朱尔典（John Jordan）爵士主持会议，并发表了讲话。他提及五年前学堂开办之时遇到的困难，现在大多数都已被克服了。他接着说道：

我们非常高兴那桐阁下曾光临当年开业典礼，阁下在过去的这些年里一直是医学堂的坚定朋友。今天在此接受毕业证书的毕业生，是在这个特别有意义时刻加入到医疗职业里的，并在品质受到严峻考验的情形之下，在最广的范围内检验了你们的技能发挥。我很有把握地感到，你们将充分响应召唤，并证明自己不仅对医学堂有价值，且还同时能为这一赋予人类最高的职业增光。对医学世界的关注目前都集中在华北。满洲遭受疫病侵袭，损失程度几乎前所未有，本学堂一些学生也在努力战胜这个疫病过程中奉献了生命。政府努力面对这一令人恐惧的巨大灾难，从而赢得了全世界的崇敬。人们对北京协和医学堂的医生及学生提供的帮助表达了感激，并予以肯定。他们在斗争的最前线，很高兴现已经消灭这个致死的病魔。此时让我来祝福毕业生们，祝愿你们成功，不管是富人抑或是穷人，一视同仁给予救助；不管白天抑或是黑夜，时时刻刻回应人的磨难；勤奋提升你们自己的专业技能，在伟大帝国的进步中都将成为珍贵财产，为帝国殚思竭虑的慈禧太后为协和医学堂的创办奠定了基础。

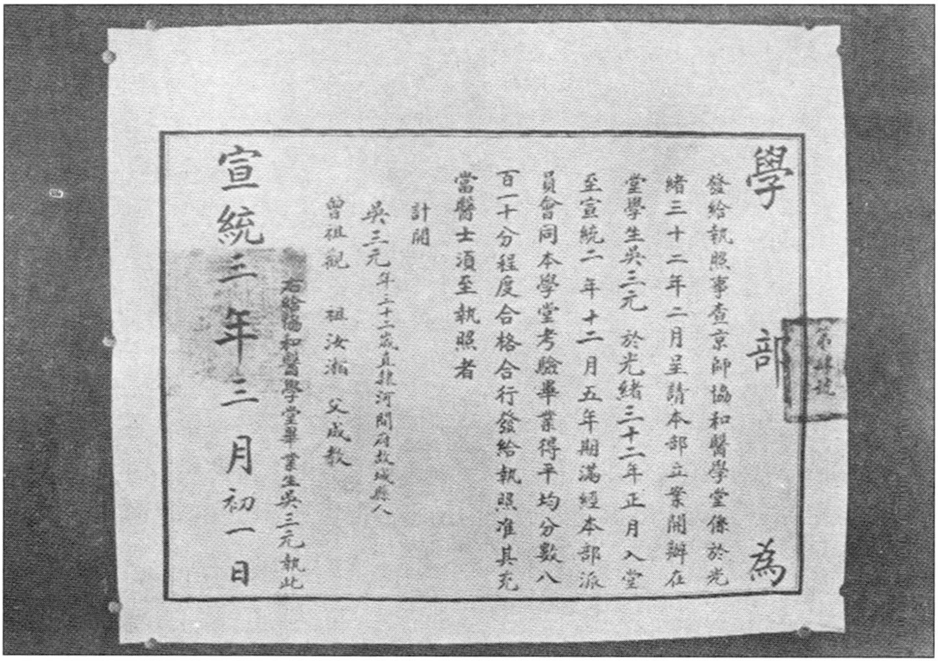
學部 為
發給執照事查京師協和醫學堂係於光
緒三十二年二月呈請本部立案開辦在
堂學生吳三元 於光緒三十二年正月入堂
至宣統二年十二月五年期滿經本部派
員會同本學堂考驗畢業得平均分數八
百一十分程度合格合行發給執照准其充
當醫士須至執照者
計開
吳三元年二十二歲直隸河間府故城縣人
曾祖銳 祖汝湘 父成教
右給協和醫學堂畢業生吳三元執此
宣統三年三月初一日

大清学部为协和医学堂毕业生颁发的文凭

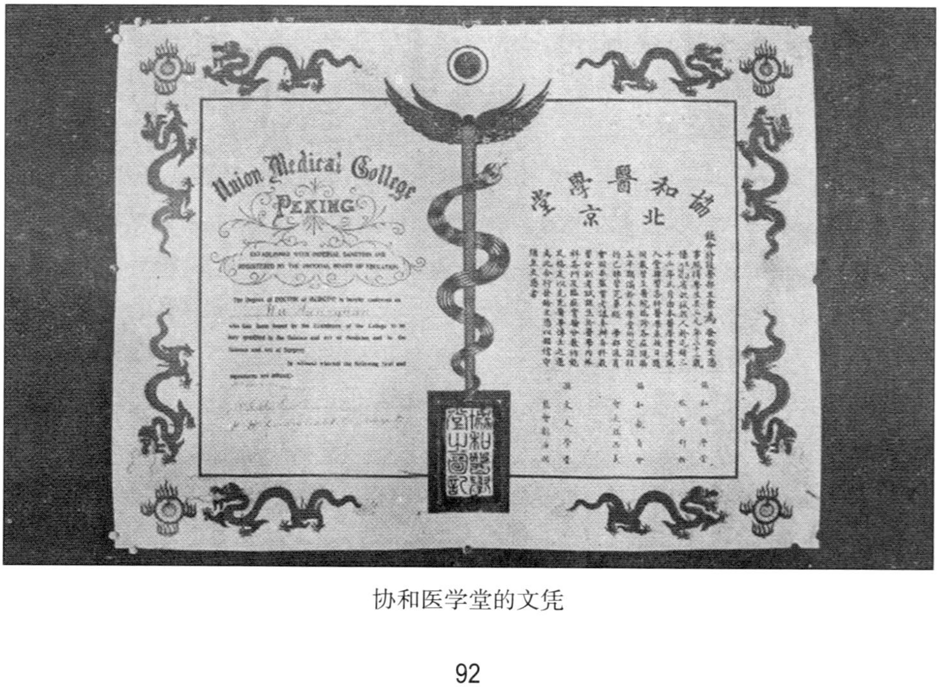

协和医学堂的文凭

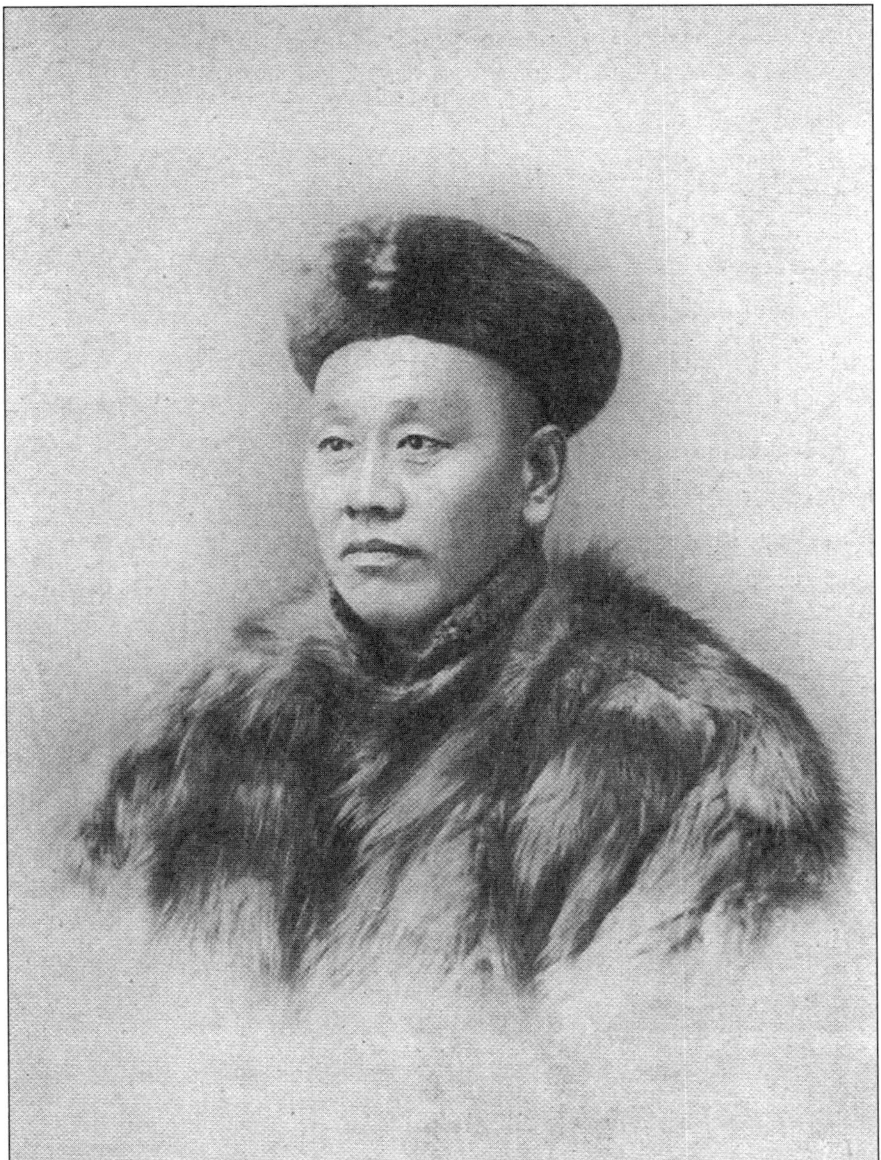

李医生（华人高级雇员）
他在过去 30 年中为北京的医疗工作做出无价的贡献

那桐在其之后发表了以下讲话：

尊敬的朱尔典爵士阁下，监督、教授们及协和医学堂的学生们，先生们、女士们：

能够参加学堂的首届毕业班学生的毕业典礼，让我颇感荣幸。我很清楚地记得五年前出席学堂正式的开办仪式。五年已经过去了，我现面对的年轻男士们，经过本学堂认真学习与准备阶段之后，将迈出课堂开始自己的行医生涯。

年轻的先生们，你们所选的专业是个高尚的专业。在我朝引入诸多改革措施中，有涉及公共健康与卫生。由于与民众的幸福与福祉如此相关，这些都将成为非常重要的改革。一个民族的强大在很大程度上取决于个体公民的阳刚之气与坚忍不拔，这将在以后随着赋予公共健康与卫生保健和关注要么加强要么消失。大量事实表明，忽视卫生法则及适当医疗保健的缺失，在残酷的现代战事中比可怕的战争武器会招致更多官兵的死亡。

战争年代的经验，对于和平年代同样重要。我们刚刚经历了如此疯狂肆虐满洲的肺鼠疫。不过，我很高兴地说，由于我们政府及时地采取了有效措施，疫病被限制在相对小的地域。与其他类似疫病相比，死亡率并不是太高。当然，你们肯定已经读到和听到很多，充分意识到鼠疫是多么可怕。

需要指出的是，我最诚挚地希望这对你们这些年轻男士离开学堂，走向外部世界时还能有所影响。在与鼠疫抗争的过程中——这是一场出色的战争——政府意识到缺乏足够数量的医生，从而呼吁志愿者们参与防疫。志愿者中就有贵医学堂的一些教授和学生，他们响应召唤随即奔赴经历鼠疫肆虐最厉害的哈尔滨。他们没有考虑到自己及家庭，只想着哪些是有益的工作。作为医生的他们牢记自己职责和雄心是要战胜疾病和死亡。

我相信这种精神即服务与牺牲精神，会在你们的一生中都是一种激励。我最真诚地看到贵学堂的教授和同学已经树立了榜样。仿效他们，就能为你们的学堂、你们的教授及你们自己赢得最多的荣誉和赞扬。

那桐大臣发言结束，给学生们颁发了证书。听众们由衷地鼓掌。

医学堂的监督科龄博士对学堂的工作，做了简单介绍。他还简短回顾了过去五十年施医院的工作。五十年前，施医院不被人所知，不知名也无人赞赏。该院现已很有名，并是政府所信赖的帮手。在这些年里，医院治疗了一百五十万人次，住院病人也已成千上万。五年前开办的协和医学堂，是这项长期医疗事业的一项结果。效率受到了学院联盟的好评。

他说：

> 五年中我们勤奋努力，经历了巨大困难，培训了你们。你们每位同学走出学堂之后，都应尽可能地继续复制我们在北京所开展的工作，通过与疾病、死亡的抗争在帝国挽救生命。我们没有用最易行的外语，给自己的学生授课。我们尽力用这个国家出色的语言，创造了医学术语及医学文献。我们仍旧致力于翻译书籍，打算通过出版医学月刊杂志，让我们的学生与时俱进。
>
> 当然，我们离完美还差得很远。当我们五十年前开始在这里时，每年包括薪水在内的花费是约五千银元，现在的花费是六万到七万之间。这项支出还在增长，我们得到了中外朋友的帮助。我们的宿舍是用一位英格兰的朋友命名的，他从建院之初就慷慨地为我们捐赠。英国的朋友现为我们提供了六万银元修建新的医院，如果要想更高效地工作，学堂每年需要更多的建设费用和维持费用。我们需要公共卫生与细菌实验室，还需要增加医院各专科的科室。此外，我们还有非常多未尽之事，故最诚挚地渴望能够得到更多捐赠。
>
> 如果没有我们的医院和员工所做的工作，这个城市会遭受鼠疫肆虐的灭顶之灾。是我们发现并隔离了首个病例，这个事实是发现和祛除疫病的手段重点之所在。
>
> 我们希望此次致命侵袭能够使中国得到拯救，把注意力引向公共卫生的需求。我们也请求政府能够让学堂提供更多服务，以作为对我们过去工作的回报。我们来中国不是为自己，而是为中国服务的。看到中国能在最广泛及最充分意义上实现健康与幸福，就足以

回报我们的辛勤努力。

不同民族相遇之时，很多情况是在争吵与争斗。我们的目标是相互友爱，相互帮助和拯救生命，并为帝国带来和平与善意、幸福与救助。

接下来美国牧师嘉乐恒（Hon. J. W. Calhoun）意味深长地赞扬了全世界医疗人员在研究及战胜疾病过程中的神圣付出与自我牺牲。他们的工作使之前遭受黄热病、疟疾及其他疾病蹂躏的人能够在安全之地生活和工作。医学堂的医生及很多学生为满洲（即中国东北——译者注）、天津、北京和其他地方的防疫提供了高尚的帮助。

丁韪良（W. A. P. Martin）博士诚挚地劝诫毕业生把自己全身心投入到为其国家和民众服务的事业之中。在中国六十年的传教经历，总使他的讲话更加具有力量与尊贵。接受在此次毕业典礼上致辞的邀请，丁韪良博士曾写到："你们高尚的机构代表着基督传教精神与向最前沿推进的典范。即使门口的花岗岩（指凯特勒纪念碑，Ketteler Monument——译者注）被消蚀了，其影响依然永存。"

学堂监督致谢之后，史嘉乐主教（Bishop Scott）以祈福结束了典礼。

仪式之后学堂以茶款待了来访者，并带他们参观了实验室、手术室和医院等。

教学大纲

学堂的目标是招收受过良好教育的华人学生，尽可能详尽地为培训他们而提供内科和外科不同分科中的知识。教学用北方官话。成功通过期末考试的学生，经过教授同意后，将被授予医学堂的医学博士（Doctor of Medicine）学位及学部颁发的学位证书入学要求

每年 2 月在医学堂举行预考。准备下一年入学的考生应于农历年正月 13 日前抵达北京，并在抵达后同监督沟通。

医学堂教务愿意考虑那些在当地中心地参加考试的学生。

学生必须 18 周岁以上（华人）

预考科目全部是必考的。1912 年的科目如下：

英语　商务印书馆出版的《华英进阶》或《哈波氏进阶》

汉文　《文理论》

算术　《笔算数学》第二卷；商务印书馆

地理　商务印书馆

物理　斯狄乐的《物理学》(Steele’s Physics)；商务印书馆

化学　卢福（Luff）的《基础化学》(Elementary Chemistry)；长老会出版）

学生从华北协和大学文理学院或从汇文大学文理学院得到的合格证书，或从其他认证的学堂或大学获得的毕业证书，可以不参加所要求的这些入学考试。

想要申请入学的学生，可以在以上提及两所学校中的任何一所得到本医学堂的简介。

每位学生必须有一名担保人，担保人要得到医学堂教务的认可。这个担保人必须在整个医学学习期间为学生负责。

教　员

科　龄　Thomas Cochrane，M. B.，C. M.，监督（ Principle)

齐德义　E. J. Stuckey，B. Sc.，M. B.，B. S.，教务长（Dean）

贺　庆　Nehemiah S. Hopkins，M. D.，O. et A. 校董事会长

盈恒利　James H. Ingram，M. D. 惠义路 E. R. Wheeler，M. B.，B. S,

刘广仁　G. D. Lowry，M. A.，M. D. *

潘尔黻　Ernest J. Peill，M. B.，Ch. B.，F. R. C. S.(爱丁堡）

杨怀德　Charles W. Yong，B. S.，M. D.

韩济京　W. H. Graham Aspland，M. D.，C. M.，F. R. C. S.，(爱丁堡）

郝裴睿　F. J. Hall，B. A.，M. D.

文　海　H. V. Wenham，M. B.，B. S.，F. R. C. S.(爱丁堡）*

惠义路　E. R. Wheeler，M. B.，B. S.

恩浩施　J. M. Stenhouse，B. A.，M. B.，B. C.

吉义布　J. G. Gibb，M. D.，M. S.，F. R. C. S.（英格兰）

*学术休假

讲　　师

德来格　George Douglas Gray，M. D.

陆长乐　Chas. Lewis，M. A.，M. D.

雷实理　P. C. Leslie，M. A.，M. D.

艾体伟　T. W. Ayers，M. D

狄　丽　F. E. Dilley，M. D.

穆勒文尼　J. J. Mullowney，M. D.

伊博恩　B. E. Read，M. P. S.，Ph. C.（英格兰）

山怀玉　R. A. P. Hill，B. A.，M. B.（Cam.），M. R. C. S. L. R. C. P.，D. P. H.（英格兰）

考试委员会（考科委办）

学部官员

医学堂监督

考试科目的教授

德来格　（George Douglas Gray），M. D.（英国公使馆）

儒　拉　（M. le Captitaine Docteur L. di Giura）（意大利公使馆）

欧文博士　（W. T. Owens）（美国公使馆卫队海军）

侯尔顿　（C. W. Holden）上尉，R. A. M. C.（英国公使馆外交卫队）

教学的总体计划

医学课程涵盖五年，每学年 9 个月。学年从中国农历年正月 20 日开始，大约一直持续到六月二十日前后；秋季学期从大约九月初五开始，一直持续到农历新年。

这样安排课程的目的，是为了在课程第一阶段，通过授课和实验室操作，教给学生各专科的基础知识。接下来的三年，对学生进行内科、外科和专科课程训练。最后的三年，希望学生们能够协助参与病房、门诊和手术室的工作。在各科主任的指导下，让他们取得疾病诊断和治疗的实践经验。除了医学堂附属医院之外，北京的其他医院和药房，也对学生的临床培训开放。学生必须在整个学业过程中花一定的时间学习中、英文。

学习课程

一年级

生理学
解剖学
组织学
生物及动物学
化学

二年级

解剖学
生理学
生理化学
组织学
药料学与制药学
诊断学
物理诊断

三年级

外科学
内科医学实践
治疗学
胚胎学
细菌学及病理学
小手术与包扎
临床医学、外科及配药

四年级

外科学
内科实践
病理学与血清治疗学
产科学
眼部疾病
儿童疾病
麻醉学
临床内科与外科学

五年级

屈光
牙科外科

耳、鼻、喉疾病	神经与精神疾病
皮肤病	外科解剖
血液病	妇科学
热带病	法医学、毒理学
卫生与公共健康	临床内科及外科

更高的学位

符合以下条件的学生有可能被授予“协和医学堂高级研究员”证书（Diploma of Fellowship）：医学堂的毕业生年龄不低于二十四岁；经医学堂教授委员会认可；在外国人指导下的医院内科或外科工作一年，或从事具有专业特点的科学工作，或是有两年的陆军、海军或其他专业经历；在通过以下两个要求中任一个之后：①包括笔头、口头、临床、检查等考试；②递交论文或其他学习或研究证明；经过口试或对候选者的专业科目进行的考试；并经医学堂教授委员会同意。

费用与支出

1911 年的费用如下：每学年两个学期，每学期学费 25 元墨西哥洋，在学期开始时交付。学堂虽给需要的学生提供宿舍，但所有学生须自己负担饭费、取暖费和房间照明费。这大约是每月 5. 5 元墨西哥洋，须按月提前支付。每个学生在年初支付的 5 元墨西哥洋押金，会在年底在扣除当年发生的扣款之后退回本人。

考　　试

考试在每个学年结束时举行，并由考试委员会（考课委办）主持。每位学生在所有科目上须有令人满意的表现，且必须通过学年结束时的考试才能进入下学年的课程。对每个学生状况的评估，将基于其学业总体性质及考试结果。

进一步的信息可向学堂的院长齐德义博士，或向北京的秘书孙继昌（Geo. G. Wilson）先生咨询。

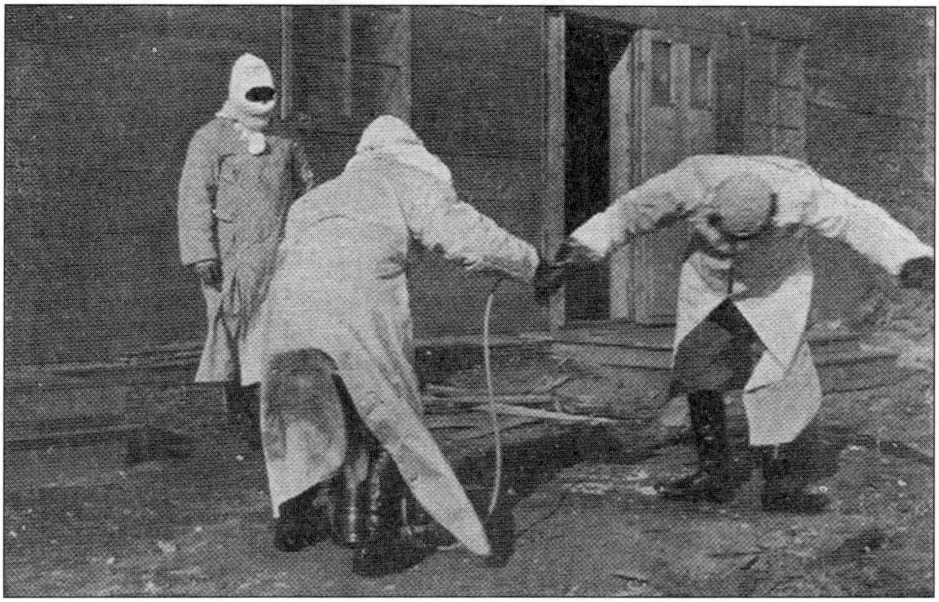

在检疫之后，用消毒剂喷洒

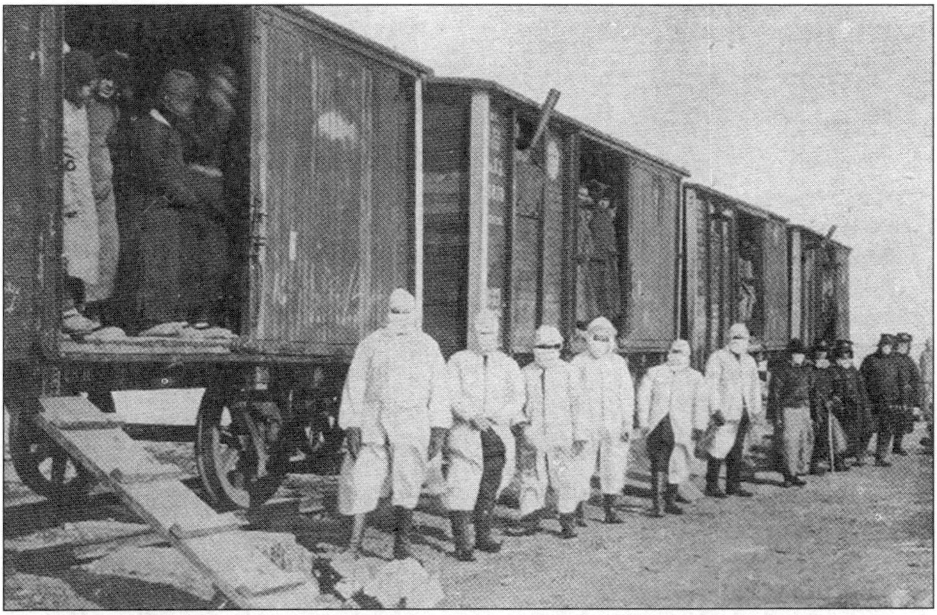

恩浩施博士等及学生准备好去检查铁路病例以及前往哈尔滨隔离“疑似”病例

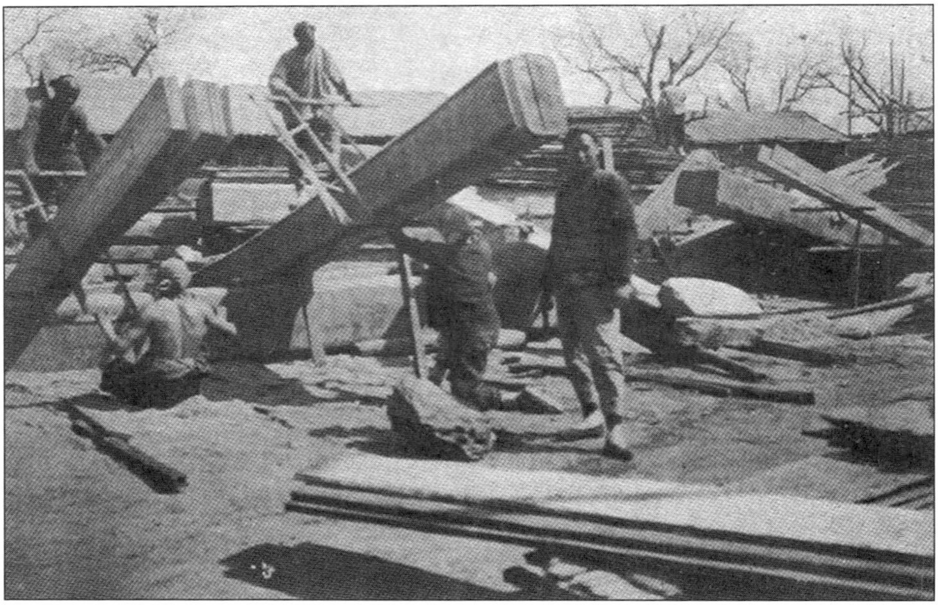

新医院：锯木头

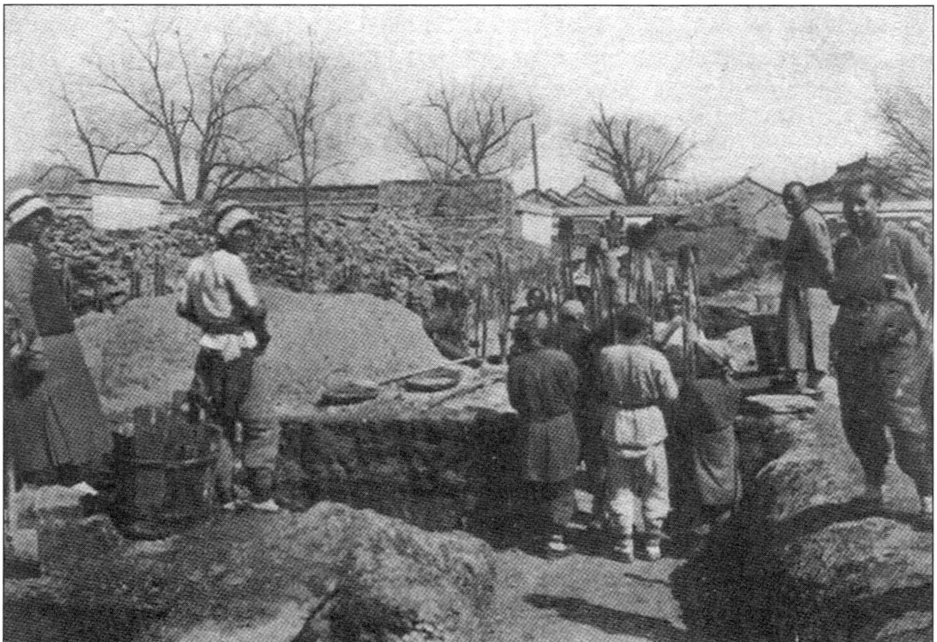

新医院：打夯地基

施医院 1910 年度报告

1910 年的数据如下：

门诊—初诊	男性	13,254
	女性	5,640
	小计	18,894
复诊	男性	20,811
	女性	8,525
	小计	29,336
	合计	48,230
住院	男性	713
	女性	143
	合计	856

在医院治疗的病例中，有以下的病例：

前列腺肥大去除

膀胱异物

腿弯部大动脉瘤

积脓症

浸软胎儿（子宫内 15 个月）

回归热

乳房恶性瘤

脑膜炎

膀胱结石

急性卡他性阑尾炎

鼠疫（主诉）
卵巢囊肿
下巴恶性瘤
斑疹伤寒
淋巴腺瘤
乳房硬癌
失声，由于头颅被压骨折引起的——手术后痊愈

今年的医院总是人头攒动。大多数时间病人都在等待床位空出来。私人病房几乎总是满额，医院还迎来了一些很有意思之人。

当今太后的太监总管来做手术，一位特别信使在手术室等候，以便随时将手术结果传递给宫廷。我们给他看病时，送他一本精装《圣经》及几本基督教的书籍。“这样一旦太后谈及基督教之时，你就理解她谈到的教义”。他对医生的手术技术及看护很赞叹，最重要的是我们没有收取昂贵的治疗费用。他说：“华人医生最关心的是挣钱。”我们的回复是：“这里的医生是因为信仰福音，为了布道而富有‘爱心’。”

三位陆军将军的随员本年来到医学诊治。

每年都有官员到医院住院。他们对福音通常还是感兴趣，并愿意承认基督教义的真理性和良善。然而让他们信奉基督教义，实在是一个太艰难的过程，十字架仍然被视为对其的冒犯。真理总会取得胜利，种子在不知觉的发芽生长，有时会在我们无法预测的时间、地点开花结果。

天津一家官办医院给送来一位病人。他的腿弯部长了一大动脉瘤。治愈的希望虽渺茫，却是一个非常有意思的病例。手术的过程虽动脉被结扎之后，动脉瘤打开并被取出，后来逐渐慢慢地愈合了。这个病人很高兴，意识到治愈全是由于主的赐福。他把自己的名字写在了查询者名单之上，出院时将一封介绍信带给了我们位于天津的一座教堂。

另外一人为现已去世的一个高官家庭做了多年仆人。他在医院里如饥似渴地学习基督真理。他买了一本《圣经》及几本相关书籍。他也把自己的名字写在查询者名单上，出院时说：“如果当今圣上和摄政王能听到福音该多好呀！他们不知道这个教义，也不知道这个教义有多么好。如果一旦听到了，他们就会相信的。只有官员都信奉基督了，就不会总是不择手段地谋求

钱财了。”返回雇主家之后，他告诉少东家，说很佩服医生的治疗技术，并给他看了买的基督教书籍和所听到相关教义。有人嘲笑他说洋人的教义没有用，他则继续参加教会活动。一旦有机会，他就用基督教的真理作证，致使一些家庭成员愿意听他讲经了。

本年我们还诊治了几位来自大的寺院的喇嘛。他们大多只会说蒙语，或只懂极少汉话，接触起来很困难。他们中有一人准备接受基督教真理。在他看来：“耶稣是一条通向善的道路，佛是一条通往善的道路。”别人对他说“佛只是个凡人；耶稣是个圣人”，他很不高兴。他的回答是：“佛也是圣人。”

一位老年男性来医院做一个大手术。他急切地想祷告，却不知道该说什么，医院的福音布道者就教他祈祷——“我向主祈祷，求主怜悯我吧，把我从疾苦中解救出来，以圣父的名义，阿门。”他学说这些话有困难。等情况好些时，他改了祷告词的一个词，说：“我向主致谢，求主怜悯我吧，把我从疾苦中解救出来，以圣父的名义，阿门。”

本年大多时间里，妇孺医院总是满员，病人总数超过了去年。她们比男性患的病虽要简单些，但在狭窄的生活环境中，不利因素更多且受压迫更重。

有位二十年前是我们女校的一名学生，嫁到了一个富裕的家庭，不太参加教会活动了，她在医院听到往事后，被深深感动而重新开始祷告和诵读《圣经》。

一位小官吏之妻从山西省千里迢迢地来到这里，待了一段时间后能够读书认字，并时常研究经文。过去她听说过基督教义，朋友说：“你信与不信都无所谓，因为上帝从来不给你任何东西。”她的前两个孩子夭折了，再次生育时很是焦虑。孩子生下来后十分脆弱，我们为她保住这个幼小的生命。她非常感激也很高兴，感谢了上帝的善意，加深了自己对上帝的信仰。她现在遇到麻烦之时会说：“我无法依赖自己的朋友，她们太远了。我只能信赖上帝。他总在我身边。”她出院时说：“上帝对我很好，他给了我孩子。孩子以后长大了，我会教她读《圣经》和信仰耶稣的。”

另外有位病人在南方听过福音布道，但婆婆阻止她同“耶稣组织”有任何联系。她很急切地想聆听布道，学习祷告，并还想去教堂。

当我负责妇婴医院时，那里的孩子就是我特别的朋友。一位来自北京城小康家庭的小女孩，她的所有男性家庭成员在几个月内死去了。我最初担心要把她的一只脚截肢，后来经过耐心治疗而痊愈了。

另一位小伙子是“守寡母亲的唯一儿子”。母子俩在医院住了一段时间，对他们所闻之事很感叹。

这些只是我们对本年住院病人记录中的几个片断。他们中很多人来自很远的地方，我们不会再见了；但我们可以相信他们尚不坚定的信仰不会熄灭只会增长，并将开花结果。

我们有幸时能够看到这些成果。一名年轻男性很多年前腹部前侧长了一大肿瘤，生活很是不便。肿瘤长得很大，走路时必须用手撑着和托起来。他的父亲虽竭力排斥一切与洋人相联之事，但儿子听说“双旗竿医院（我们医院的常用名）人员”治病技艺高超，不同意到我们医院寻医问药，并严格禁止同洋人发生任何关系。这名男孩后来不能再忍受痛苦，尽管父亲非常愤怒，还是勇敢地住进了我们医院。科龄博士取出了瘤子，使他不久之后而得到了痊愈了。他与科龄博士非常亲近，最终成为医院的雇员。他已经好几年负责医学堂所有仆人，并还是学堂秘书的左膀右臂。他是个很真诚的基督徒，在最困难的位置上证明了自己的虔诚。他的父亲一直反对儿子的行为，在家里经常责骂他的不忠实。去年秋天他的父亲得了重病，很长时间里拒绝到我们医院求诊。这位儿子后来成功说服他到医院，结果在我们这里得到了康复。这位父亲最近辞世，在去世前的一个夜晚，他把所有亲属召集到一起，告诉他们自己已经信服基督教真理，并把基督作为其救世主，请求按基督教礼仪进行埋葬，不要做任何求神拜佛之事。

我们再次真心实意地感谢在英国国内的所有朋友的帮助。我们再次响应伟大的爱丁堡传教大会对所有教会发出的号召。这就是在中国的机会，打开大门迎接我们，期望在中国关闭大门之前能进来。我们再次把自己一生奉献给这个伟大事业，呼吁在英国致力于此的同伴的帮助。我们虽对精神和物质有巨大需求，但对于自己的需求来说，侍奉主就足够了。

（签字）齐德义，B. Sc.，M. B.，B. S.，
代表
科龄，M. B.，C. M.
医学堂监督

协和医学堂

1911-1912 年度报告

概　　述

协和医学堂是由华北教育联盟（美国公理会、美国长老会和伦敦会）共同成立的三所“协和”（Union）中的一所。后来汇文大学堂加入进来。学堂设备由伦敦会购买和配置的，并特别负责学堂的运行。为了纪念杰出先行者，学堂被冠上雒魏林（Lockhart）的名字。他作为伦敦会最早的医务传教士，领导了这个进程，是英国教会的先行者。学堂主要建筑于 1906 年完工，并于 1906 年 3 月投入使用，宿舍区域于 1908 年完成。

自医学堂开办以来，在中华圣公会华北教区及伦敦医学传教协会的共同努力之下，医学堂的工作得到加强。后者在英国成立了一个国内的委员会，目的就在于额外再为医学堂提供些教师。这样一来，在北京有五个教会团结合作，在英国的委员会员将这五个教会与英国国内医学院紧密联系起来。

学堂的目标是招收受过良好教育的华人学生，尽可能详尽地为培训他们而提供内科和外科不同分科中的知识。教学大纲见本报告附录。

自医学堂开办以来，中国富人及统治者对学堂表示了极大的兴趣。已去世的慈禧皇太后提供大笔捐款，并特派官员前来主持开学典礼。学堂得到政府青睐的另一个标志是，学堂在朝廷的学部注册，因此顺利毕业的学生将被授予政府颁发的学位证书。每年秋季学期招收新学生。

所有的教学都使用北方官话。

大部分学生住校，有提供给住校生充足的住处。住在医学堂大楼里的教学人员和秘书会经常监督住校生。

年度报告

同其他教育机构普遍面临的问题一样，本年对我们来说是绵延不断的多事一年。由于鼠疫蔓延，我们的医生、学生参与到帮助政府抗击这个致死疫病的工作之中，开学日期因而被推迟。学年末，又由于革命及其后续的动荡不安，学校的工作受到干扰而中断。

我们的学堂有幸在政府防疫成功措施中起到了一定作用。新年之际，我们给员工及参加此项工作的高年级学生放了假。在哈尔滨的吉义布、韩济京博士及恩浩施博士，在宽城子的杨怀德博士及在保定府的陆长乐博士及狄丽博士，在北京和天津的文海博士，山怀玉博士及孔美格博士都参与了防疫事务。我们的学生在这些地方也都贡献了力量——他们很多人更参与了北京和天津的防疫。

我们的医生的服务得到了认可，可作为证明的是政府给他们其中三位颁发奖章。

官方给学生服务的证明，令我们所有的人感激不已。他们特别强调了学生们是值得信赖和依靠的。啊！由于他们的尽职尽责，我们在天津失去了两名学生——陈成章、裴义珍。前者是医学堂最出色的学生，有着良好的基督秉性。他的去世对我们所有人来说，都是一个巨大损失。

韩济京博士、山怀玉博士和德来格博士，参加了在奉天举办的万国鼠疫研究会。韩济京博士被任命为该大会的医疗秘书。下面的致辞是大会发给毕业典礼的：

> 万国鼠疫研究会全体代表恭贺协和医学堂今天毕业首届学生。我们欢迎他们加入到医学专业领域，并致以最好的祝福，希望事业有成。

由于防疫事务迫在眉睫，医学堂首批十六名毕业生的毕业典礼被推迟了一段时间。在当局极真诚的要求之下，教务方面做了些安排，以便他们可以继续工作到三月底。4 月 7 日举办了毕业典礼，在学堂校园里搭起了帐篷。英国公使朱尔典爵士主持了仪式，并对学生发表了讲话。大臣那桐在学堂开业典礼时曾代表皇帝出席，此次又出席毕业典礼，并对学生致辞和给毕业生颁发了学位证书。美国公使丁韪良博士及科龄监督也在会上致辞。出席了仪式的还有政府各部门及其他中国高官以及在北京和通州的全体传教组织的列席。十三位教员身穿学术服在主席台就座。毕业生头戴学术帽，身着紫色缎子镶边的黑色日内瓦袍。

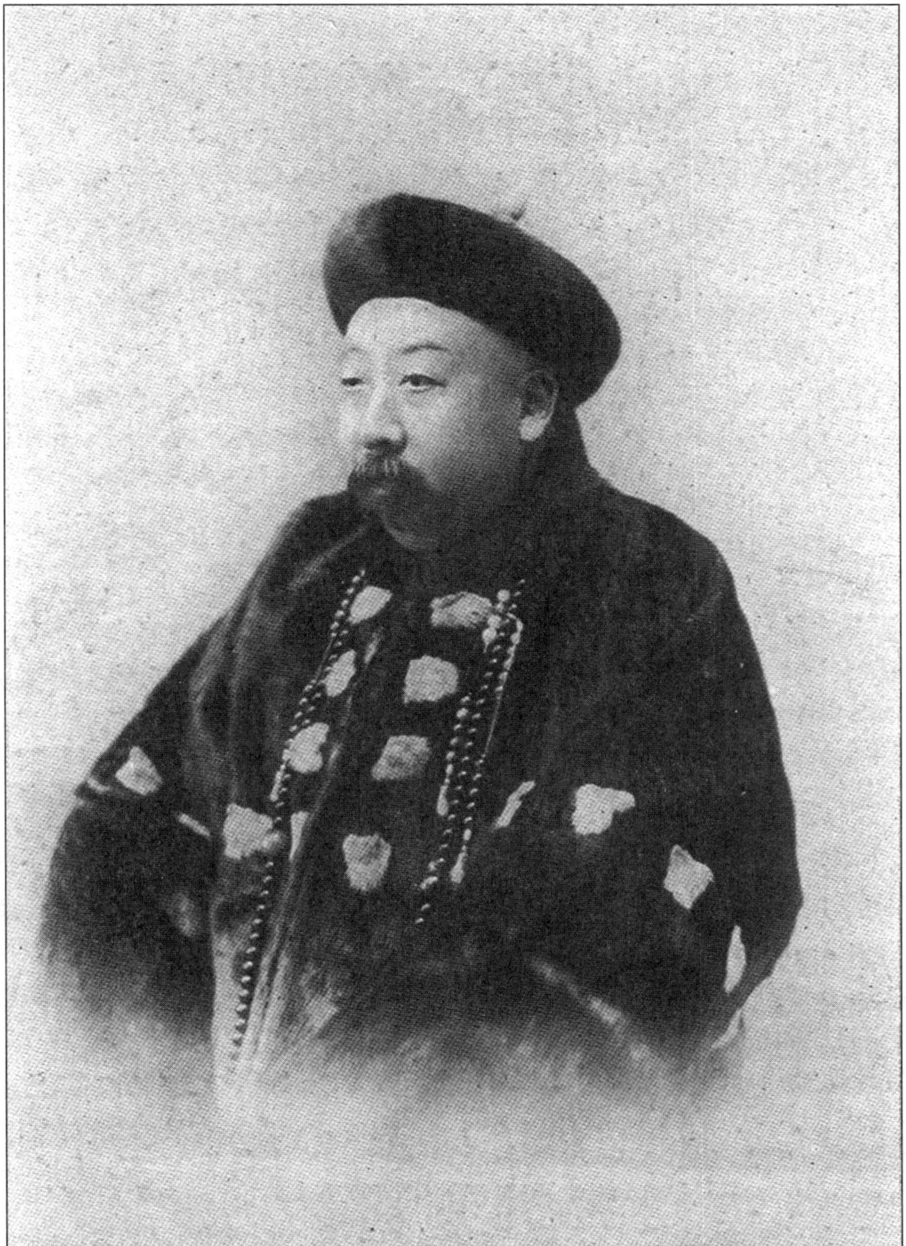

那　　桐

除了学堂授予的医学博士（M. D.）学位外，学部也授予了下面的证书：

学部为兹发给执照，事查京师协和医学堂系为光绪三十二年二月呈请本部立案开办，在堂学生……于光绪三十二年正月入堂，至宣统二年十二月，五年期满。经本部派员会同本学堂考验毕业得平均分数八百一十分程度合格，合行发给执照准其充当医士须至执照者。

下面是学生生日和出生籍贯：

“右给协和医学堂毕业生……执此学部章

那桐

宣统一年三月初日

内务部在秋季授予了差不多同样的证书，该部负责国家行医资格执照注册的机构。

南方革命爆发之后，几个星期里我们努力让学生们安心学习，但在北京爆发了一波又一波的惶恐。我们此时已很难让学生们平静下来。我们承诺在有麻烦时站在他们一边，并为不测之事准备所需物品。一些学生虽离开了北京，但大多数离开之人很快又回来了。

袁世凯抵达北京之后，局势得到了很大的稳定。家在满洲的学生看来可以平静下来时，东北老家之人因担心铁路会由于满洲起义而被切断，又都被叫回东北老家了。这一大群体的离开，致使整个学堂又陷入波动之中。一些学生说没有心情学习了，请求不参加每月的考试。此时正值外交使团同意外国医生参与红十字救护，为了防止学校逐渐涣散，我们决定把精力投入到红十字的工作之中。

由此很遗憾地说，在本学年结束之时，学堂只完成了四分之三的教学任务。

教　员

上半年文海博士在学术休假。盈恒利博士夏季离开去休假。刘广仁博士十月结束了学术休假而回到了学堂。

本年上半年科龄博士为伦敦会工作。他正在英格兰努力加强医学堂在英国国内方面的工作。

经过执行委员会的同意，医学堂的领导的职责于下半年在监督（Principal of the College）和教务长（Dean of Faculty）之间作了划分。院长一职将把监督从管理教师工作、准备授课大纲、考试及监督学生出席和教师工作中解放出来。齐德义博士被任命为监督，孔美格博士被任命为院长。

本年度有两名毕业生协助了授课工作。谢博士帮助教授解剖和英语课，徐博士帮助组织学和细菌学课程。谢、徐、刘三位博士本年度在医院中担任了院内的内科大夫。

学　生

由于预科班的学生人数差异，上课学生人数有所浮动。下面是数目：

五年级—— 17	二年级—— 20
四年级—— 10	一年级—— 20
三年级—— 16	

预科班虽招收了二十九名学生，但有些学生本年退学了。这一班人数众多，是本年度的一个好事。这使我们能保证更多学生达到所要求的水平，特别是在英语、物理和化学方面；同时我们也有一年时间观察这些未来的学生，以便更好地了解他们是否令人满意。

五年级

在教学被中断时，本班已经完成了大多教学进度。像以往一样完成了大纲中规定的授课课程。

临床学习是在北院医院和妇婴医院，还有南院医院的内科病房。在门诊部进行了眼病、耳鼻喉科，并选出医疗病例的常规教学。

秋季开设了皮肤病的门诊临床课，杨怀德博士报告如下：

> 去年虽只进行了课堂教学，但在课程开始时，我们意识到学生们只用这种方法学习是不够的。本学期我们每周有三次课堂授课，两次临床授课。学生们在临床中见到了秋季常见的大多数疾病，也遇到一些罕见病例。最值得注意的，大部分是带状疱疹患者。

山怀玉博士报告说：

> 在内科病房中已经向学生们示教如何进行常规检查和检验，他们也在自己的病例实践过了。我详细讲授了一些检验方法，并同他们讨论了检验结果的意义及与预后的关系……重要的是，他们应当有更多的医疗临床时间。在北京进行医学研究，特别困难因为你可以同时遇到温带、热带以及地方性疾病病例而没有初级医生的帮助。

四年级

除了通常课堂学业，本班在南院医院的外科病房接受了临床指导，并参加了门诊部的医疗临床教学。

教师的报告显示出，这个班不是医学堂最优秀的。

惠义路博士报告说：

> 要求每个男生负责记录两位或者三位病人的情况。这部分工作对他们来说虽相当新颖，但准确操作或有效记录却很难。

三年级

本班的课堂表现良好，在门诊部的每日出席情况也不错。他们在那里接受了配药、小手术与包扎以及临床诊断部分的指导。在使用门诊部门需要的临床物品方面，很明显还有需要提高之处。即使大多数已是败血症的病例，但他们还应更多注意获得外科包扎的适当技能。另外值得培训的是书写处方。

二年级

本班忙于解剖课教学，目标是在第二学年结束时完成这门课程。有利于学生的是，他们本年度得到了新的解剖图册以及希思（Heath）的《解剖学》（Anatomy）的翻译本。这确实是个恩惠，因为相比过去用的油印笔记是一显著进步。

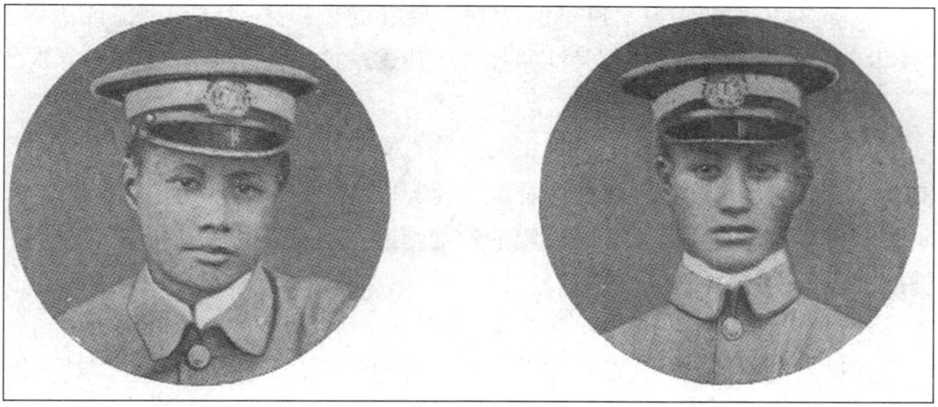

陈成章　　　　　　　　　　　　　　裴义珍

在鼠疫期间殉职的两名学生

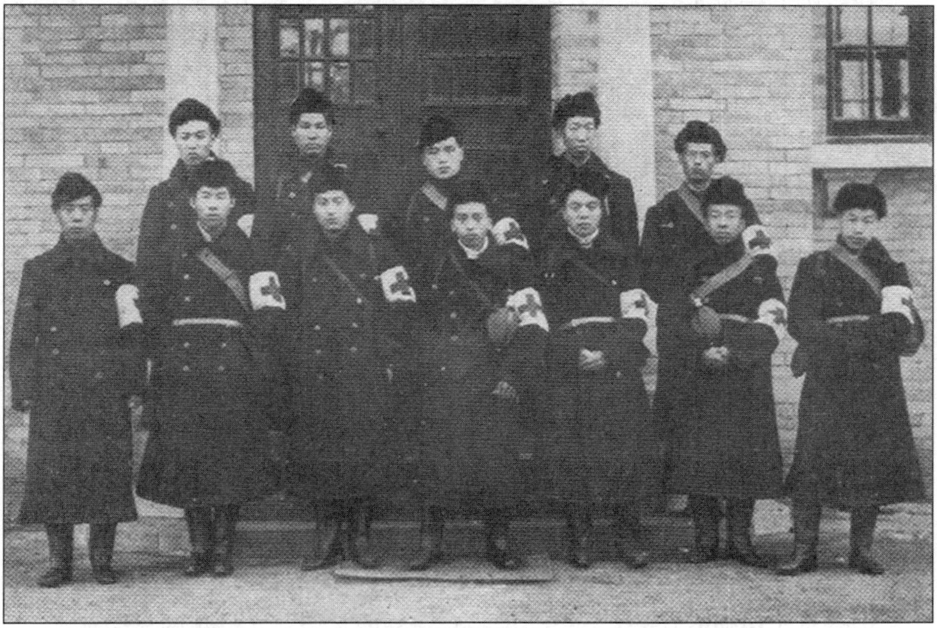

协和医学堂——红十字第二分部

教师的报告都认为本班是医学堂中最好的班级之一。有一份评论称："从本班的整体来看，很令人鼓舞的是我们招收的学生一年比一年好。"

一年级

本班有一个良好开端。他们中的有些人除了常规课堂教学内容之外，还对入学时成绩不佳的课目进行了补课。比起以前的班级，本班在解剖课上学了更多内容，也有时间来临摹大幅的解剖图谱。这也是我们讲课内容的主要辅助手段。

英语班

通过六位常规教学人员的教学，英语班的成绩有了稳步的改进。对于我们所有班级的教师来说，这部分教学可能是最不激动人心的。然而，这班人取得的结果，足以证明教师们所付出的时间和努力是有意义的。

教师们的建议

在教师们撰写报告时，学堂要求他们就目前工作提出批评意见，并对未来教学提出改进建议。

有一点是一致的，教师们希望要给实践工作留出更多的时间，即使这将缩减我们已经排满的课程表。

内科教师认为需要加大在临床方法、小便和胃液分析、血细胞计数、寄生虫检查和细菌学上的实践学习。这将需要更多的临床实验设备，并需要院内内科大夫对日常工作的监管。

解剖教师批评目前在人体解剖课上的限制，希望在中国当下发生的变化有可能推进自由尸检和解剖。同时，有建议希望提供一间房间，用于解剖狗、兔子等动物；也有强调为此目的而保留一间解剖房的好处。学生们就能在空闲时间到那里去做研究。

贺庆博士建议：生理化学课应与普通生理学共同开设，而不必作为一门特别的课程。当研究食物、消化、分泌和血液时，可简单讲述该课内容，不必将之作为一门特别课程处理。

金修真（Biggin）先生要求购买一套完好的水螅和文昌鱼的显微标本。

我们一直认为非常需要的，是重建细菌实验楼和门诊部，为各个特别分科配备适当的设备，这也是我们长期感觉到所需要的，而现在只等待所需要的资金。

纪律与卫生

本年医学堂的纪律非常好，只有一次必须将一位学生的不端行为报告给教务长，相应地减轻了监督的责任。

我们相信这一令人高兴的结果，是由于去年坚决处置了违反纪律的行为。去年到乡下的学生全部返校了，而且学业也还好。

学生们都很健康。一位学生参加红十字会活动时感染了伤寒，好在只是轻微发病。全日制医学课程必然有繁重的功课，给那些身体不太强壮之人带来了巨大压力，我们会密切地关注经常肆虐中国学生的肺结核病的发生。

本年初采取了特别预防鼠疫的措施。所有学生都接种了鼠疫疫苗，并在接种期内日夜检查。

学生们最喜欢的运动方式是网球。而足球受到冷遇，很可能由于老师们对此缺乏兴趣所致。

翻 译 部

本年度为准备医学文献，医学堂教师都分担了一些翻译工作，希望将来每人都能以此为对中国医学需求有所贡献。

盈恒利博士全面修补了讲义，并完成了托林顿（J. Thorington）《屈光与如何测定屈光度》（Refraction and How to Refract）一书的翻译。

齐德义博士修订了简版教科书《法医学与毒理学》（Medical Jurisprudence and Toxicology），目前正在印刷之中。

潘尔酕博士修改了分配给他的罗瑟（Rose）、卡利斯（Carless）撰写的《外科》（Surgery）教科书的翻译部分；谢恩增翻译了该书的大约一百页。孔美格博士作为整本书的总编辑，很高兴地看到最后一章在年底时送去印刷。

孔美格博士也翻译了哈钦森、雷尼（Hutchinson and Rainy）《临床方法》（Clinical Methods）的很大部分，再有几个月就可以付诸印刷了。

徐左路通读了玛丽·乃尔（Mary Nile）博士的《产科学》（Obstetrics）的手稿。

谢恩增博士正翻译华林的《手术外科》（Operative Surgery）一书，进展顺利。

贺庆博士希望很快完成朗杜瓦·司特灵（Landois Sterling）《生理学》（Physiology）一书的翻译，并尽快送去印刷。他已经签订了在日本购买平装版的合同，本书将能更好地展示效果。

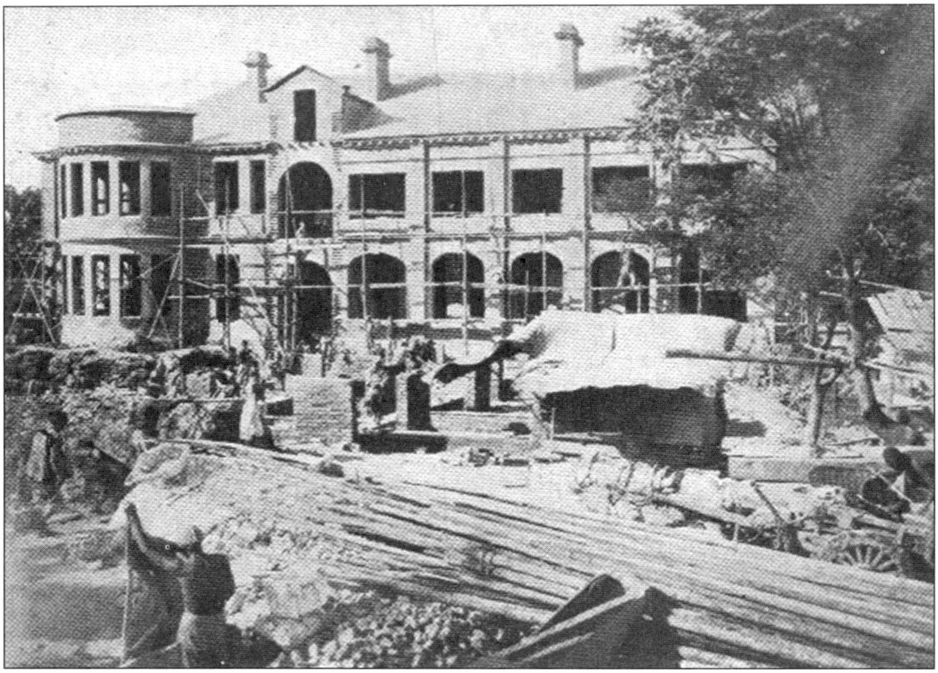

新医院的 B 区

在孔美格博士负责下七名精通英语的学生组成了一个特别的翻译班．目的是训练他们阅读英文医学教科书的能力，也为把这些书翻译成中文做准备。有学生试图翻译不同教科书的章节，还有人试着用医学杂志中的文章练手。我们首次尝试的结果是令人鼓舞的。这些学生刚开始医学生的学习生涯，我们期待在毕业时他们都能成为有翻译能力之人。

标 本 室

吉义布（Gibb）博士和徐博士虽然今年又多收集了一些病理标本，但这个部门的收藏还是太少了。

今年安装了 X 光仪器，结果令人非常满意。有人需要用此仪器，证明对辅助治疗很有价值，以至于我们有时都会问自己，如果没有这台机器，我们该如何应付。

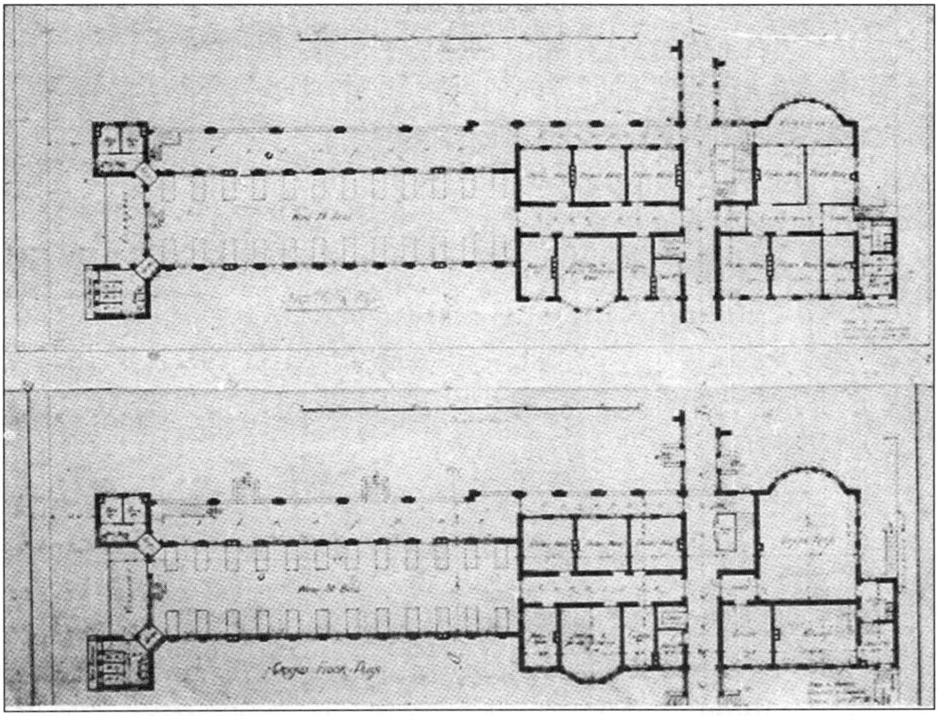

新医院——B 区域

基督教工作

基督教青年会（YMCA）的工作继续开展，且颇有成效。不过，就像母国的类似机构那样，该组织不得不面对五年级学生“没有时间”的问题。圣经课很受欢迎，故还有发展的空间。

十几位或更多的学生，在西山参加了与北京基督教青年会共同组织的夏季会议。前三天，孔美格博士在那里，并在会上做了发言。后三天，医学堂监督得以出席。其他教师只能抽出一天时间参加会议。会议很成功且激动人心，特别是艾迪（Sherwood Eddy）先生主持的会议受到称赞。教师们觉得这次会议拉近了他们与学生的关系。与会学生们提出了一个建议，在学堂组织一个志愿组织。秋季学期讨论了这个问题，并准备了章程。不过，这一动议被爆发的革命中断。

上半年，基督教青年会的爱德敷（D. W. Edwards）负责准备组织了圣经课的。他在夏季学术休假，该班由学堂监督负责。

五位学生在秋季接受了洗礼。让我们高兴的是，他们在入学时还是非基督徒。潘尔鼐和文海博士随后为他们办了一个班，目的是教授更深一点的基督教义。我们还准备再开一个班，指导那些表示了入教意愿，并希望学习教义的学生做指导，但突然学校课程被打断了。

学堂每天早、晚举行日祈祷，由学堂教员、福音布道者及学生轮流主持。早祷告使用了经文联盟诵读卡。

每周日有五位工作人员定期去不同的中心布道和发放药品。他们由学生陪伴，特别是在礼拜日学校的课上，学生们的表现很好。四位教师，在三位学生的辅助之下，轮流负责周日晚上小教堂的街头布道。这促使一些学生参与了福音传播工作。

新 医 院

我们时常叹息学堂下属的医院空间十分有限。中国学生的记忆能力高度发达，相对来说其书本知识的学习比较容易。他们的最大不足在于把所学知识运用于在药房与医院所遇到的诊断及治疗病例上。医学教育最重要的是到医院的实践，这对于中国人来说，其重要性要更加强调。

多年来我们有一个愿望，就是希望修建一家新医院，全部配置最现代设备。尽管困难重重，我们在学堂毗邻还是得到了一块合适的土地。包括英国各种渠道的捐赠，我们总共筹集了七千多英镑。我们正修建办公楼、完整的医院大楼，接下来还要再修建楼房其中一半房屋作为手术室。我们希望医院最终将会有四幢楼舍。

每幢楼房都是两层。每间大病房有阳台、浴室、盥洗室、护士房、包扎室、诊室及储藏间。

我们开掘了一个自流井，将从井中把水打到东塔楼的水罐里，再从那里网状管道输送到楼房各处地方。整个医院将由蒸汽供暖。

我们还开设了富人的私人病房及供外国患者入住的病房。

楼房的建筑工程进展顺利，希望能在秋季投入使用。

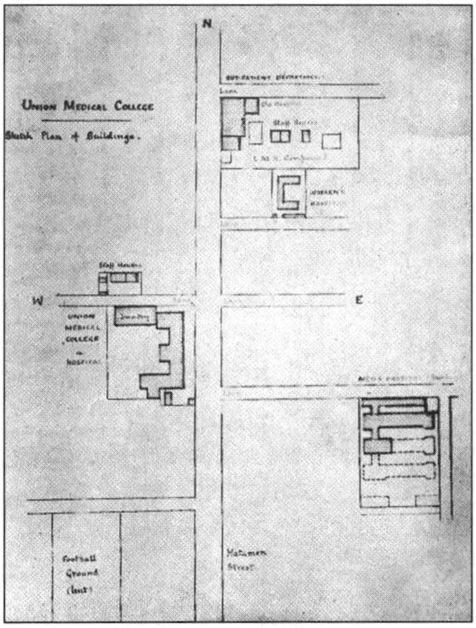

新医院的地址规划

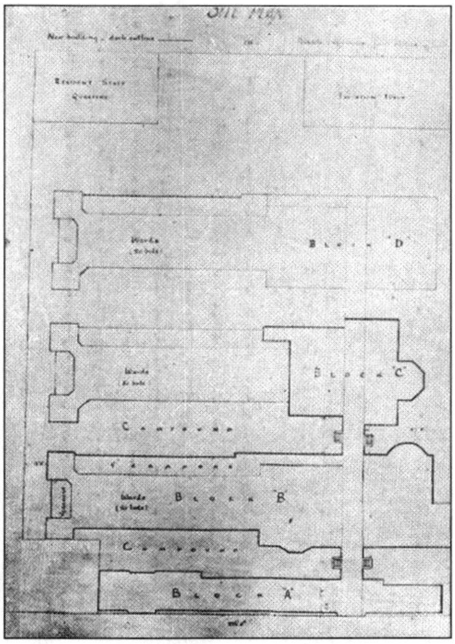

医疗工作区域规划分配

红十字会工作

学堂成立了三个医疗队。一个医疗队由刘广仁博士、穆勒文尼博士、刘博士和十二位学生组成。另外一个由文海负责，包括韩济京博士及夫人、惠义路博士及十二位学生。恩浩施博士负责一个由八位学生组成的医疗队。孔美格博士、杨怀德博士参与了一段时间。

这些医疗队在孝感、武昌、洛阳府、太原府、保定府、徐州府及北京提供服务。

吉义布博士作为协和医学堂红十字会的领导，负责组织工作。他得到了谢恩增博士的大力帮助。

毕　业　生

目前，除了一位在北京开私人诊所的毕业生外，医学堂其他毕业生都在北方的医院里任职。有三位实际上是在没有外国人的监督下掌管医院，而且他们的工作做得很好。

未　来

我们无法预测过去几个月里发生的巨大事件会对我们学堂未来什么样的影响。我们只能认为这将拓宽学堂的影响和作用。我们必须设定最高目标，最好的广告是让一代代的毕业生拥有良好科学知识、救死扶伤和基督教的绅士精神，在我们英国国内，这些赋予了医生荣耀的地位。

我们希望在三月底的某个时候，把分布在各地的学生重新召集起来，并在暑假之前完成本年度未完成的学业，期望在暑假时能够顺利毕业。

教授们要求管理委员会同意在暑假完成学业，成为一项永久制度。一年的工作结束之后，能有一个长假是很自然的，并能保证不管沿用何种日历，每个学年长度都是一样的。此外，我们已经邀请学部、内务部官员莅临考试。尽管这些官员很愿意参加毕业典礼，但农历年腊月底、正月都适于邀请他们或办公。我们觉得可趁机做些改变，委员会对此进行了考虑，认为这对协和医学堂可能是个更好的安排。

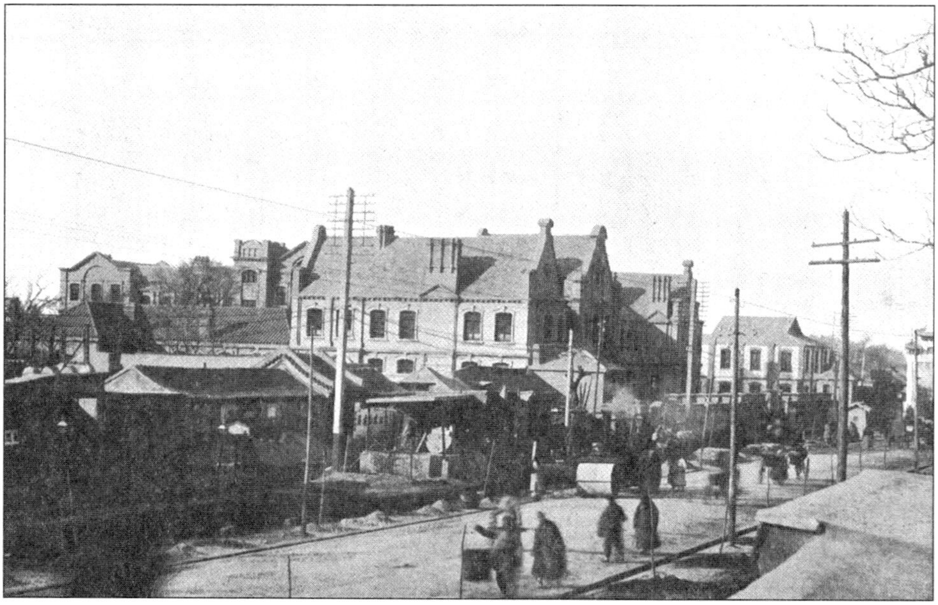

协和医学堂

早些年遇到的最大困难，现已在很大程度上被克服了。大多教授已经掌握了足够授课的语言能力，使之在讲授自己那部分课程内容有了沟通的媒介。每人又都承担了一定的翻译，这样在学术词汇知识方面也总会有所进步。

大部分教师都在教课，至少在授课强度上，他们的工作是相对轻松的。他们还是要在备课过程中避免过分松懈，也要避免盲目地按照翻译课本来照本宣科。实际上，他们应该需要来自于其他资源的更广泛的读物，并在每次授课中增加额外信息，或通过解释例子来增加课程的新鲜感。正像在教学很多方面都受到束缚，很难用实际操作展示说明一样，我们在很多方面都受到束缚，教师可以将那些不能真实表现的内容，用适当的方法予以阐明。在网球上做上适当的标记，就会成为眼睛的很好模型，松弛的表面可以当作眼球结膜。

以传教机构的视角回顾本年的工作时，我们必须扪心自问是否收获了充足的精神硕果。是主派我们来到这片土地上，每位教师是否充分利用课堂，营造出了对学生的巨大影响力，并使之同基督教相连，我们会十分高兴地看到，如果每个老师住在学堂附近，在课后就可以与学生密切接触。

为了使命工作，我们自己首先需要保持精神世界的热情和敏锐一旦时机来到就可以抓住。教授们决定在开始新学年时，如果可能进行几天的“休养”，在精神世界里相互帮助和鼓励，并从开始就予以特别关注。

谨代表教授们敬上此报告。

监督齐德义

教学大纲

学堂的目标是招收受过良好教育的华人学生，尽可能详尽地为培训他们而提供内科和外科不同分科中的知识。教学用北方官话。成功通过期末考试的学生，经过教授同意后，将被授予医学堂的医学博士（Doctor of Medicine）学位及学部颁发的学位证书。

入学要求

每年 9 月在医学堂举行预考。准备下一年入学的考生应该于当年 8 月底之前抵达北京，并在抵达后同学堂监督沟通。

医学堂教师愿意考虑那些在当地中心地参加考试的学生。

学生必须 18 周岁以上（华人）

1912 年的科目如下：

英语　　商务印书馆出版的《华英初阶》、《哈波氏进阶》

汉文　　《文理论》

算术　　《第二卷》（商务印书馆）

地理　　（商务印书馆）

物理　　斯狄乐的《物理学》（Steele' s Physics）（商务印书馆）

化学　　卢福（Luff）的《基础化学》（Elementary Chemistry，Section Ⅰ，Ⅱ and Ⅲ.）（长老会）

学生从华北协和大学文理学院或汇文大学文理学院得到学位证书，或从这两所学校之一取得证书，表明其完成了至少三年的特别开设的医学预科课程的学业，或医学堂教员所认可的任何其他教育机构所获得的毕业证书，可以不参加所要求的这些入学考试。其他申请入学者，都要通过由教授指定委员会的考试。

希望准备入学的学生，可以在以上提及两个学校中的任何一所得到本医学堂简介。医学堂给那些在所要求科目考试成绩欠佳的候选者，提供一年预科课程。

每个学生必须有一名担保人，担保人要得到医学堂教务的认可。这个担保人必须在整个医学学习期间为学生负责。

教　员

科　龄　Thomas Cochrane，M. B.，C. M.，荣誉监督 *

齐德义　E. J. Stuckey，B. Sc.，M. B.，B. S.，监督

惠义路　E. R. Wheeler，M. B.，B. S，

贺　庆　Nehemiah S. Hopkins，M. D.，O. et A. 校董事会长

盈恒利　James H. Ingram，M. D. *

刘广仁　G. D. Lowry，M. A.，M. D.

潘尔醌　Ernest J. Peill，M. B.，Ch. B.，F. R. C. S.（爱丁堡）

杨怀德　Charles W. Yong，B. S.，M. D.
韩济京　W. H. Graham Aspland，M. D.，C. M.，F. R. C. S.，（爱丁堡）
郝斐睿　F. J. Hall，B. A.，M. D.
文　海　（H. V. Wenham），M. B.，B. S.，F. R. C. S.（爱丁堡）
恩浩施　J. M. Stenhouse，B. A.，M. B.，B. C.
吉义布　J. G. Gibb，M. D.，M. S.，F. R. C. S.（英格兰）
孔美格　J. G. Cormack，L. R. C. P.，& S. F. R. C. S.（爱丁堡），校长*
伊博恩　B. E. Read，M. P. S.，Ph. C.（英格兰）
山怀玉　R. A. P. Hill，B. A.，M. B.（Cam.），M. R. C. S. L. R. C. P.，D. P. H.（英格兰）

*学术休假

讲　师

德来格　George Douglas Gray，M. D.
陆长乐　Chas. Lewis，M. A.，M. D.
雷实理　P. C. Leslie，M. A.，M. D.
狄　丽　F. E. Dilley，M. D.
穆勒文尼　J. J. Mullowney，M. D.*

*学术休假

考试委员会

学部官员
医学堂的教务长
考试科目的教授
德来格　（George Douglas Gray），M. D.（英国公使馆）
儒　拉　（M. le Captitaine Docteur L. di Giura）（意大利公使馆）
欧文博士　（W. T. Owens）（美国公使馆卫队海军）
侯尔顿上尉　（C. W. Holden），R. A. M. C.，H. B. M.（英国公使馆外交卫队）

教学的总体计划

医学课程涵盖五年，每学年 9 个月。学年从秋季学期 9 月 1 日开始，一直持续到大约 12 月 24 日左右；春季学期从大约 1 月 16 日开始，并一直持续到 6 月中旬。这样安排课程的目的在于在课程的第一阶段，通过授课和实验室操作教给学生各专科的基础知识，之后三年中，在内科、外科和专科上对学生进行培养。希望在最后三年中，学生们将协助病房、门诊和手术室的工作，由此在各科主任的指导下取得疾病诊断和治疗的实践经验。除了医学堂所属的医院外，北京城其他医院和药房也对学生的临床培训开放。

学生们必须在整个学业中，花一部分时间来学习中文和英文。

学习的课程如下：

一年级

生理学
解剖学
组织学
生物学及动物学
化学

二年级

解剖学
生理学
生理化学
组织学
药料学与制药学
诊断学
物理诊断

三年级

外科学
内科医学实践
治疗学
胚胎学
细菌学及病理学
小手术与包扎
临床医学、外科及配药

四年级

外科学
内科实践
病理学与血清治疗学
产科学
眼部疾病
儿童疾病
麻醉学
临床内科与外科学

五年级

屈光	牙科外科
耳、鼻、喉疾病	神经与精神疾病
皮肤病	外科解剖
血液病	妇科学
热带病	法医学、毒理学
卫生学与公共卫生	临床内科及外科学

更高的学位

医学堂的毕业生年龄不低于二十四岁，经医学堂教授委员会认可，在外国人指导下的医院内科或外科工作一年，或从事具有专业特点的科学工作，或是有两年的陆军、海军或其他专业经历，在通过以下两个要求中任一个之后，①包括笔头、口头、临床、检查等考试，②递交论文或其他学习或研究证明，经过口试或对候选者的专业科目进行的考试，并经医学堂教授委员会同意，则有可能被授予“协和医学堂高级研究员”证书（Diploma of Fellowship）。

费用与支出

1912 年的费用如下：本学年两个学期，每学期学费 25 元墨西哥洋，在学期开始时交付。学堂虽给需要的学生提供宿舍，但所有学生须自己负担饭费、取暖费和房间照明费。这大约是每月 5. 5 元墨西哥洋，须按月提前支付。每个学生在年初支付的 5 元墨西哥洋押金，会在年底在扣除当年发生的扣款之后退回本人。

考　试

考试在每个学年结束时举行，并由考试委员会（考课委办）主持。每位学生在所有科目上须有令人满意的表现，且必须通过学年结束时的考试才能进入下学年的课程。对每个学生状况的评估，将基于其学业总体性质及考试结果。

进一步的信息可向学堂的监督齐德义博士，或向北京的秘书孙继昌（Geo. G. Wilson）先生咨询。

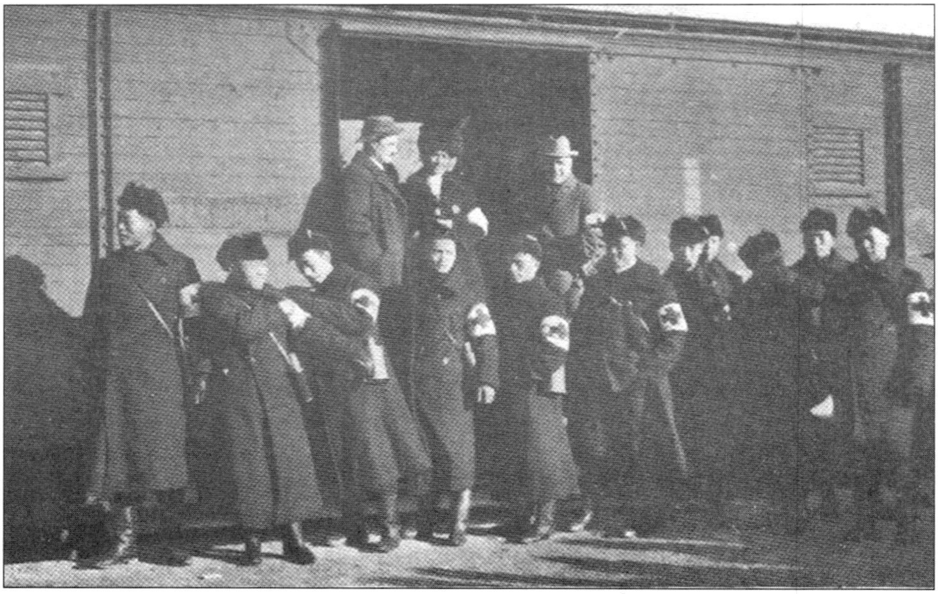

协和医学堂红十字三分部，去往武昌

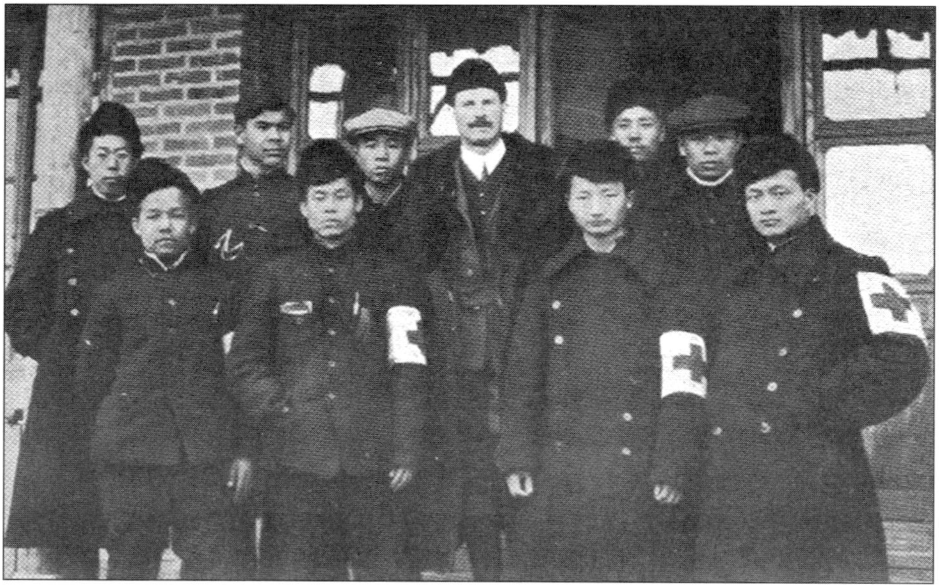

协和医学堂红十字四分部，恩浩施在徐州府

京施医院的报告

1911 年度报告

1911 年的病人数据如下：

门诊—初诊	男性	13,391
	女性	5,549
	小计	18,940
复诊	男性	20,013
	女性	9,168
	小计	29,181
	合计	48,121
住院	男性	660
	女性	188
	合计	848

在医院治疗的病例中，有以下的病例：

回归热
斑疹伤寒
淋巴腺瘤
贫血伴有脾大
隔日疟
腓骨肌萎缩症的关节病
多囊卵巢囊肿
半月神经节去除

尺骨静脉静动脉瘤

肝包虫囊肿

子弹、刺刀、炸弹伤害

港币卡（直径 11/2）在食管末端下部

29 枚铜币（直径 11 / 3）在腹部（试图自杀）

通过肩部关节的截肢

胃—肠造口术

眼窝肉瘤

新 医 院

医院再一次非常爆满。由于严重受限于医院的容量，在本年最繁忙之时，我们几乎每天都不得不拒收一些病人，很多还都是远道而来。

希望在年前新医院开业之时，这一困难能够有所缓解。具体问题在医学堂报告中专门谈及。

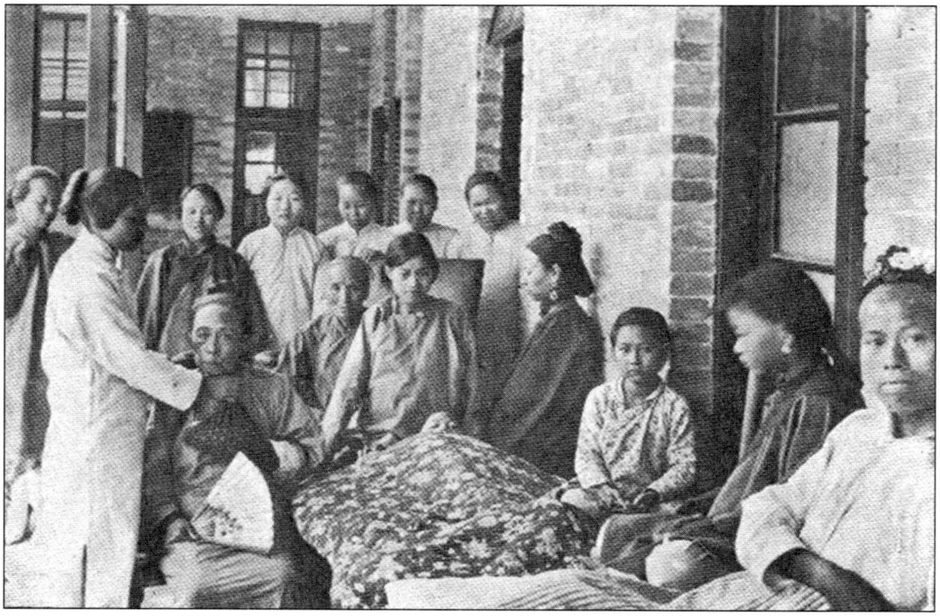

在妇婴医院走廊上的一些病人

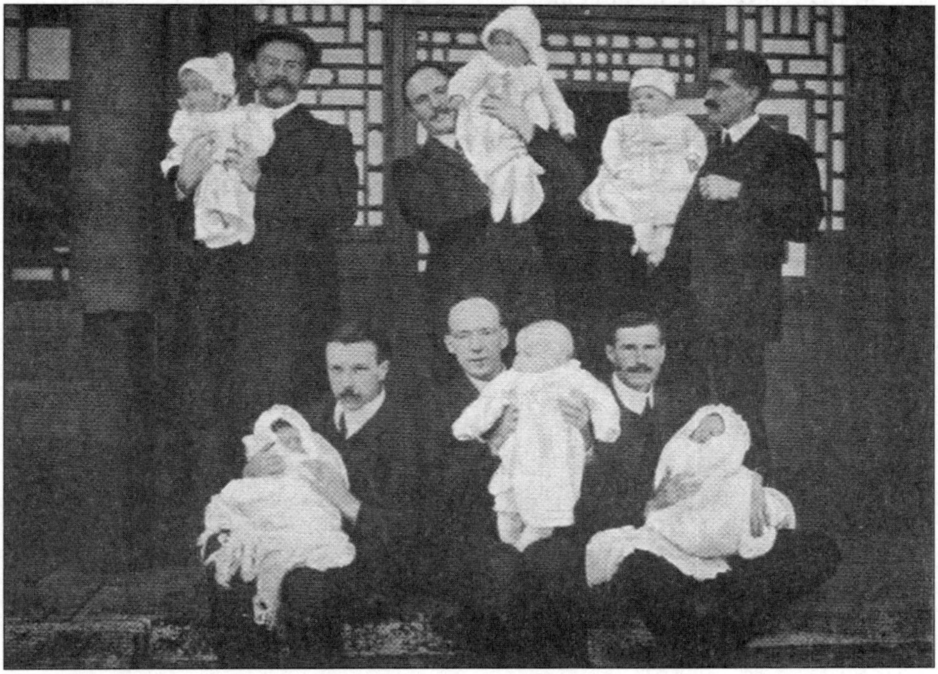

1911 年教员新增人丁及他们的“供养者”

当下希望购置约一千镑的必要设备。我们非常感激，有一笔来自华人渠道的资助，每年资助，这将减轻我们延伸的这部分工作中所涉及的额外运行开销。中国紧急救助委员会（China Emergency Committee）捐赠了三百镑购买设备款。我们确信还会有更多朋友愿意为购置新医疗设备方面贡献自己的一份力量。

我们的一些病人

住院病人有各类人等，并患有各种疾病，能够观察到社会各阶层的想法和感受。

一位穆斯林从六月到十月都在住院。总体上说来，这些穆斯林病人的态度是：“你们的教义与我们是一致，有着同样的上帝。我们知道耶稣虽是圣人，但穆罕默德是在耶稣之上。”他们拒绝聆听或讨论福音布道之事。然而，这个人却对传播福音非常感兴趣。他把自己生病的原因归结于容易发怒所致，故说："如果当时信仰'耶稣教义'，我就不会得这个病了。"他参加了教堂活动，并乐意接受崇高的基督教信仰及对祷告者的教诲。我们的宣道考回答："基督徒心存感激，将所有东西都作为上帝之礼物而接纳。上帝要求的是心术要正。"他阅读《圣经》，并乐于聆听所有的布道。在他离开时，表示将把我们医院的美名散播得更远更广泛。他说："我们伊斯兰教还没有医院这样的设置。"他还说将来会把自己孩子送到基督教学校。

有人问一位住院的女穆斯林，伊斯兰教是否教其教义：

"没有。"

"那你为什么信教？"

"我不知道"（当然，女子不被允许进入清真寺）。

她之前虽听说过福音，却从没有放在心上。当她在我们这里住院时，读了基督教的书，并认真地聆听了布道。

最近，一位穆斯林的阿訇——也是在开罗受过教育的中国犹太人——告诉我除他之外，还有三十七位阿訇暗地里是基督徒。

所有这些似乎显示出这些省份的中国伊斯兰教信徒，至少不像世界上很多地方那样顽固。

在北京我们经常遇到另一个被称为"斋礼"派的教派。他们的主要信条是禁止吸烟、喝葡萄酒及烈性酒。看起来这些人对基督教教义更开放，并喜欢了解相关教义。正如他们中的一人所说："我们没有像你们那么深刻或崇高的教义。你们讨论的是人类该如何避免邪恶，邪恶如何能够被原谅，我们没有这样的内容。你们还宣称拯救灵魂及永恒的快乐，故我只能相信。"他开始向上帝祷告和乞求保佑。

保定陆军军官学校的一位学生，此前在洛阳府的家里听过福音，在他就读的学校里还有一位基督教教师。他很钦佩基督徒的学识、行为及基督徒教义的真诚，说："这在很多地方就像孔孟之道。不过，孔孟只讨论世间万物的'根'，从不提精神、来世罪恶的宽恕或拯救。"

一个来自农村的患者热切地参与所有能听到的福音。他说："我最初认为你们和罗马天主教相同，我们村里的罗马天主教太糟糕了。然而，当读了《圣经》并聆听布道时，我认识到你们和他们不一样。"（太可惜了！）他最初担心自己不去教堂，而不能成为基督徒。后来他很高兴地听到说信仰对任何人、任何地方和任何时间都是开放的。他许诺要坚持诵读《圣经》和遇到困难时就祷告，一旦来北京就来找我们。

一位来自奉天陆军学校的学生，是新中国的一个鲜活代表。他对布道非常感兴趣，也很有智慧，总是乐于谈论福音。他热衷于宗教自由，知道大量基督教教义及其历史，并表示相信不久所有对基督教的阻碍都会被消除。他答应花时间思考《圣经》的教义真理。

负责北京附近灌溉事务的一位官员，把自己的名字登记在查询者名单中，参加教会活动。他还想辞职而去，因为“这个位置让我很难做正确的事情。我，对不起自己的良心，只能奉令行事。”

一位皇宫的仆人——是太后的厨子，被主子打了而到这里疗伤。他的性情很好，虽然一直在阅读好的书籍，却觉得这些书没有活力，即内容很好而缺乏力量。有人向他推荐了《圣经》及基督的《方法与真理与生活》一书。他经常阅读福音，并答应在离开我们这里之后继续学习。

有一位纸店的伙计，能记住布道会上说的所有内容，并表示自己开始相信耶稣。他答应虽不能参加教堂活动，却可以每天在工作中祈祷。他担心哪天在店里会违背店主之命，我们建议他把自己了解的教义告诉店主及其同事，并通过祷告来摆脱其对他的嘲笑。

有位年轻人的父亲是学部的官员。经过父亲的同意，他在询问者的名单上注册了自己的名字。他急切地加入到教会中来，并想只是私下秘密参加。他不害怕父母亲，但害怕他的朋友和亲戚的嘲笑。我们督促他要通过自己的生活来证实，有机会见证到自己的信仰，相信基督承诺帮助那些表示了忏悔之人。

有位病人的哥哥是医学堂学生。他告诉我们自己认识一些基督徒，可以证明他们大多品质良好。不过，他说：“有些人并没有做到教义所要求的。”

在妇婴医院本年诊治了比往年更多的住院病人，大多数都乐于接受“真理在耶稣”的教诲。

有位受过教育的女子，兄弟在基督教青年会读英文。她同兄弟交谈过关于青年会的见闻，故准备聆听诵经女的布道。最初，她认为耶稣与孔孟圣人在教义上相同。我们告诉她：“耶稣是神；圣人只是人。另外，圣人承诺国家应该改革，却没有找到改革的方法。”

“耶稣有方法吗？”她问。

“当然。”我们答道。

接着我们给她讲耶稣生活与工作的故事。能够读书识字的她，借了一些书勤奋地读了起来。最初到来时，她极易恐惧，甚至惧怕刮大风，后来在祷告中找到了能让自己安静的方法。

有位刚到医院的女性，参加了能够参加的所有活动，并迫不及待地说："我想听你们所有的教义。"她从一位在我们医院治好病的小姑娘那里了解到医院的情况，并告诉我们：

> 我一听到你们医院的名字，知道正直的上帝就在这里。从我在自然界里看到的太阳、星星和天堂之大，就知道一定有真实的上帝。我在这里已经更好地了解上帝。我的最大的缺点是爱骂人，现在知道这会令上帝不悦，所以要改掉这个毛病。

另一位病人很焦虑儿子的桀骜不驯，从这点上意识到自己与上帝的关系该是怎样的。他说：

> 孝顺不就意味着听从，并遵循父母之命吗？这也就意味着要遵循耶稣。

两位女性带着一个小女孩来到医院，这是家庭中唯一留下的孩子。小女孩曾从黄包车上摔下而把腿弄伤了。最初她们非常伤心自己的各种各样的遭遇，心情压抑而没有关注讲经布道。后来当听说仁慈怜悯的上帝与圣父时，她们得到了很大安慰，开始阅读教义问答书和学唱圣歌。小女孩也学习了阅读与唱歌，自己对唱歌很喜欢。她现在想去上学了

一位病人得了无法医治的癌症，住了一段时间的医院，认认真真地聆听了所有的布道，这样她可以告诉在家的亲人：

> 我知道这是教人耐心与爱的福音，故劝告我的儿媳不要吵架了。至于我自己，以前发现亲戚做了些自己不喜欢的事就去骂街。我今后要改掉这个毛病。

这是日复一日在我们病房发生的人类生活及想法的一些精彩画面的拼

图。当然，在其中也交织着某些黑暗部分，如精神泯灭、冷漠和偶尔的抵制与忘恩负义。有一个男性病人，我们给他免费治疗并提供几个月的食物后，卷走了医院的衣服，还偷了另外一位病人的五元墨西哥洋。

谈及各类人等对基督教的特殊印象，是件非常有趣的事。有位没有朋友之人被教会的友善和新的朋友感动了。一位宫廷太监被毒打后来到我们这里疗伤，后来回家乡参加了别人婚礼。他把这看作特别安排的天意，像是雨过天晴。他说：“主人虽对我不好，但上帝是公正的。”

有位女性听到过福音之后而心情暗淡，以为自己的病是上天对其不听话的惩罚。另外一位病人回家后，告诉婆婆以后叫她做什么，她就做什么。有位老妇人询问何时布道，说：“我必须回来谢谢医生并感谢上帝。”两位之前从没有听过福音的异教女性，很高兴知道了上帝无处不在，她们说：“我们必须小心现在所做之事。”在灶王爷嘴上抹蜜，不让他说话是没有用的。很多被十字架的故事感动了的病人问道：“耶稣受难都是为我们吗？”

然而，祷告吸引了所有人——这是敞开通往圣父之路，或作为接近基督教信仰——上帝最近的方法。说到“天堂中的老祖父”，这也不用奇怪。因为不管哪个派系，在华人宗教最底层的是恐惧及得到安抚的愿望。天地中挤满了无数魔鬼，必须安抚神灵，才能请动他们阻止魔鬼伤害人类。“在成千上万的人之中最不幸福的人，一定惧怕那些围绕在生活道路上的看不见的魔鬼，危险是时时刻刻、无处不在的。如果这是上帝的意愿，即人的幸福是必须有宗教信仰，中国的宗教当然不是上帝所创造的宗教。”基督来到这些被恐惧围绕的灵魂之地，带着天堂的圣父信息。上帝是无所不能的，其名字是爱，和要照顾弱者。这好像能把他们从黑暗且不可名状恐惧的洞穴中带出，来到阳光普照、自由而安全的天空之下。他们在平和与爱的环境中，愉悦地地深呼吸。

您可能怀疑我们是否放大了这样的工作？我们常常痛苦地意识到自己没有利用这项善事带来的传教机会。可能在英国国内的您没有“停止为我们祈祷。”让我们更真挚地在这片广袤土地上共同努力，真诚地去寻求光明与帮助。

齐德义

协和医学堂监督，北京

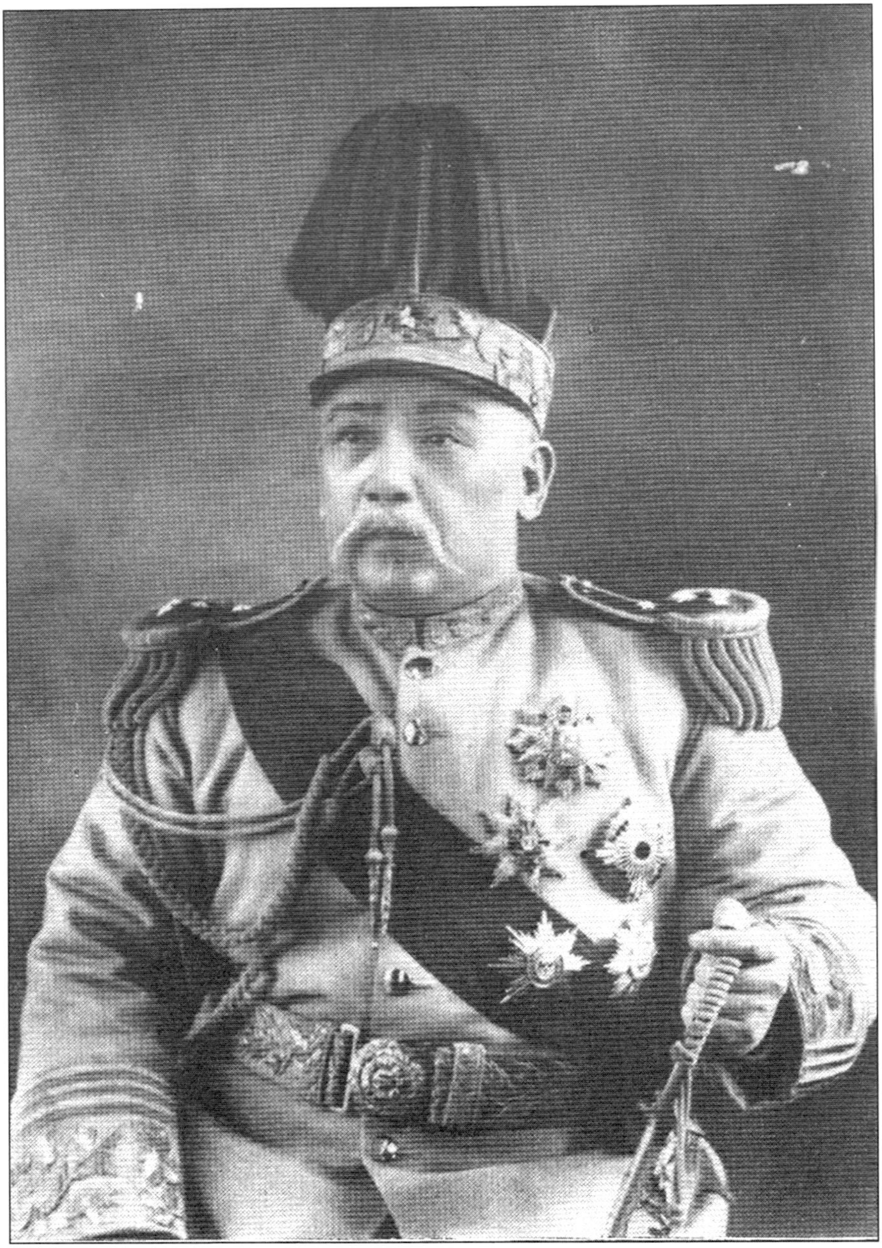

袁世凯

中华民国大总统

协和医学堂

1912 年度报告

概　述

本医学堂是由华北教育联盟（美国公理会、美国长老会和伦敦会）共同成立的三所“协和”（Union）中的一所。后来汇文大学堂加入进来。学堂设备由伦敦会购买和配置的，并特别负责学堂的运行。为了纪念杰出先行者雒魏林（Lockhart），学堂被冠上雒魏林的名字。他作为伦敦会最早的医务传教士，领导了这个进程，是英国教会的先行者。学堂主要建筑于 1906 年完工，并于 1906 年 3 月投入使用，宿舍区域于 1908 年完成。

医学堂开办以来，在中华圣公会华北教区及伦敦医学传教协会的共同努力之下，医学堂的工作得到加强。后者在英国成立了一个委员会，目的就在于为医学堂提供教师。这样一来，在北京有五个教会团结合作，这个在英国的委员将这五个教会与英国国内医学院紧密联系起来。

学堂的目标是招收受过良好教育的华人学生，尽可能详尽地为培训他们而提供内科和外科不同分科中的知识。教学大纲见本报告附录。

自医学堂开办以来，中国富人及统治者对学堂表示了极大的兴趣，已去世的慈禧皇太后提供大笔捐款，并特派官员前来主持开学典礼。学堂得到政府青睐的另一个标志是，学堂在朝廷的学部注册，因此顺利毕业的学生将被授予政府颁发的学位证书。每年秋季学期招收新学生。

所有的教学都使用北方官话。

大部分学生住校，有提供给住校生充足的住处。住在医学堂大楼里的教学人员和秘书会经常监督住校生。

年度报告

对中华民国元年重要历史的简介，并不在我们的专业领域之内。但不论及这一重要事件，将不足以说明医学堂本年度报告的背景。这是令本学堂值得纪念的一年。

撰写医学堂上一年度报告时，正值我们迫于革命后时局不稳而疏散，并参与红十字救援。南方宣布成立共和国（民国），孙中山在南京当选总统（原文如此—译者著）。朝廷仍在犹豫是否和平接受此变革，或把问题交给正在发酵着的军事争斗来处理。

2 月 12 日，清廷接受了共和国。此时还很难看清从绝对君主制变成纯粹民主制，对这个国家意味着或将意味着什么。然而，我们现在最能观察到的是，不稳定的后果致使几个世纪传下来的传统出现了裂痕。学生们满脑子里都是这种躁动精神，中国教育人士担当的使命很不轻松。引入西方文明优点的愿望，催生了很多变革。让我们希望这将使那些最睿智的中国人的头脑发生转变，唤醒他们新的意识，把至今尚不受重视的医学作为履行对人民责任的一种手段。

当看到有和平的可能性时，我们采取步骤，于 3 月 19 日之前把散落在各地的学生找回，重新集合起来而完成前一年被打断的学业。

后来北方也开始接受共和国，孙博士随即辞去了大总统一职，愿意将之交给袁世凯阁下。南京临时参议院派代表，把大总统的任命传达给袁世凯，并邀请其来南京就职。南方代表在北京受到了热情的款待——整个城市的街道、建筑都在欢乐中装饰着五色彩旗，代表五个民族的团结。

在经历了四个月的恐惧与怀疑以及自相矛盾谣言的紧张气氛之后，首都的一切看起来是和平与欢乐的。2 月 29 日，五位教授前往西山开始四天的“修养”。其他人的行程安排在第二天。当夜，发生了士兵暴动及洗劫，城东一大片房屋烧毁。翌日夜里，城西和城北也遭到同样的灾难。虽然很快恢复了秩序，学校重新把人员召集起来，但北京城实际上是在军事管制之下。此时几乎所有注册生以及大多数的预科学生都已返校。虽然学生、教师对因革命而中断教学，同样感到很遗憾，这段时间却没有被浪费。学生们参与红十字战地急救，给他们提供了宝贵的实践经历，并也荣幸地让医学堂与红十字会组织建立了联系。下面的总结讲述了医学堂派出的三支医疗队所做的工作。大约两个半月，他们在六个不同中心开展了救护。他们往返穿越了总共约七千英里。除了治疗门诊病人之外，他们还在医院救治了四百五十位伤员。

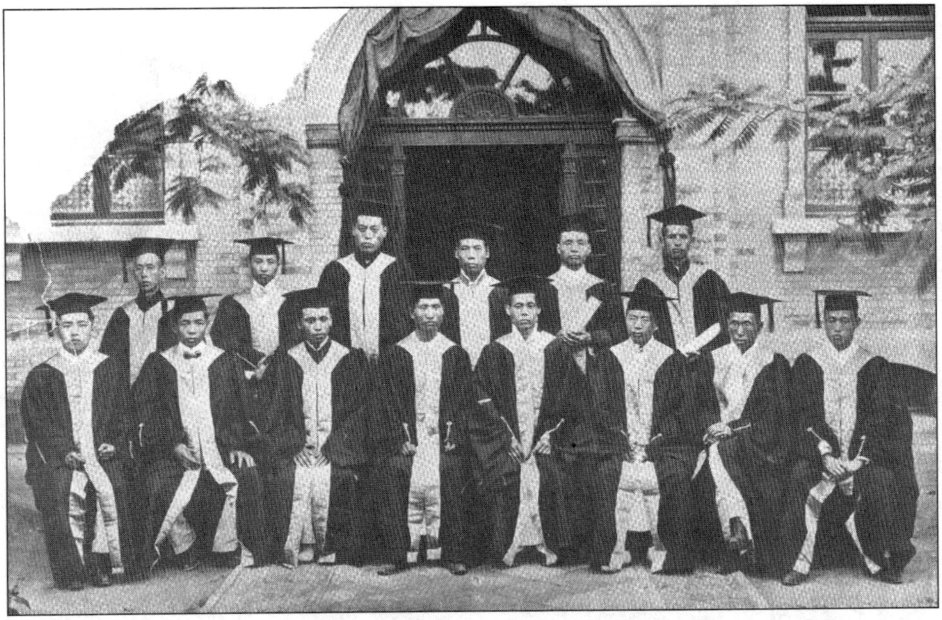

1912届毕业生（原照片有残缺——译者注）

又一次是在夏天，当通州遭到洗劫之时，红十字会要求我们提供帮助。通州学校的监督谢博士及我们的四位学生成立的小组，参与了伤员救护。

首任教育部总长蔡元培于五月就任，医学堂监督马上拜访了他，用此机会解释创办医学堂之目的，并赠送了医学词汇的字典及博医会的主要出版物。我们还将1911年医学堂授予的医学博士学位的学位证书，呈交给他批评指正。他建议学位证书应去掉边框上龙的图案，并于几天后发过来证书的草案。做了包括政府的名称变化的必要文字改动。本年颁发给毕业生的学位证书，则已是完全按照部长批准的样本。

我们还利用机会拜访总理和各部的总长，这些机构在过去一直同我们保持友好关系。

1912届毕业班

六月举行了毕业考试，有十五名学生通过。他们的名字按照成绩排序如下：

郑凤鸣	张志勋	吴守耀	戴福林	刘继善
马世珍	奚以通	李可信	张樊源	邓文瑞
刘荣兴	郭　榘	翟文翰	高殿甲	张毓芝

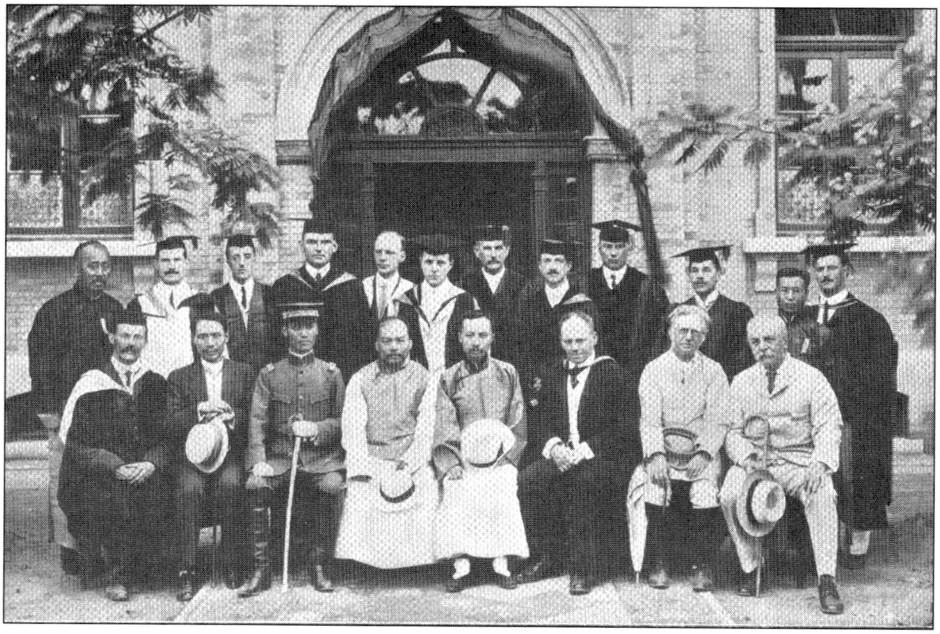

毕业班，1912

毕业典礼

6月27日，新政权成立后的首次毕业典礼在伦敦会堂举行，很多达官贵人应邀参加。民国总统派梁士诒先生作为代表。在主席台上就座的有英国、荷兰驻华公使、教育部次长、外交部、内务部、陆军部的代表，还有监督、教务长和医学堂的十三名教师。

梁先生宣读了大总统的贺信，内容如下：

敝人很荣幸让秘书长梁士诒作为本人代表，参加贵学堂的第二届毕业典礼。敝人相信人民的幸福极大取决于个人身体的强壮。过去的历史向我们展示出卫生的改善仰赖于医学科学。随着世界变得更加文明，清洁手段也得到了改善，医学科学影响到世界各地。贵学堂致力于吾国人民之幸福，值得称道的是派出训有素的医生救助我们的人民，使之成为健康的民族而贡献了自己一份力量。所有这些来自于您们的慈善精神。作为总统，敝人代表吾国全体民众对您们的工作表示谢意。

接着，总监督诵读了医学堂的报告。

教育部长有其他安排不能出席典礼，故让次长向与会者致词，并对医学堂表示祝贺，祝贺其第二届学生毕业。

毕业典礼之后，大多数来客接受了学堂邀请，到学堂享用饮料，并观摩学堂的展览，展示了不同的学系的活动。具体房间安排如下：

1. 手术室由文海负责
2. 解剖模型和图书，由惠义路博士负责
3. X光设备，由潘尔醍博士负责
4. 药料原料展览，由伊博恩先生负责
5. 细菌学及病理学标本，由山怀玉博士和徐博士负责
6. 生理学仪器，由贺庆博士负责

在搭建起来的三个四角形的帐篷里，用来展示战地医院的工作情况及通过红十字会把伤员从这里运送到后方医院的场景。这个最有意思的展示，是由吉义布博士及谢博士负责的。

政府工作

新政府的教育部再次授予我们医学堂的学位证书，与清政府授予我们的类似。新政府的内务部也同时颁发给了我们另外一份证书。

教育部颁发证书一事上，我们收到信件的内容翻译如下：

教育部次长范源廉致英国驻华公使馆秘书巴尔敦（Barton）先生

北京，1912年6月26日

尊敬的先生：

昨日我有幸拜访了您及齐德义博士。

协和医学堂业已成立多年，成果卓著。显而易见，刚刚完成学业的学生十分优秀。在这段时间里，他们利用时间，且在您的帮助下，受益于医学堂的便利，这是令人感激羡慕的事情。

颁发医学堂毕业生证书事宜，此前是由清廷学部负责的。今年毕业班以及已经在医学堂学习的学生有八十多人，将在今后四年内毕业。依据过去的作法，他们将得到教育部颁发的毕业证书。然而，如果是在今年下半年入校的学生，他们毕业证书的颁发将有所改变。医学堂自己应该颁发学位，而不再从本部得到额外的证书。教育部将在医学堂颁发的证书上加盖公章，负责技术教育的人员将在上面签字，以验证真伪。

另外，本部目前正在考虑规范医学科学方面的课程，有望在六个月内予以颁布，且期待医学堂根据自己的课程而参照执行。我们还会不时派官员巡视医学堂，以免产生误解，并也为医学堂在敝部注册，同我们所辖的其他各类私立学院享受同样待遇。

恳请您就上述事项与监督齐德义博士进行沟通，并请他直接给部长回复。

敬呈

（签字）范源廉

另：今年毕业班的十五份证书已经寄出。

秋季学期

对于医学堂的员工来说，今年秋天令人非常伤心。吉义布博士病了一周之后去世了；他的儿子在其去世前患病并在十天后离开人世，这更加剧了我们悲伤的情绪。北京的所有同仁对吉义布太太及其尚在襁褓中的幼子表示了深深同情。

吉义布博士享誉整个华北，在细菌学和眼科学专业方面，总是能够提供最合时宜的咨询。他的工作标志一直是细致和敬业；并不遗余力地在所有可利用的资源下尽其可能地把工作做完美。当哈尔滨的鼠疫需要时，他是伍连德请去协助其工作的第一人。伍连德在《北京每日新闻》上写了一篇“悼文”是对他非常好的悼念。吉义布博士还被医学堂派去负责组织各类红十字医疗队，并一直为华北红十字会效力，做出了很大贡献。作为对他工作的认可，陆军部捐赠了一千元美元以纪念他。

人　员

医学堂最初的几年由两个或三个小组负责所有工作。人员最为紧缺的就是上学期。

科龄博士是首任监督，医学堂很大程度上归功于其组织能力和对信仰的坚持。他虽已经从教学工作中退休，却仍然与伦敦的组织保持紧密联系，负责我们在英国国内方面的工作。为了表彰对医学堂贡献，他被授予了荣誉监督的称号。

穆勒文尼博士于元月从教会退休，还没有人来接任这一岗位。

韩济京博士五月学术休假。这真是最大憾事，伦敦会认为有必要将北京医疗工作从联盟的工作中撤出。看起来不可避免，我们将失去韩济京博士的效力。然而，他刚刚很好地掌握了中文，并且是医学堂最有效率的教员。他的能力被充分认可，在鼠疫期间的工作得到了高度评价，并选为万国鼠疫研究会的秘书。他也是红十字最热情的工作者之一。

盈恒利博士学术休假到十一月。杨怀德从五月开始学术休假。

孔美格博士全年都在学术休假。由他担任的教务长出现了空缺，惠义路博士被聘为教务长。然而，惠义路博士在夏季，突然由于病重而被召回国，现正学术休假。文海博士负责教务长的职责。

吉义布博士于秋季去世，对于学堂来说是另一个严重损失。由于杨怀德博士缺席，细菌学和病理学方面有一段时间没有了老师。

学期结束之时，曾在学堂初创之时就承担了最繁重教学工作的潘尔徦博士，出现了严重的健康问题而被要求在家休病假。

这就使得年初招募到十五名在北京居住的教师，目前只剩下了九位。危机开始浮出，就像谚语所说“最后的稻草”。

从现在起已经无法随意安排学术休假。1913 年春季将安排齐德义博士，夏季是恩浩施博士休学术假，来年是郝斐睿，如此等等。

缺乏教师将不可避免地影响到医学堂及医院的工作。像协和医学堂这样的学校，应该有秩序、有计划地通过分配一定时间来安排学术休假，否则整个教学任务就无法完成。此外，在医院生病的人也不可能等人，也不可能去休假，并不会缓解我们的压力。结果是工作已经非常辛苦的教师，还要承担由于那些学术休假、生病、去世、退休、离开医学堂之人的额外教学及实践课程。由于语言是个需要克服的巨大障碍，才来的新人对减轻压力没有什么帮助。

工作压力大的时候，人们大多会尽快“干完事情”；在这种情况下工作就不会做得很好。很多有意义、值得研究的病例就会被忽略掉，并很难保证学习语言及阅读医疗文献的时间。个人知识储备的退化，不久就会反作用于教师情绪、精神和健康，产生一种恶性循环。对于工作者及其工作来说都是灾难，特别当这些人感觉到巨大的工作压力时，会很紧张。如果跟上工作节奏，他们就会一直被压力控制和被压垮。人也很容易失去信心，积极向上的精神生活和工作会受到影响，困难也往往会被放大了。

所有这些肯定在不久之后，在医学堂的生活和人们的健康上反映出来。

然而，当下竟然有人指着教师名单问道:“聘用这么多教师做什么？”他们还提议把有些教师派到别的地方，去填补那里出现的空缺。

需要的员工

很明显，对于承担这些工作的教师来说，已经到了这个时刻，即该提请参与联盟的教会讨论急需增加教师的问题。

元月，伦敦会派来了一位新教师——斯迈力（Jocelyn Smyly）博士，M. A.，M. B.，B. Ch.，L. M.，F. R. C. S. L. ——曾在都柏林大学（Dublin University）有很出色的职业生涯。伦敦会还希望不久后再派遣另外一名教师。

已向教会联盟在直隶的高等教育教委员会提交以下关于所需员工的声明，以使医学堂能在不用扩充其他部门或加大现有工作量的情况下有效开展工作。

	教授	助理教授	助教
解剖和胚胎系：解剖（动物和人体），外科解剖	2	—	2
生理系：组织、生理化学	1	1	1
生物系：有机化学、植物学	1	—	1
寄生虫和病理系：外科病理学及切片，尸检	2	—	2
药料学系：配药	1	—	1
内科系：身体诊断、热带病；血液病、精神与神经疾病、内科病理、治疗学、门诊临床、病房临床	3	1	2
外科系：外科解剖、麻醉、小手术与包扎，皮肤病、门诊临床、病房临床	3	1	4
公共健康与卫生系：法医学、毒理学	1	1	1
妇科和产科系：儿童疾病、病房临床	1	1	1
耳、鼻、喉系：门诊临床	1	—	—
眼科与屈光系：门诊临床	1	1	—
	17	6	15

本计划没有包括任何毕业后的课程——且只包括那些能够被称为西方医学的现代教育。

在评估每个教师所做的工作时，为了尽可能地平衡医学堂的各个教会组织或机构的贡献，我们习惯上认为两个小时的临床指导不需要特别准备，与一个小时的课堂授课或实验室工作属于同一个等级。下面是今年的两个学期的工作分配：

	夏季学期			冬季学期		
	在岗教师	休假教师	每周课时	在岗教师	休假教师	每周课时
伦敦会	4	1	36. 5	3	1	50. 5
伦敦医学传教协会	3	0	54	2	2	38. 5
汇文大学	2	0	14	2	0	18

续表

	夏季学期			冬季学期		
	在岗教师	休假教师	每周课时	在岗教师	休假教师	每周课时
美国公理会	1	1	13	1	1	4
美国长老会	2	0	16	2	0	18.5
圣公会	1	0	13	0	1	0

与前面的计划对比，这些数字显示出哪里还需要帮助以及目前哪里因为缺员工而致使员工的负担加重。

由于条件所限，学堂监督承担的教学工作量，已经大大超出一位大学校长理应承担的课程。虽然坚持足够的教学工作会让他更容易与学生保持紧密联系，但不利于把自己从教学中解放出来，处理行政及协调各个部门的工作。

同样情况也适用于教务长。他应该有空余时间考察其他教师的教学情况，同时按照学生的需求安排更适合的课程，而不是分担比其他老师更繁重的教学任务。

美国长老会最近让郝裴睿博士居住在医学堂附近。如果教会联盟所有的组织都能这样，工作的效率将提高。

学　生

本学期结束时，各年级学生人数如下：

高年级	9
四年级	16
三年级	18
二年级	12
一年级	23
预备班	20

很难准确评估一年来学生的学业质量。为适合学年变化，我们希望管理委员会能更改开会时间，致使年度报告涵盖刚完成的整年工作，而非像现在是两学年里一年一半。

教学大纲课程将按部就班的完成。如同以往，三个高年级班的临床学习一直在继续着。

高年级班在医院北院、妇婴医院及医院南院的内科病房进行轮转。他们在门诊部进行了眼科、耳鼻喉科临床学习，并选出了相关病例。

本年度还抽出时间进行了皮肤科临床教学。临床教学中的最大进步，是开设了由山怀玉博士主持医学病理课。

四年级在医院南院进行了外科的临床实习，并参与了门诊部的内科临床。

三年级班讲授了配药、小手术和包扎及临床诊断要素。他们是我们在门诊部看到最爱学的班级。

总体判断，可以说，高年级和二年级没有达到已毕业同年级班的水平，低于四年级和三年级水平。还要再考察一年级——他们很可能像“助理牧师的蛋那样”“有优有劣”。

纪律与卫生

除了秋天发生令人悲伤的那件事之外，医学堂纪律还是很好的。这里没有必要具体谈及两名二年级学生被开除的事件以及这一不幸举措的后果。然而，这样的经验清楚指明，让一些年轻人离开其家庭并置于城市的诱惑是多么严肃的责任。这要求教师们更加严肃、认真地关注学堂学生的道德和全面健康，并在他们当中保持基督精神的活力与影响。

学生们的健康良好。有三位或四位男生，由于患有不同疾病被送到医院，后来康复得很好。

本年入校的学生都参加了体检，身高、体重、胸围等都有记录。我们由此可更好地避免招收健康欠佳的学生，并能确定哪些人可能需要特别照顾。

翻译工作

由于盈恒利博士和孔美格博士两人今年去学术休假不在学堂，本年翻译没有什么进展。

贺庆博士已经翻译完了朗杜瓦·斯特林的《生理学》(Physiology)，现正在印刷。

谢博士依然致力于翻译华林的《手术外科》(Operative Surgery)。

齐德义博士为出版社再次修订了吉芬(Giffen)《毒理学》(Toxicology)

的翻译本，而且是以从左向右写的新书写格式——这更便于插入外国疾病和药物等名称。

郝裴睿博士正修订奥斯勒（Osler）的《内科学》（Medicine）的翻译，并准备第二版。

伊博恩先生正准备《药科学与药料学》（Pharmacy and Materia Medica）一套笔记的翻译。

山怀玉博士正编纂一套适应中国情况的公共卫生讲座书籍。

鉴于广东出版了相关杂志，创办中文医学杂志（Medical Journal）的动议被放弃了。

基督教工作

学堂的基督教青年会（YMCA）今年对学生的生活的影响更大了。青年会主席得到所有同学的尊重。学堂教师规定将基督教青年会几乎所有工作都交与学生自己处理。学生参加其工作完全是自发的，而且不会受到与老师关系好坏的影响。所以，青年会的成功真实地反映了学生在学堂的宗教生活方面的热情程度。

十五位学生参加了基督教青年会在西山召开的夏季会议。学堂监督出席了前三天的会议，并在会上做了主题为“将医学职业作为终生的工作（The Medical Profession as a Life-work”及“个人纯净”（Personal Purity）的讲演。（在七月为公立学校学生组织的夏季会议中，他再次做了后面的一个发言）。这次会议对参加者来说是一个巨大的鼓舞，同时对于我们的学生也一直是加深和增强基督志向的巨大契机。

本学期圣经课非常成功。特别是所有住校学生——不管基督徒，抑或是非基督徒——都参加了一个或某个圣经小组。圣经课的班长再次受到监督的指导。

夏季学期结束前，高年级的三名学生接受了洗礼。其中两人是毕业班的，也是该班最后的两名非基督徒。他们的家庭公开表示同意孩子信奉基督教。我们最初两届毕业班的所有学生都成为基督教信徒，这对教师来说是极好的回报。我们希望这些学生不管在哪里行医，都应经常向他人传播基督教的真理。

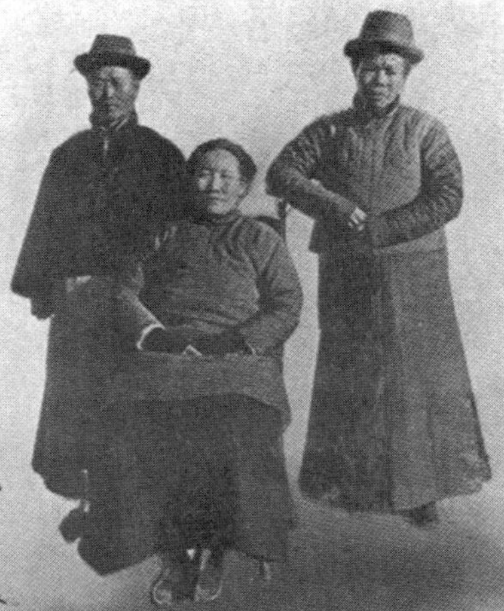

医院福音布道人员

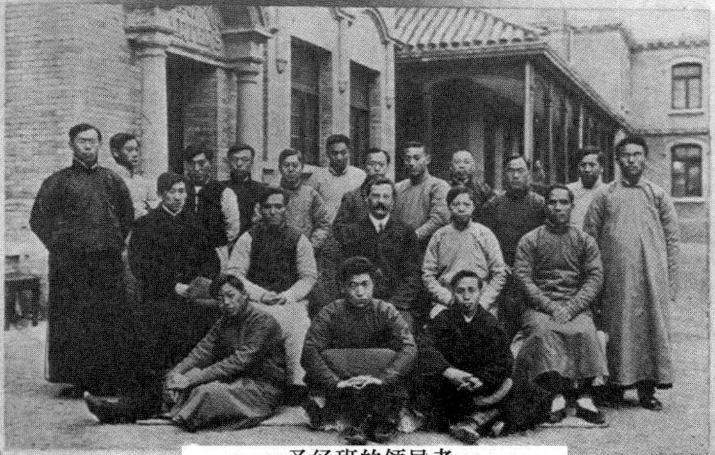

圣经班的领导者

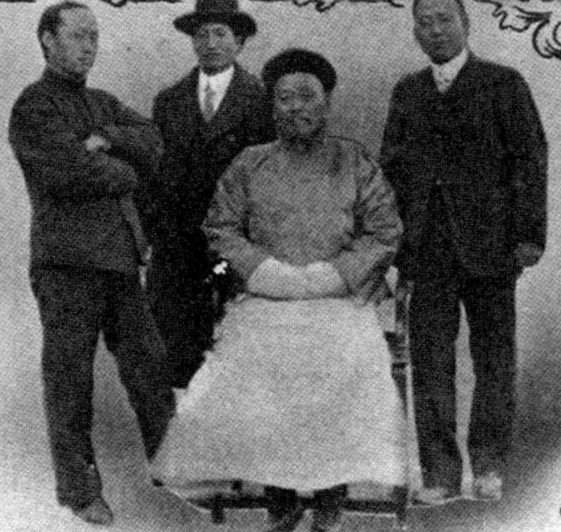

中国医疗职工

最近接受洗礼的班级，由文海博士继续负责。

学堂每天举行的早、晚祈祷，是由职员、学堂专职牧师和学生轮流主持。像以前一样，早祷告诵读的是“青年人圣经联盟”（Young People’s Scripture Union）部分的祷告词。

医学堂学生志愿团的章程已经被采纳，以下是声明：“如果上帝允许，我的目标是作为一名医学福音者（布道医师）而奉献一生。”

这一团体的成员是那些有着以下目标的人：作为医生，我们得到了传播福音的机会，并由此将把自己的一生奉献给教会事业。我们希望通过这个团体，能够为诸多基督徒学生带来一种坚定的职业感，并能让那些回到我们教会医院的人把其作为一生奉献的事业。很遗憾的一件事是，基督教青年会的委员会依然认为有必要把中国学生志愿者运动限制在那些希望成为牧师的人。鉴于那个团体的中文名字已经变成为“传道团”（牧师的团队），因此可以把我们的团队称作“医师布道团”而避免出现任何混淆。如果中国其他医学院校也仿效我们所开创的先河，基督教青年会的官员一定会承认这个运动而采取相应措施。希望即将召开的医疗会议能够从团结一致采取行动的出发点考虑问题，提出这个议题。

基督教青年会的新大楼，离我们学堂很近，将有利于学堂的基督教工作。我们的一些学生已成为最近组织起来的社会服务社团的成员，这需要其他社团提出新的建议，以打开基督教工作的新局面。

犹如过去那样，有教师在周日到各个中心宣教和发放药品。他们得到陪同学生们的协助，并在这些地方开展礼拜日学校的工作。

新　医　院

新医院的建筑实际上已经完工。行政大楼背靠新开路（胡同）。其南面是一幢完整的医院楼，内有餐厅、厨房和容纳五十个华人及少数外国病人的病房。再往南是阶梯楼，有为高等华人设置的私人病房，上面是屋顶花园。

整幢建筑表明承包商的尽心尽力以及李先生、孙继昌先生的热衷传教工作。

医院的设备还没有运到，故还要有几个月的时间，我们才能够在里面办公。

除了设备之外，不幸的是我们还需要负责内部管理的护士长（ matron）。如果没有个护士长，想要保持此机构的一流教学医院的水平将会十分困难。

我们的毕业生

很有兴趣总结我们毕业生的现状。

三位在医学堂和相关医院帮忙。

十位在外国医师指导下的教会医院工作。

八位在教会医院或其分支医院，全面掌管医疗工作。

六位在政府，主要是军队就职。

一位负责山海关的铁路医院。

一位负责法库门（辽宁北部——译者注）的教会医院。两位开私人诊所。

监督在圣诞节时给三十一位毕业生每人写了封短信，得到的回复显示出他们非常感谢监督的来信。我们应该比以往更重视与毕业生的联系。

悼念学生

年初我们制作了一块铜牌以纪念两位在天津的防疫事务中牺牲的四年级学生。这将永久铭记这两位学生的贡献，并激励以后的学生们。

铭文以中、英文双语写就：

为了上帝的荣耀并纪念

陈成章、裴义珍

1910 年 10 月至 1911 年 4 月，本学堂两名学生在与肺鼠疫斗争中为国捐躯。忠于职责和对精神的不懈追求，激励他们做出了最高尚的自我牺牲，并永远得到人们的敬仰。

本牌由两名学生的教师、同学、朋友及中国政府制作。

严复博士将英文译成相应的中文，并将下面的文字译成了英文：

汇文大学总监（严复博士（文学博士）撰文，以纪念协和医学堂的学生陈成章、裴义珍。

自宣统二年秋到翌年春季，肺鼠疫在满洲北部传播肆虐。蔓延十分迅猛，死亡枕藉。北京协和医学堂的医生和学生争先恐后，奔向东部与鼠疫做斗争。鼠疫很快被控制了。两名学生——陈成章、裴义珍却在履行职责时去世了。

民国元年春，教师、同学和朋友聚会时说："医生职责是拯救生命，故这项职业肩负崇高使命。"在医生使命及尽职尽责的精神之下，他们体现了一种自我牺牲的崇高行为。这种行为在此后，甚至几百年里也确实值得人们钦佩及仿效。正如诗人所说："上帝见证了你们的衷心"，并又说："对那些遭受失去亲人之痛苦的人们，我们肝脑涂地去拯救他们摆脱苦难（我们甚至不得不匍匐到那里去拯救他们）。"我们对此理所当然地要予以牢记。

我们在此用中、英两种文字：铭刻下他们的事迹让下一代人也能牢记缅怀。

教学媒介

最后这个学期中，教师们关于使用汉语或英语教学以及各自的优点的话题进行了热烈讨论。

有六人倾向改成英语教学，理由是会为毕业后的医学堂学生们学习与查找资料而打开了丰富的英语医学文献宝库。持此意见之人进一步认为，我们将能保证培养出更好班级和更多的优秀学生。

其余的教员坚持按照原来用汉语教学——为了有利于多数人（学生）而加重了少数人（教师）的负担。一位学术休假的教师写到："我心目中的这个学堂致力于华人医学教育。让教师用汉语授课虽然有许多困难，但对学生要容易些。我们用中国自己的语言，将科学医学的伟大礼物馈赠中国，从而表明我们在这方面所做的努力是值得的。我们在很多年里，可能会被误解，我们必须相信以后的几代人将会恰当地对我们的价值进行评估。"

这个讨论清楚地标明我们工作中存在缺陷。我们应在入学招生中提高对英语的要求，并给予更多的英语教学时间。用汉语教授课程时，凡涉及专业词汇，就要让学生掌握双语。由此，我们的毕业生则有希望能够看懂英文教科书，就如同我们教师能够看懂德语或法语的医学书籍那样。

未来的计划

我们目前正挣扎在困难中，以维持已经得到的一切。然而这只能是而且必须是过渡阶段。学堂的设备慢慢增加——我们常常认为进展不快。教学工作所需的大量、充足的教学设备，而这我们只能等待所需资金。

直隶临时高等教育委员会批准的报告列出以下数额：

协和医学堂的需要，（北京）

包括配药房的新门诊楼，	……	2500 英镑
供暖机房、供水等等	……	1000 英镑
配药房及设备	……	2000 英镑
细菌实验室及化学实验室	……	500 英镑
医院——另外两座大楼	……	8000 英镑
六名员工的宿舍及土地	……	9000 英镑
公共卫生系	……	1000 英镑
肺结核疗养院及土地	……	3000 英镑
隔离医院及土地	……	3000 英镑
医学堂增加的设备	……	3000 英镑
医院增加的设备	……	2000 英镑
日常支出及各个系科主任的酬金		34000 英镑

在目前困难又不乐观的日子里，我们最好能把眼光放远些。这个正在重生的国家将会用尽全力重新站立起来，未来的医学科学肯定会随同治疗的艺术从现在被蔑视的地位上升到如同在西方国家被普遍接受的光荣的地位。

很多人羡慕我们作为医疗先行者的荣誉。先行者总会遇到很多困难，步履维艰。然而，我们知道付出的辛苦很快会结出果实，令人欣慰的是还能为后来者铺平道路。

我们不应蹒跚而行，相反要以一种新鲜的，即那个把我们带到这片土地上的意识来要求自己。我们必须坚定不移地坚持那些隐形的但永恒的东西和一些不可动摇的信念。如果我们不放弃，将在适当季节里有所收获。

谨代表教员尊敬地呈上报告

齐德义，监督

教学大纲

学堂的目标是招收受过良好教育的华人学生，尽可能详尽地为培训他们而提供内科和外科不同分科中的知识。教学用北方官话。成功通过期末考试的学生，经过教授同意后，将被授予医学堂的医学博士（Doctor of Medicine）学位及教育部颁发的学位证书。

入学要求

每年9月在医学堂举行预考。准备下一年入学的考生应该于今年8月底之前抵达北京，并在抵达后同学堂监督沟通。

医学堂教师愿意考虑那些在当地中心地参加考试的学生。

学生必须18周岁以上（华人）。

1913年的科目

英语　商务印书馆出版的《新英语读者》第一册和第二册（New English Reader）、商务印书馆出版的《语言课》（Language Lessons）

汉文　《文理论》（商务印书馆）

算术　《笔算数学》第二卷（商务印书馆）

地理　（商务印书馆）

物理　斯狄乐的《物理学》（Steele' s Physics）（商务印书馆）

化学　卢福（Luff）的《基础化学》Elementary Chemistry，Section Ⅰ，Ⅱ and Ⅲ. 长老会出版

学生从华北协和大学文理学院或从汇文大学文理学院得到学位证书，或从这两所学校之一取得证书，表明其完成了至少三年的特别开设的医学预科课程的学业，或医学堂教员所认可的任何其他教育机构所获得的毕业证书，可以不参加所要求的这些入学考试。其他申请入学者，都要通过由教授指定委员会的考试。

希望准备入学的学生，可以在以上提及两个学校中的任何一所得到本医学堂简介。医学堂给那些在所要求科目考试成绩不够好的候选者，提供一年预科课程。

每个学生必须有一名担保人，担保人要得到医学堂教务的认可。这个担保人必须在整个医学学习期间为学生负责。

教　授

科　龄　Thomas Cochrane，M. B.，C. M.，荣誉监督 *
孔美格　J. G. Cormack，L. R. C. P.，& S. F. R. C. S.（爱丁堡），监督
郝裴睿　F. J. Hall，B. A.，M. D. 教务长
贺　庆　Nehemiah S. Hopkins，M. D.，O. et A. 校董事会长
盈恒利　James H. Ingram，M. D.
刘广仁　G. D. Lowry，M. A.，M. D.
潘尔黼　Ernest J. Peill，M. B.，Ch. B.，F. R. C. S.（爱丁堡）*
杨怀德　Charles W. Yong，B. S.，M. D. *
韩济京　W. H. Graham Aspland，M. D.，C. M.，F. R. C. S.，（爱丁堡）
文　海　H. V. Wenham，M. B.，B. S.，F. R. C. S.（爱丁堡）
惠义路　E. R. Wheeler，M. B.，B. S，
恩浩施　J. M. Stenhouse，B. A.，M. B.，B. C.
齐德义　E. J. Stuckey，B. Sc.，M. B.，B. S. *
伊博恩　B. E. Read，M. P. S.，Ph. C.（英格兰）
山怀玉　R. A. P. Hill，B. A.，M. B.（Cam.），M. R. C. S. L. R. C. P.，D. P. H.（英格兰）

*学术休假

讲　师

德来格　George Douglas Gray，M. D.
陆长乐　Chas. Lewis，M. A.，M. D.
雷实理　P. C. Leslie，M. A.，M. D.
狄　丽　F. E. Dilley，M. D.
斯迈力　J. Smyly，M. A.，M. B.，B. Ch.，L. M.，F. R. C. S. I

考试委员会（考课委办）

教育部官员
医学堂教务长
考试科目教授
德来格　（George Douglas Gray），M. D.（英国公使馆）
儒　拉　（M. le Captitaine Docteur L. di Giura）（意大利公使馆）
欧文博士　（W. T. Owens）（美国公使馆卫队海军）

教学的总体计划

医学课程涵盖五年，每学年 9 个月。学年从秋季学期 9 月 1 日开始，一直持续到大约 12 月 24 日左右；春季学期从大约 1 月 16 日开始，一直持续到 6 月中旬。

这样安排教学的目的，是为了在课程第一阶段，通过授课和实验室操作，教给学生各专科的基础知识。接下来的三年，对学生进行内科、外科和专科课程训练。最后的三年，希望学生们能够协助参与病房、门诊和手术室的工作。在各科主任的指导下，让他们取得疾病诊断和治疗的实践经验。除了医学堂附属医院之外，北京的其他医院和药房，也对学生的临床培训开放。

学习的课程

一年级

生理学　　　　　　　　生物及动物学

解剖学	化学
组织学	英语

二年级

解剖学	药科学与制药学
生理学	诊断学
生理化学	身体诊断
组织学	英语

三年级

外科学	小手术及包扎
内科医学实践	临床医学、外科及配药
治疗学	英语
胚胎学	细菌学及病理学

四年级

外科学	儿童疾病
内科实践	麻醉学
病理学与血清治疗学	临床内科与外科学
产科学	英语
眼部疾病	

五年级

屈光	神经与精神疾病
耳、鼻、喉疾病	外科解剖
皮肤病	妇科学
血液病	法医学、病毒学
热带病	临床医学及外科
卫生与公共健康	英语
牙科外科	

更高的学位

医学堂的毕业生年龄不低于二十四岁，经医学堂教授委员会认可，在外国人指导下的医院内科或外科工作一年，或从事具有专业特点的科学工作，或是有两年的陆军、海军或其他专业实习经历，在通过以下两个要求中任一个之后：

（1）包括笔头、口头、临床、检查等考试;（2）递交论文或其他学习或研究证明，经过口试或对候选者的专业科目进行的考试，并经医学堂教授委员会同意，则有可能被授予“协和医学堂高级研究员”证书（Diploma of Fellowship）。

费用与支出

1913年的费用如下：本学年两个学期，每学期学费25元墨西哥洋，在学期开始时交付。学堂虽给需要的学生提供宿舍，但所有学生须自己负担饭费、取暖费和房间照明费。这大约是每月5.5元墨西哥洋，须按月提前支付。每个学生在年初支付的5元墨西哥洋押金，会在年底在扣除当年发生的扣款之后退回本人。

考　试

考试在每个学年结束时举行，并由考试委员会（考课委办）主持。每位学生在所有科目上须有令人满意的表现，且必须通过学年结束时的考试才能进入下学年的课程。对每个学生状况的评估将基于其学业总体性质及考试结果。

进一步的信息可向学堂的监督，或向北京的秘书孙继昌（Geo. G. Wilson）先生咨询。

毕业生登记表

1911届

屈永平	范福林	王九德	马德昌	谢恩增
王惠泉	薛受益	田致远	徐左铭	刘仪德
贺绳长	李遇春	吴三元	王长龄	时际雍
王魁山				

1912届

郑凤鸣	戴福林	奚以通	邓文瑞	翟文翰
张志勋	马世珍	李可信	刘荣兴	高殿甲
吴守耀	刘继善	张樊源	郭　樸	张毓芝

1912 年京施医院的报告

从 3 月 1 日至 12 月 31 日期间的病人统计如下：

门诊—初诊	男性	14,512
	女性	7,358
	小计	21,870
复诊	男性	18,359
	女性	11,213
	小计	29,572
	合计	51,442
住院	男性	694
	女性	104
	合计	798

本年一个引人注目的特点是：夏末和秋季在北京城内暴发的隔日疟和复间日疟疫情。感染区域实际上包括整个内城；最多的病例来自皇城北门，或是在内九城中东门外的郊区。过去几年里也有一些来自南城低洼地区以及颐和园附近地区的病例。这是首次整个北京城被疟蚊感染的疫情，主要原因很可能是夏季异常潮湿所造成。

新 医 院

医学堂报告中已经提到，新医院已经建成也准备好投入使用。医院目前还在“空置、清扫、装饰”。空置是由于所需一千英镑的设备资金，目前只到位了四百九十英镑。

劳森 - 泰特型床架已经运到，蒸汽消毒机还在路上。这是与在很多病人衣物上滋生“微小生物”作战时的必要武器。为了防止这些不受欢迎的来访者进入病房，我们规定病人须在入院时洗浴，并换上医院的衣服；接着他们把自己的衣服放在消毒机器里，在那里“消毒”（如果不清洁的话）和直到病人出院前都会存放在那里。

不过，我们还是更需要护士长（ matron ）监管医院内部事务。“我们要永远警惕防止为中国的不卫生而付出的代价。”

忙忙碌碌的医生，很难抽空余时间来做这个工作。作为一项必要条件，我们要有护士长。直到找到护士长之前，我们宁愿一直关闭现有清洁良好的医院，也不愿在没有适当管理的情况下，接收病人而使医院环境逐渐恶化。

我们希望在新年伊始，能够解决所需护士长、设备及大笔的运行费用的问题，届时医院可以开业，并开始治疗病人。

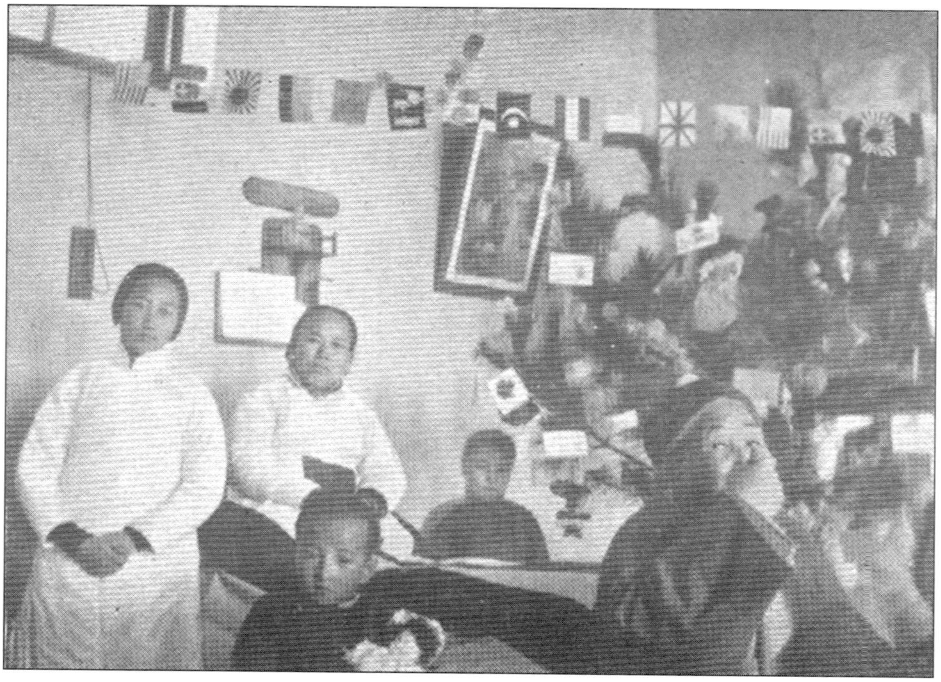

妇婴医院过圣诞节

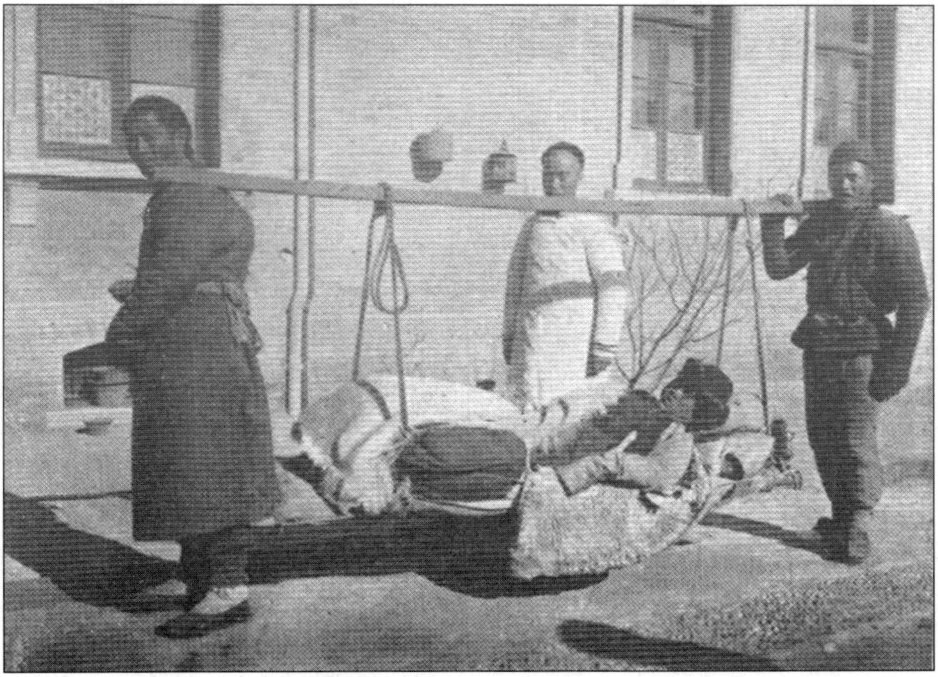

一个被炸弹炸伤的人被送到医院

采育分院

采育位于北京南部30英里左右，是坐落在一条主干道边大型集市镇子，也是人口兴旺的地区中心。

自1900年以来，从该镇一部分庚子赔款中拨出一笔钱，被托管用来发展该地区的公共事业，并最后决定开办施医院的分院。去年在集市所在最热闹之地的主要街道，买了一块合适地皮而盖起了房屋。

医院旁边是药局，前面设有一个病人聚集的临街布道厅。后面是牧师、医生的客厅。东面还有一个设置为病房的院落，可容纳十二位病人及一间小手术室。毕业于医学堂的一位北京人——刘医生一直在那里负责。他同北京的伦敦会医务工作有多年的联系。医学堂开办之后，他修完了全部医学课程。他是医学堂学生中对福音工作相当积极之人，并怀有热情的传教士精神。

医院于十月十日开业，当地主要乡绅、官员前来捧场。从开办之日到年底，刘医生共诊治了一千零五十三位门诊病人以及十八位住院病人。不幸的是，施医院的资金不足，难以维持该分院的运行。由于资金几乎用尽，我们希望医学堂的朋友们尽可能继续这项很有价值的事业，就此每年总共大约需要八十英镑。

“医生、地方、教义——一切都好”

医院的工作是多方面的。我们接触到了最高层与最底层的人——富人与穷人、官员、学者、学生、商人、仆人、苦力、乞丐。如果能真实记录下每位病人对我们工作的感受，也就是那些发自心灵及经过头脑的思考的评论，是一个非常有意思的事情。我们有时确实听到了他们的心声。

有一位病人的感受，很好地浓缩了我们的工作追求。“医生好，地方好，当你觉得压抑之时，还可以听到非常好的布道。”这就是一名过去的病人给我们所做的广告，名册上写到，他是一名农村来的算命先生，来到我们这里进行治疗。他已经失明并且瘫痪，一直都想到我们医院救治，但一直没有能够成行。邻居告诉他我们医院只接受能够治愈的病例，但是会害死那些治不好的人，以便得到他们的心脏和眼睛，并放到最强效的药物配方中。他带着诸多疑虑来到医院，不久之后就确信我们唯一愿望是尽可能为病人提供救助。虽然不能看书了，但他急切地聆听福音布道。他在此之前还从来没有听说过真正的上帝，故祈求道：“告诉我你们所知道的一切，我想尽可能听到更多的内容。算命先生没有这一类的说教。我现在知道所有的神都是假的，上帝才是真正的唯一的神。”

元月针对袁世凯阁下的炸弹爆炸事件之后，我们的医院接收了一些伤员。其中有位大总统侍卫评论到：“我听说过你们的医院，还有你们给伤病提供的红十字救治。我现在亲眼看到了所听到的教义，与你们所做的事是吻合的。我们中国还没有一家这样的医院。”医院的福音布道士借机对他说：“很大程度上这家医院是中国人资助的，只是由外国人配备设备和人员。医院成功的秘密，在于这是一所基督教机构，所有的医生都是基督徒。耶稣的爱心是他们背后的动机力量。到了中国皈依基督时，也能做同样的工作。”

大总统的另外一位随从看到《圣经》的一则预言以及“好心撒马利亚人”的图片，评论：“中国现在就是这样。我们自己不照顾自己，来到这里的外国人出于同情而给我们提供了这样的一个地方。”

态度的转变

有大量证据显示，革命导致民众对基督教态度的巨大转变。基督教不再是“洋鬼子的宗教”，理论上至少有了宗教自由和宗教平等。另外，中国已开始在民主方面尝试巨大实验，深谋远虑之人感觉在此阶段需要有能把整个国家团结起来的指导原则。

年初有位满清最坚定支持者的近亲住进了我们医院。他说：“我相信基督教对中国的进步是必要的。法律和规则只能控制人们的外在行为而无法控制和改变心灵。后者只有依靠宗教才能做到，除非就人的道德做些工作，否则法律是没有用的。哪个宗教可以做到这一点呢？儒教、道教、佛教都不够，只有基督教才有这样的能力。希望基督教不久就能普及，这是我们国家未来必不可少的。”他对《圣经》显示出极大兴趣，希望能进行研究。不过，由于同皇帝的关系，这对他太难了。他希望不久会有全面的宗教自由。

有位来自于满清高等学校的学生认真地学习了福音，感受颇深是福音帮助人们做正确的事。他说：“如果我们的人民能够相信这些真理，这个民族就有希望了。啊！我们只想要教育，而不想要宗教。民众直到现在还嘲笑基督教；希望随着宗教平等的实现，我们将能不受任何阻碍的学习。”

大总统的一位侍卫急切地学习自己所能得到的福音内容。他说：“只有上帝的力量才能改变人们的心灵。基督能拯救中国。如果所有的人都信奉一个真正的上帝，中国就会强大。如果人们被这些真理所改变，我们的民族才能真正的伟大。”

在陆军部有一位小官员，非常高兴得到了基督真理的教诲，并希望成为信徒。他宣布：“没有福音，中国就永远不会有真正的进步。教育、军事力量、铁路只不过是外在的。法律可以控制外在，而只有宗教才能触及心灵。”他说现在甚至对有官位之人来说，信仰基督教都没有任何障碍。

有位能理解福音教义的军官学校的学生，与几位传教士很熟。他对布道很感兴趣，愿意承认宗教至高无上的重要性。他说：“中国仿效西方，也需要西方的宗教。因为宗教可以做到惩罚禁止做的事情，能触及并改变人们的心灵。”他把外国的优势追溯到了宗教的源头，相信中国将会有一个国教。

“普通人”

耶稣来到人间之后，“普通人很高兴地聆听其教导”。这一直是事实。然而，涉及祈祷者的教义时，就变得困惑。有人问道：“普通人如何向伟大的上帝祈祷？如果我们普通人想要从官员那里得到什么，让他聆听我们的愿望都不是件容易之事，上帝难道会更伟大吗，会听我们的祈祷吗？”他指的是耶稣的承诺：即“上帝有求必应。”

我们曾向一位铁匠布道，铁匠说：“是的，你们的教义非常好。但我们手艺人可没时间干这个。”当他听到：“听布道就像吃饭那样，手艺人不吃饭能活吗？”他就会感到很惊讶。

另外有位店主开始懒得参加宗教活动。当在病房举行宗教活动时，他就准备上床睡觉（这在西方国家也有发生）。然而，他不由自主地听着，后来睁开了眼睛。他开始阅读《圣经》，并准备回到家乡参加教会。有一天，他在同牧师谈话时说：“通常‘信仰’的方式很简单，真正相信却很难。”我们答复他说：“正好相反。经常是信仰很难。因为没有信仰，做事时得不到上帝帮助，无法克服这一过程中的困难。如果真心相信，我们就会得到帮助。”

有位臀部患病之人整个夏天住在医院，很容易被教化且很诚恳。他从一开始，就对布道启示有响应。他说：“我的良知已经皈依了基督教。”祷告者对他打开了友谊的大门。他离开时把自己的名字登记在查询者的名单之中，并说：“疾病让我认识到了上帝的宽厚与怜悯，并让我感到了后悔。我非常感谢这里的医生，知道是上帝的力量造就了我个人。”

施医院妇婴医院

所有能触及到中国女性的工作之人，很快能察觉到中国女性个人生活和兴趣极其有限。她们不断接受的教育，就是相信自己没有灵魂，并将视野限制在家庭围墙之内。生活的艰辛与负担，全都沉重地压在她们身上。这就不奇怪为什么很多女性寻求自杀作为解脱。

有位女性说：“我一听说这个‘耶稣教’心就开阔了，而不像过去那样狭窄了。当我最初来到这儿时，心情非常沮丧。因为我没有任何人可以依靠。我的父亲和母亲都去世了，之后我就靠着哥哥生活。可他也离开了人世，让我感到非常孤独。然而，现在我知道天堂有位我可以依靠的圣父。”

另外一名妇女身边没有什么朋友，说基督教“正符合我的内心需求”。她被耶稣的友善深深地感动了，当她想到耶稣之爱和他对那些没有朋友及贫穷之人的同情时感到很大安慰。

有位富裕家庭的女性，来我们这里做了一个大手术。家里没人喜欢她，如果她死了，她的家里人会感到很高兴。手术后她康复了，高兴地陶醉在福音之中。在祷告中她尤其感到高兴地说：“我现在的心态平和，即使家里人都讨厌我，还有一位可以相信的圣人。”

有位过去住过院的病人，带着得病的孩子回到了医院。她说在家太忙了，没有时间聆听福音布道。家里的问题令她感到十分压抑，儿子没有工作，生活非常贫困，艰难度日。她说：“我没有心情信教。”我们告诉她只有把自己的事托付给上帝才能找到平静，她说：“但是，上帝当然不会费心我的事。”我们说：“不，耶稣是我们最好的朋友，关心我们所有人及所有的事。他会让你安歇的。”几天之后，她已经能摆脱那些操心之事，在祷告中找到了平和自己的方法。

有位病人经历了长达三小时，才完成了一个大手术。她非常压抑；同时，由于身边没有朋友，她感到非常寂寞。诵经女安慰她，开导说：“耶稣就是我们的朋友，绝对可以信赖，也永远会和我们在一起。”她开始相信这个真理，并从中获得了力量。她康复得非常好，也是由于在祷告中不厌其烦地感谢上帝，从而让自己身心得到了放松。

我们的病房一次住进了三个自杀的病例。其中一个是卷入了其女儿与女儿婆婆的官司之中，原由是这位婆婆不允许她女儿回娘家。她则通过自刎以给婆家带来麻烦。

另外一位是在家里遇到不愉快之事，勃然大怒而割喉自杀。她很愿意聆听，说：“如果我能在这里永远住下去，就不会再生气了。”

第三位是在家里闹了矛盾，感到自己“丢脸了”而割喉。当问及何以这么做时，她说：“我没脸见人了，情不自禁地这样做了。”我们对她说：“你做了这样的事，该怎样面对上帝？”

根据通常的习俗，快死的女人会由其朋友提供寿衣。她不久后好多了，且随时聆听布道。朋友不希望她脱掉寿衣，她则坚持脱下。她说：“耶稣对我非常慷慨而治愈了我，没有必要老穿着了。”

一位农村女性的丈夫来到我们这里，他在北京的基督教青年会做工。他只有在假期才回家，因此这位农村女性不会得到丈夫的指导。她说：“我虽然相信基督，但对教义了解不多。我有时在家里怀疑教义的益处，但现在我给自己上课。我不会忘记已经学到的教义，并会让丈夫多教我。”

还有一位丈夫在城市的农妇，说：“我们不在家里供奉神灵，因为我的丈夫认为是迷信。”不过，没有其他什么可以填补这个空缺的，故她急切地要聆听纯正的上帝真理。

有位受过教育的女性的兄弟在医学堂的预科班，十年年前她丈夫在河南担任官员时听过福音布道。她已经读了《圣经》，知道里面的故事。她还了解其他宗教的教义，问了很多基督教的问题。诵经女问她：“你已经了解‘耶稣教义’这么久，为什么不信仰基督呢？”她回答说：“哦，我从来没有认真想过。”她接着又说：“难道耶稣不是犹太人吗？如果其他民族接受上帝，为什么犹太人自己不接受？”她后来说：“我们的民众都是异教徒，不喜欢‘耶稣宗教’，所以，我不能来参加教会活动。”我们劝说她在家里做信教活动，通过这个事实来引导身边之人相信基督。

病人们经常表达的思路：“我已经花了很多钱看中医，病情不断恶化。我来到这里后，只用三周就治愈了。我由此知道你们的上帝是真的。”

有位妇女截肢了一只脚后，迅速康复了。她说：“我信奉的佛、菩萨没有能力来帮助我，只有等死。我知道是上帝治愈了我。我回家之后，再也不烧香拜佛了。”

这些从治疗结果得出的论据并非无懈可击，却支持了一个重要事实。把爱的服务精神贯穿在医疗工作之中，是我们所有的追求，论述也由此而完整了。正是这些活生生的证据显示出，我们医院工作已经成为在中国的传播福音的巨大力量。这是行动的爱——即基督教。非基督徒对我们成功治疗，尤其是我们的外科所折服，而后又被外国医生的“善意”、“好脾气”和“爱心”感动。病人知道医院由教会所建，医生是我们母国基督徒所资助。对于病人来说，这样的推断就完整了，结论明显而令人信服。

在我们的工作中还有其他不尽如人意之处，也有很多缺点需要改善。不过，结果很清楚，即感谢主让我们劳动能够收获果实。我们把问候和衷心的感谢送给遥远家乡众多朋友及支持者，他们是“与上帝同在的工作伙伴。”

让我们一起把生命奉献给这片广袤土地的事业，并祈祷我们在此工作期间，这片土地能够实现和平年代所能开展的事业。

齐德义

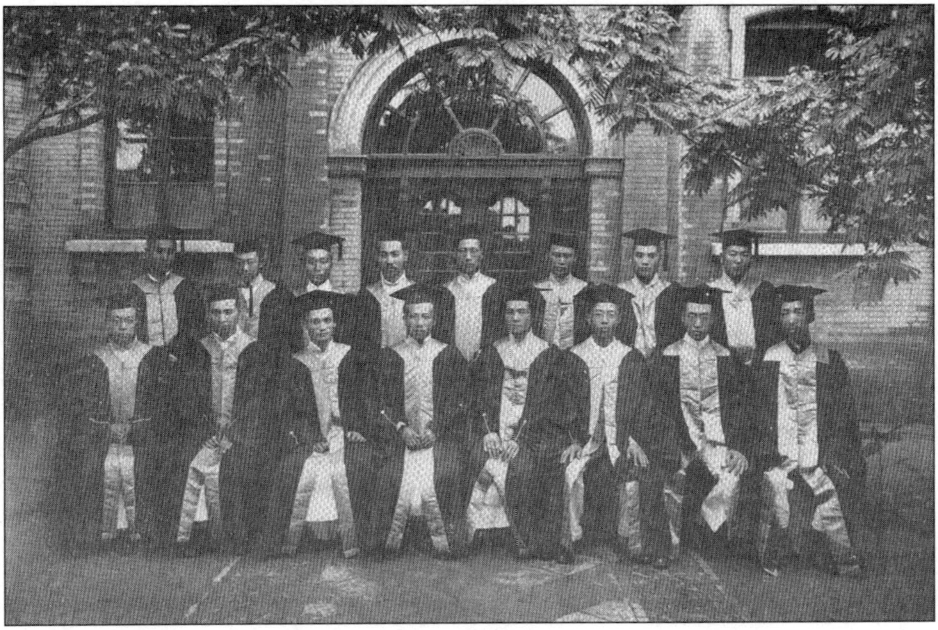

毕业班，1914年

协和医学堂

1913 年及 1914 年 1 月至 6 月报告

概　　述

本医学堂是由华北教育联盟（美国公理会、美国长老会和伦敦会）共同成立的三所“协和”（Union）中的一所。后来汇文大学堂加入进来。学堂设备由伦敦会购买和配置的，并特别负责学堂的运行。为了纪念杰出先行者雒魏林（Lockhart），学堂被冠上雒魏林的名字。他作为伦敦会最早的医务传教士，领导了这个进程，是英国教会的先行者。学堂主要建筑于 1906 年完工，并于 1906 年 3 月投入使用，宿舍区域于 1908 年完成。

医学堂开办以来，在中华圣公会华北教区及伦敦医学传教协会的共同努力之下，医学堂的工作得到加强。后者在英国成立了一个国内的委员会，目的就在于为医学堂提供教师。这样一来，在北京有五个教会团结合作，这个在伦敦的委员会员将这五个教会与英国国内医学院紧密联系起来。

学堂的目标是招收受过良好教育的华人学生，尽可能详尽地为培训他们而提供内科和外科不同分科中的知识。本报告附录有教学大纲。

自医学堂开办以来，中国富人及统治者对学堂表示了极大的兴趣，已去世的慈禧皇太后提供大笔捐款，并特派官员前来主持开学典礼。学堂得到政府青睐的另一个标志是，学堂在朝廷的学部注册，因此顺利毕业的学生将被授予政府颁发的学位证书。每年秋季学期招收新学生。

所有的教学都使用北方官话。

大部分学生住校，有提供给住校生充足的住处。住在医学堂大楼里的教学人员和秘书会经常监督住校生。

年度报告

由于学年改到六月而非以往的一月结束，学堂决定从 1914 年初的报告在每年的六月递交，并于九月新学期开始前印制发行。因此，本报告涵盖了十八个月，即从 1913 年 1 月至 1914 年 6 月的工作回顾。

这一时段的中国具有特别意义。虽然中央、南方省份经历了一段可怕的动荡不安和二次革命的威胁，但我们很高兴看到学堂的工作还在继续而没有被打断。我们现在的学生人数比历史上任何时候都要多，总体上新人质量比过去几年所招来的学生都要高出了很多。

1913 年学年伊始，人员有些缺乏，这是由于杨怀德博士和惠义路博士在学术休假，潘尔黼博士因病被迫返回英国。4 月，齐德义博士于 4 月离开学堂去学术休假，他很早之前就该去休假了。看起来我们好像到了因为人员缺乏而临近停止的边缘了。让很多人感到吃惊的是，学堂同意文海离开六个月，以便陪伴章遹骏将军去英国处理禁毒事宜，他的位置由其内弟安古斯（Angus）博士替代。在极其忙碌的整个夏季，安古斯提供了很有价值的帮助。我们也很幸运，西德尼 · 潘（Sidney Peill）博士缩短学术假，返回学堂暂时替代他的兄弟。在有时看似快要崩溃之时，是他给予我们巨大的帮助。对此学堂深深地感激他。再有，我们对思迈力博士的到来感到高兴，虽然他暂时还不能承担教学工作，但其对医院里的工作做出了很大贡献。

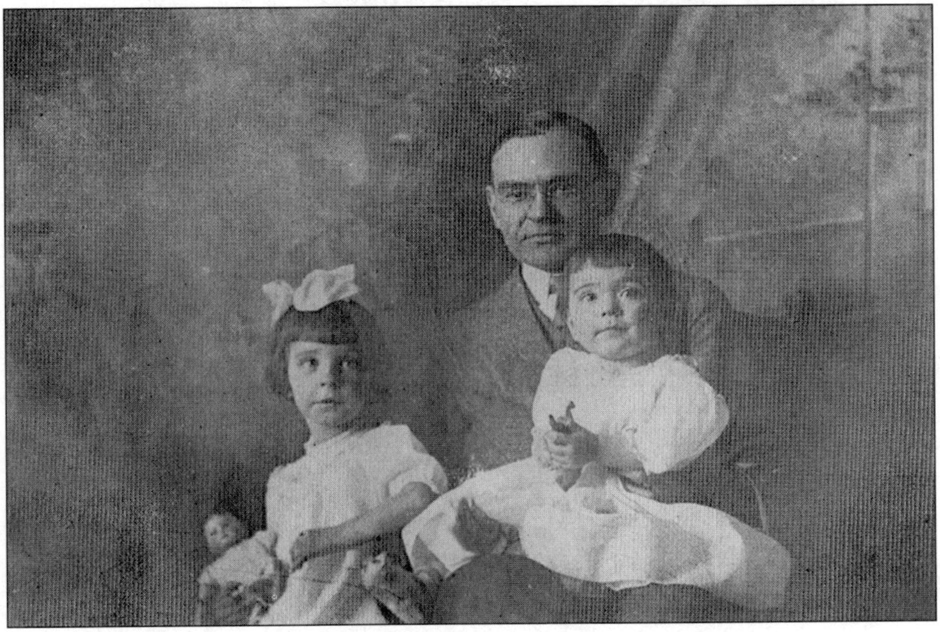

过世的郝斐睿博士同孩子一起

郝裴睿（F. J. Hall）博士的去世

当我们正为临时帮助者的增多而感到高兴时，医学堂遭到了自开办以来最沉重的一次打击。我们最爱戴的同事郝裴睿（Francis J. Hall）博士罹患斑疹伤寒去世了。这是发生在5月里的事情。先是谢恩增博士被疾病折磨得病倒了，非常严重。接下来的几个月的时间里，他照顾自己被病折磨的残体而又康复了。不过，尽管在郝太太仔细护理及山怀玉博士、狄丽博士、斯迈力博士的悉心照顾下，郝博士没有康复，在病倒二十天之后于1913年3月26日去世了。

在几乎没有任何警示的情况下，笔尖突然落下了。在同折磨人的高烧英勇斗争之后，我们之中这位坚强之人，被迫撇下了世间的工具，把心爱的工作交到了别人手里。他加入到其忠实侍奉的主那里，无疑地更贴近更高尚地工作。郝裴睿博士是教会“受人爱戴的”医生之一。在我们的传教同仁那里、在医学堂、华人中以及我们所处的北京小圈子里，他总是准备充分，技艺超群，成绩多多，待人真切。在传教工作中，他不仅非常活跃也愿意牺牲。他是基督在人世间的代表、不知疲倦的工作者。他总能找到时间并且总是充满热情，参与到改善社会幸福、音乐和娱乐及健康、消遣的活动中。即使在学习汉语的早期阶段，他对学生也是一位鼓舞人心的教师。尽管在各种责任的压力之下，他依然是一位非常随和的朋友和同事。他的精神生活是强大和幸福的。

郝博士1877年出生于布鲁克维尔（Brookville），是耶鲁大学的荣誉毕业生，并在马里兰州巴尔的摩的约翰·霍普金斯大学学习医学，并在费城的医院临床实习。1906年，他来到中国，勤奋地花费时间掌握了汉语，是学堂少有的几位熟练使用中文教学之人。

肺结核疗养院

我们希望不久的将来，能在北京西山修建一所肺结核病疗养院，以纪念郝裴睿博士。为了这个目标，我们现在已经筹集到了五千多美金，还有位医生承诺将对此负责。在郝博士遗孀的努力之下，这个设想已经成为可能。我们真诚地相信，为了使这位“受爱戴的医生”被永远铭记，我们的美国朋友将不遗余力地推进这项工作。这个地区如同中国其他地区一样，肺结核非常猖獗地蔓延，这样一所疗养院对遭受其折磨之人来说将是个巨大的恩典。此举将为了这个民族、也为在这片土地上开办其他疗养院提供一个实际的经验。

尽管遭到严重的打击及损失，我们仍然挣扎地渡过了难关。6月30日，我们举办了第三届毕业典礼，袁世凯总统派夏守田（Hsia Shou Tien，音译）先生为代表为医学堂七名毕业生颁发医学堂的及教育部的毕业证书和文凭。医学堂也利用夏先生莅临毕业典礼的机会，为在天津防疫中殉职学生的纪念铜牌匾揭幕。这个铜牌匾置于学堂走廊的中央，时刻提醒学生，他们希冀进入的职业时常是充满危险与自我牺牲的。

春夏之交，我们非常感激地欢迎潘尔龢、惠义路、杨怀德和文海四位博士返回学堂。我们至此带着更多希望和更愉悦心情开始了医学堂的新学年。

人体解剖被许可

1913年在中国医学教育史上，是最具里程碑意义的一年。因为本年新的中华民国政府颁布法令，允许尸检和解剖人体。医学堂已经得到了几具可供解剖的尸体，从而表明许可不再仅仅是纸上的规定。同时，我们很有理由预测，这个法令为培养学生而展开解剖、外科和病理教学是至关重要和永久性的。这还显示出中国新的治理者发展科学研究和医学教育的真切愿望。我们已经感谢当局颁布了这些新规定，并再一次希望把这一感谢之情记录在案，相信中国向前迈出了巨大一步。我们认为中国每所医学校都能适当地利用这个极好机会让未来行医者能够前所未有更好地提升自己。

得　与　失

1913年底，我们很高兴地欢迎泰克（W. S. Thacker）加入到医学堂的员工之中。他是代表我们联盟中的圣公会而来到医学堂任教的。他接受的全面专业教育，对医学堂来说将是一笔巨大的财富。

山怀玉于11月辞职了，我们很遗憾他离开了医学堂。他的离开严重地影响医疗事务。不过，狄丽和杨怀德两位博士提供了额外的帮助，让我们克服了困难。恩浩施博士已于秋季返回，并同思迈力一起为医疗工作打下了较以前更为厚实和更强的基础。

医疗联盟的更大计划

医学堂来自不同教会的教师们常常感到，我们有可能将工作开展得更深入、更紧密和更有效，以便更有效地加大医学堂及医院效率。在对此议题的正式商讨之后，教务人员任命了一个联合委员会，并起草了一份计划大纲。委员会将该计划的进展报告大纲递交给了医学堂的管理委员会，得到了批准并上报给了伦敦会。我们已经开始运作，医院的联合计划及学院的工作得到北京教会的赞同，现已呈送给英国国内的董事会讨论。因此，本报告有必要用几段话，对此计划的要点进行以下描述：

扩大的医学联盟的名称是北京协和医学堂及医院

联盟的地产将由两个董事会出资。（A）在大不列颠成立公司，持有现在由伦敦会及其他大不列颠渠道所得资金而购置的地产。（B）在美国成立公司，持有由美国捐赠者出资所得到的地产；两个委员会达成一致意见，即二者各自的地产都由协和医学堂及医院使用。

医学联盟是华北教育联盟的一部分，后者如果扩大其学院，并在其中占有份额，医学联盟仍旧是该联盟的一部分，并将之写入协议契约里。

简而言之，联盟各个团体的贡献如下：

伦敦会：土地、建筑及协和医学堂的各项设备、还有宿舍、实验室等。新开路医院的土地、建筑及各项设备；妇婴医院的土地、建筑及各项设备，及女子学校、女子住宿地等的土地及建筑；医院西边；伦敦会大院入口北面的所有土地、建筑和各项设备；及向东的地方，包括计划中的小教堂及男子学校。这些估计价值为十四万八千美金。建筑及设备以现价估算，但土地以原始成本计算。

伦敦会目前负责为医学堂提供五位雇员。

美以美会为上面所提及的新医院筹措了部分资金，并为医学堂提供三位雇员。其中两个人的部分工资将从联盟的资金支付。

英国海外福音推广公会目前提供一位男性雇员。

美国公理会提供两名雇员，其目标是还要再提供至少一位雇员以及总共四万美金的捐赠。

美国长老会提供两名雇员，准备贡献其现有资金——大约五千两白银，该教会还准备至少再提供三位雇员及四万美金的捐赠。

注意：美以美会已经通过其财务委员会表明，目前不能加入到扩大的联盟之中。因为该教会已经通过汇文大学与协和医学堂保持着特别的关系，汇文大学与协和医学堂的关系将在6月的管理委员会议上讨论，期望那时将够采取步骤使该教会在新扩大的联盟中占有全面的份额。同时，伦敦会、美国公理会、美国长老会、伦敦医学传教协会、英国海外福音推广公会，计划三月份在新的联盟基础之上再开办一家新的伦敦会医院。

华北教育联盟将选出一个管理机构，总体负责北京的工作。这个机构将由六位华人、美国人和英国人组成。

协和医学堂及医院的具体工作，迄今为止都由教务部门管理，每位成员被授予一张选票。

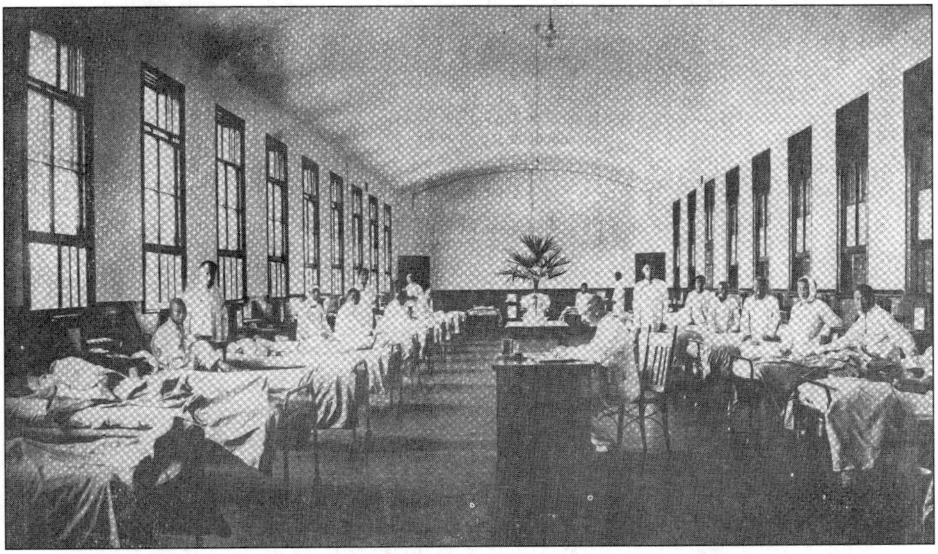

新医院上层病房

洛克菲勒医学考察团

这个考察团最近访问了北京，考察这个伟大国家的医疗、教育及医院情况，这至少燃起了我们的希望。我们发起扩大医学联盟的计划，将有可能比最初设想在更大程度上得以实现。我们欢欣鼓舞地欢迎考察团的到来。作为一次考察，不管其最终提出何种建议，我们情不自禁地想到，在他们的计划中是不会漏掉北京的。

新 医 院

文海博士被任命为医务主管，负责组建新医院的任务。他的报告如下：

新医院于 4 月 16 日没有过多张扬的开业了，将病人从医学堂及老的华人医院搬迁过来。目前的计划是将新修建中的男子医院作为重点，可能必要时在医学堂再增设两个病房，直到新医院接收病人的能力得到进一步扩大。

新医院的主要优点是它能够扩充及增补，而不会干扰现在所进行的工作。我们只能等待其他教会的帮助，改善提议中扩大的联盟医院，以增加接收病人的能力。这可是一件急需解决之事，因为我们每天都要拒绝很多想入院的病人。

应该清楚地理解，尽管伦敦会和其他朋友一如既往地为扩大医院而努力，但也不能期望他们以牺牲联盟为代价来增加医院的吸纳病人的能力。只有当那些想要加入扩大联盟的教会投入资金时，我们才能实现扩大医院接收病人能力的设想，并能很快并很经济地为医院增加更多病房。

我们一直试图努力达到英国国内的医院水准，尽管要到达这个目标还需要很长的时间。在我们的护士长哈瓦德（Haward）女士的领导下，一个招收了二十位男护士的培训班开班了。哈瓦德曾是伦敦盖伊医院（Guy’s Hospital）的护士。她现在主要负责手术室的护理，并有一位有着三年培训经历的华人护士长协助其工作。当然，目前虽最缺新的护士，但与以前相比，我们所能做工作多了很多。在夜里，也有人在病房照顾病人了。

大多数情况下，医院虽接收的多是外科病例，但有约四分之一的病床是为内科病例保留的。一旦恩浩施博士回来，思迈力博士就可以和他一起工作，希望这方面将有更大的提高。从医学堂学生的培养角度看，这是非常重要的。

潘尔黻博士及惠义路博士承担了外科的主要责任，狄丽博士负责手术室的组织工作。我们有了一名华人管理者，他主要负责工作人员，并要考虑病人的食物、收费等。由医院付工资的厨师，根据膳食食谱单来做饭。我们就此还有很多事要做。老医院的福音布道者安先生在新的医院，每天早上都在每个大病房带领病人祷告。晚上他会再次到病房，花时间各处走走，同病人单独谈话。现在组成了一个小型的联盟委员会，其他教会派代表帮助他的工作。在固定的日子里，医生也会加入到早祷告之中。

如果我们的医院能够变得井井有条、清洁干净、管理完善、护理周到、食物可口，而且不管是外科、内科还是病理科的每个科室，都尽最大努力为病人着想，充分做好自己的工作。我相信这最终将得以感召很多病人，学堂成为一所引导其信仰基督的"学校"。因为我们在医院用自己的实际行动，展示给他们的教义就会结出双倍的成果。只有医院的每位员工都各司其职，充分担负起自己的责任，并尽可能把工作做得最好，才能取得这样的结果。组织有序，且最科学地做事，比马马虎虎和不科学，更能有效地证明和展示基督事业；同时，如果我们这样从事医疗，也会吸引更多病人前来就医和处理一些更严重的病例。通常情况下，这些病例无人过问或前往处理，从而导致很多人的死亡。

1913—1914年病理学及细菌学的报告

由于杨怀德博士去年学术休假不在，学堂就没有开病理学和细菌学的课程，因而这两门课是四年级、三年级两班合并在一起上的。两个班合起来有二十六位学生，让实验室感到负担沉重，超过了实验室所能承受的最大容量。另外，内科人员不足，杨怀德博士不得不抽出部分时间帮助内科系，导致病理学实际授课从每周九学时降到六学时。杨怀德博士虽从美国带回了大体标本及病理组织切片，但忙于其他工作，这些标本都还没有开封。

与往年相比，学生们在细菌学方面学习了更多种类的微生物、更多的病媒。学生们在学期末研究了班上同学的大便，发现了副伤寒杆菌，结果很有趣。

医学堂很感谢英国公使馆的德来格。他在休假期间购买了一套非常珍贵的病理标本图集，送给了学堂的标本室。我们希望在不久的将来，学堂能有很好的标本室，这将大大便利学生们在病理方面的学习。

纪念吉义布细菌学实验室

这间实验室只是作为对吉义布（Jas. Glenny Gibb）的小小纪念，将在本年度报告印刷时完工。该实验室建在原来为此规划的房间上面，原来规划的房间现留给了化学实验室，我们还需要一大笔款购置适当设备。

翻译及文字工作

像前几年一样，医学堂一些教师参与了这方面的重要工作——把西方医学课本翻译成中文。在翻译资金的资助之下，学堂出版了一本关于骨科方面讲座的小册子。这本书是科龄博士先行翻译，再由谢恩增博士今年完成。谢博士还在翻译华林（Waring）《手术外科》（Operative Surgery）一书接近尾声，并将由博医会出版委员会出版。伊博恩先生的小书《药料学》（Materia Medica）的中文版及注释，也由学堂发行，而且中国医学校对该书的反应很鼓舞人心。孔美格博士完成了哈钦森和雷尼（Hutchinson and Rainy）的《临床方法》（Clinical Methods）的翻译，学生们在九月份将能够拿到。齐德义博士完成了一份小册子——《医门例律》（Medical Jurisprudence）的翻译，准备交由博医会出版发行。

医学堂的体育

伊博恩先生报告称：热衷体育的男孩子们参加了足球和网球运动。今年冬季的一个新特点，是塞乐（Siler）博士很热心教授学生们的“叠罗汉和地上运动”。大约十五位学生，经过几周训练之后在基督教青年会进行了三场表演很受欢迎。医学堂在足球方面，比以往几年表现都好，学生们更热情，足球队也更加优秀。在刚过去的冬季，医学堂与燕京大学、通州的文理学院、英国士兵和北京市民队进行了几场比赛。至于网球，两个球场从来没有空闲过，表明我们多么需要更大的场地来进行网球运动。对于一百位学生来说，六个网球场地简直算不了什么。

尽管医学堂在体育方面比前几年要好些，但很不幸效率依然不高。很多人对此不感兴趣，而我们所能提供给他们的锻炼场地狭小，因此需要对此开展某些革命性的改进。如果把体育列为必修，并向所有学生收取额外费用，就有望减少在药费方面的开支，收获更健康的学生、更好的团队精神。我们希望这些训练有素之人在生活中也能得心应手。

我们还急切需要员工们更多致力于此。体育文化应该在医学生的大学生活中凸显出来。

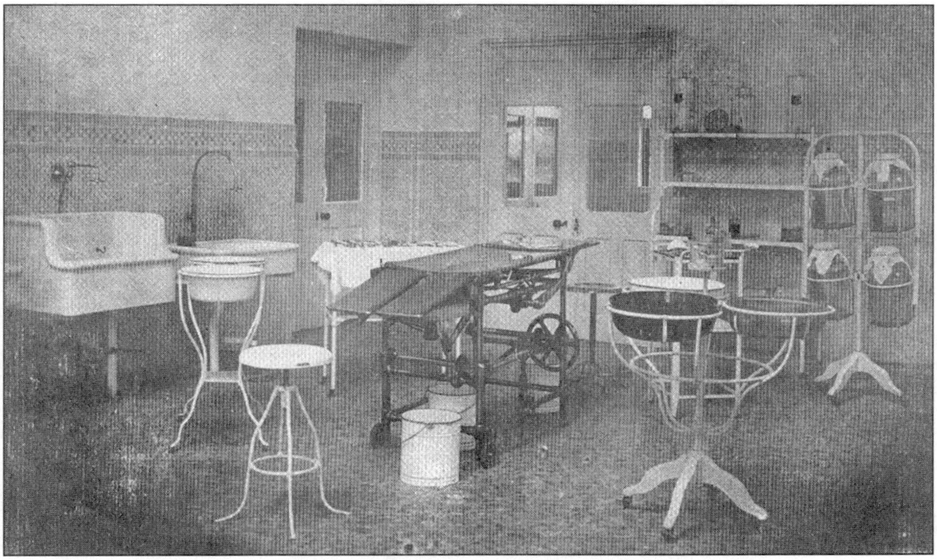

新医院的手术室

学校的基督教青年会

听到裴德士教士（W. B. Pettus Esq.）的讲话，我们深受鼓舞。他是上海基督教青年会的秘书之一，于最近访问了医学堂，他认为在中国其所访问过的各地，医学堂的基督教青年会工作，特别在《圣经》学习方面的组织得最好。

圣经学习小组

八十多位学生参加了学习《圣经》小组。他们被分成十九个班，每个班有自己的负责人。在此阶段使用的教科书已是博斯沃斯（Bosworth）《关于耶稣的教义及布道者的研究》（Studies in the Teaching of Jesus and His Apostles）。这本书非常有用、有启发性，可以激励学生进一步学习的兴趣。小组的每位成员逐日记录学习进程，在负责人的指导之下，他们每周有一次集体学习和讨论。十九位负责人每周聚集在一起祷告和做些准备。

医学堂的基督教青年会也组织起这个工作，其成功的工作可喜可贺。希望在下一个阶段，医学堂每位学生能被说服加入到圣经学习小组之中。

结　语

我们说："完成了一些事情，也做了一些事情。"在过去十八个月里，这些足以鼓励我们始终全心全意的效力。

今天中国已有了更多需求。国家应能提供大量受过很好教育的医务人员，满足成千上万遭受病魔折磨人民的救治期待。作为一个学堂，我们以基督的名义，正为帮助这个国家而努力贡献出自己的一份力量。上帝在此留下了印记。因为是基督徒，除了追求最高效率，没有其他事情令我们感到更满足。尽管在人员和设备上有太多限制，我们却依旧努力做得更好。我们盼望过去如此慷慨地帮助过我们的朋友，能一如既往并帮助我们扩展我们的工作。

监督

孔美格

国际考试委员会（考课委办）报告

尽管在每个科目中，书面考试的每个科目的问题，主要也是由考试委员会选出，但本报告只涉及口试。

校外考官的意见总体上是非常积极的。虽然现在宣称学生们已经在方方面面都达到西方标准有些不妥，但不难看出学生们已经学习了所有基础知识。不管是从教科书学习到的，抑或简单地从课堂笔记中学到的，他们都掌握了一定程度的知识、足够细致地研究相对简单些的问题。

令考官印象最深的一点，是学生们了解的理论知识比实践知识要多。学科的实践知识可以使毕业生更加自信，不可能“离正确的轨道”太远，也通常使学生能更娴熟地掌握所学科目。为了做到这点，医学堂需要购买更多昂贵设备，增加更多临床示教人员及课程方面的安排（特别在最后一年），以让学生能够积累更多的临床经验。

我们已经向委员会证实学堂课程非常好，很细致。下一步增加实践操作的设施是其他人的责任，而非教学人员的责任。为了使学堂能全面发展，应该特别注意这点。

儒拉（L. di Giura）博士是解剖学考官，他写道：

> 我对考试结果非常满意，学生们的水平现在看起来比以往都要高。我相信这样的满意结果，一方面可以归功于能够解剖尸体。另一方面则表明说明医学堂员工的效率很高。因此需要大加赞扬。

布莱恩·布朗（Bryan Brown）博士是解剖学的另外一名考官，他报告说：

> 我必须承认三年级最好学生的解剖学水平，几乎达到了伦敦学院（London Colleges）第二阶段的水平考试。不过，令我拿不准的是，最低六位学生的水平是否达到了药剂师协会（Society of Apothecaries）要求的水平。请永远记住一个事实，人体解剖只是刚刚起步，还不能认为是高水平的。他们关于骨骼方面的知识极为一般。

安德鲁（C. T. Andrew）博士是病理学的考官，他说：

> 据我观察，学生们良好地掌握了组织学知识，并在观察病变的

病理显微镜图像上得到了很好的训练。令我印象深刻的是他们把实际观察到的东西画到纸上的能力。学生们在细菌学方面的知识还比较薄弱，应该在这门课上投入更多时间。像血液病理学、寄生虫学和昆虫等，这类与疾病有密切关系的科目，所有材料在北京都能找到，应该得到更多的关注。对我来说，很可惜是因为缺少尸检，学生们看起来不了解在显微镜下的病理阶段的样子，而在组织学一门课上又投入那么多的时间。我很高兴能访问医学堂，印象是教学人员工作水准非常高。

马内力（M. Manelli）博士是产科的考官，他写道：

作为国际考试委员会的成员，我参加了最近的考试。我有一个印象，即从学生们回答问题的方式来看，至少针对理论基础，大多数学生都进行了很好的准备。我确信学生的水平已经令人满意，正像我很高兴地连续两年证明。医学堂的两个新开的部门——解剖及新医院实验室，将保证非常高效的临床教学。

李绍祖博士来自中国陆军部军医司，他说：

我必须指出，协和医学堂毕业班学生的水平总体是令人满意的。他们显示出已经掌握了所有课程。本年度的毕业班看起来比去年的要好。我相信新医院将更好地给学生提供实践的场所。我非常欣赏地看到医学堂所取得的进步，并将把他们的成绩报告给我们的政府。从专业和公共大众的角度来看，我认为这个机构值得各方面给予其帮助和支持。

戴卫（G. H. Dive）上尉是来自于皇家陆军医疗队（R. A. M. C.）外科考官，他写道：

从过去两年的经历看，我想说答案显示出学生们在教学大纲范围内的理论课知识优良。对我来说，看起来更加偏理论化而不是实践操作，并怀疑很多人是否能够很好地处理急症。我们在英国国内认识到，毕业生的实际专业知识，是在成为医院内部的外科或内科医生后取得的。这也就是说在经验丰富的医生指导之下，理论须转化为实践。我相信沿着这个思路，应给在读学生提供一切机会，否则就会有倒退而非向前发展。

斯克因（A. J. Skin，M. P. S.）先生是药科学和制药学考官，他报告说：

在药科学实践考试中，我必须说学生们表现得非常出色。某些案例的试卷并不容易，且比我预料的要难得多。尽管学生们在整体上考得非常好，但我更认为在理论药学上的短期课程（读处方、书写及拉丁词汇）是很有价值的。关于制药学这门课程，我再一次惊讶学生们学的是很深知识，其平均成绩表明学生和教师都值得称赞。

以所有国际考试委员会成员的名义。

名誉秘书　德来格

教学大纲

学堂的目标是招收受过良好教育的华人学生，尽可能详尽地为培训他们而提供内科和外科不同分科中的知识。教学用北方官话。成功通过期末考试的学生，经过教授同意后，将被授予医学堂的医学博士（Doctor of Medicine）学位及教育部颁发的学位证书。

入学要求

每年9月的第一个周二在医学堂举行预考。准备下一年入学的考生应于8月前抵达北京，并在抵达后同监督沟通。

医学堂教务愿意考虑那些在当地中心地参加考试的学生。

学生必须十八周岁以上（华人）

预考的科目全部是必考。

1914 年的考试科目如下：

英语　商务印书馆出版的《新英语读者》第一册和第二册（New English Reader）、商务印书馆出版的《语言课》（Language Lessons）。

汉文　《文理论》（商务印书馆）

算术　第二卷（商务印书馆）

地理　（商务印书馆）

物理　斯狄乐（Steele）的《物理学》（Physics）（商务印书馆）

化学　卢福（Luff）的《基础化学》Elementary Chemistry，Section Ⅰ，Ⅱ and Ⅲ. 长老会出版

学生从华北协和大学文理学院或从汇文大学文理学院得到的学位证书，或从这两所学校之一取得证书，表明其完成了至少三年的特别开设的医学预科课程的学业，或医学堂教员所认可的任何其他教育机构所获得的毕业证书，可以不参加所要求的这些入学考试。其他申请入学者，都要通过由教授指定委员会的考试。

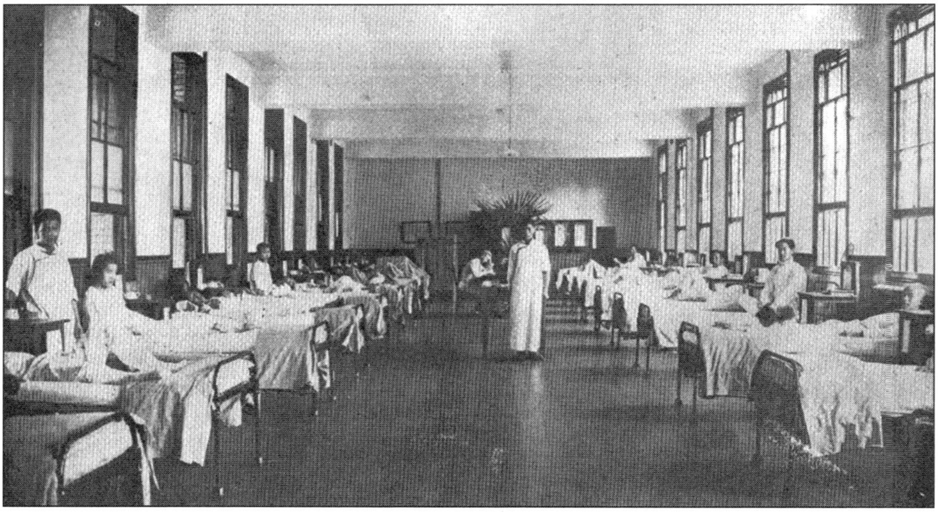

新医院底层病房

希望准备入学的学生，可以在以上提及两个学校中的任何一所得到本医学堂简介。医学堂给那些在所要求科目考试成绩不够好的候选者，提供一年

预科课程。

每个学生必须有一名担保人，担保人要得到医学堂教务的认可。这个担保人必须在整个医学学习期间为学生负责。

教授

科　龄　Thomas Cochrane，M. B.，C. M.，荣誉监督

孔美格　J. G. Cormack，L. R. C. P.，& S. F. R. C. S.（爱丁堡），监督

杨怀德　C. W. Young，B. S.，M. D.，教务长

贺　庆　Nehemiah S. Hopkins，M. D.，O. et A. 校董事会长

盈恒利　James H. Ingram，M. D.

刘广仁　G. D. Lowry，M. A.，M. D.

狄　丽　F.E. Dilley，M. D.

潘尔黻　Ernest J. Peill，M. B.，Ch. B.，F. R. C. S.（爱丁堡）

文　海　H. V. Wenham，M. B.，B. S.，F. R. C. S.（爱丁堡）

惠义路　E. R. Wheeler，M. B.，B. S，

恩浩施　J. M. Stenhouse，B. A.，M. B.，B. C.

齐德义　E. J. Stuckey，B. Sc.，M. B.，B. S.，

伊博恩　B. E. Read，M. P. S.，Ph. C.（英格兰）

讲师

德来格　George Douglas Gray，M. D.

陆长乐　Chas. Lewis，M. A.，M. D.

雷实理　P. C. Leslie，M. A.，M. D.

思迈力　. Smyly，M. A.，M. B.，B. Ch.，L. M.，F. R. C. S. I

泰　克　Wm. S. Thacker，B. A.，M. D.，F. R. C. S.（爱丁堡）

助教

谢恩增，MD，北京

秘书与司库

孙继昌　Geo. G. Wilson，Esq.

考试委员会

教育部官员

内务部官员

医学堂的监督

考试科目的教授

德来格（George Douglas Gray），M. D.（英国公使馆）

儒　拉（M. le Captitaine Docteur L. di Giura）（意大利公使馆）

戴　卫（G. H. Dive）上尉（皇家陆军医疗队）

马内力（M. le Capitaine M. Manelli）（意大利公使馆）

安德鲁（C. T. Andrews）博士（秦皇岛）

李绍祖博士（中国陆军部）

斯克因（A. J. Skinn）牧师，M. P. S.（北京）

教学的总体计划

医学课程涵盖五年，每学年 9 个月。学年从秋季学期 9 月份的第二个星期二开始，一直持续到大约 12 月 24 日左右；冬季学期大约从 1 月 16 日开始，一直持续到 3 月 31 日，春季学期在 4 月 10 日左右开始而持续到 6 月 10 日。

这样安排教学的目的，是为了在课程第一阶段，通过授课和实验室操作，教给学生各专科的基础知识。接下来的三年，对学生进行内科、外科和专科课程训练。最后的三年，希望学生们能够协助参与病房、门诊和手术室的工作。在各科主任的指导下，让他们取得疾病诊断和治疗的实践经验。除了医学堂附属医院之外，北京的其他医院和药房也对学生的临床培训开放。

学习的课程

一年级

生理	生物学及动物学
解剖学	化学
组织学	英语

二年级

解剖学	药科学与制药学
生理学	诊断学
生理化学	身体诊断
组织学	英语

三年级

外科学	小手术及包扎
内科医学实践	临床医学、外科及配药
治疗学	英语
胚胎学	细菌学及病理学

四年级

外科学	儿童疾病
内科实践	麻醉学
病理学与血清治疗学	临床内科与外科学
产科学	英语
眼部疾病	

五年级

屈光	神经与精神疾病
耳、鼻、喉疾病	外科解剖
皮肤病	妇科学
血液病	法医学、病毒学
热带病	临床医学及外科
卫生与公共健康	英语
牙科外科	

更高的学位

医学堂的毕业生年龄不低于二十四岁，经医学堂教授委员会认可，在外国人指导下的医院内科或外科工作一年，或从事具有专业特点的科学工作，或是有两年的陆军、海军或其他专业实习经历，在通过以下两个要求中任一个之后，（1）包括笔头、口头、临床、检查等考试，（2）递交论文或其他学习或研究证明，经过口试或对候选者的专业科目进行的考试，并经医学堂教授委员会同意，则有可能被授予“协和医学堂高级研究员”证书（Diploma of Fellowship）。

费用与支出

1914年的费用如下：本学年两个学期，每学期学费25元墨西哥洋，在学期开始时交付。学堂虽给需要的学生提供宿舍，但所有学生须自己负担饭费、取暖费和房间照明费。这大约是每月 5. 5 元墨西哥洋，须按月提前支付。每个学生在年初支付的 5 元墨西哥洋押金，会在年底在扣除当年发生的扣款之后退回本人。

考　　试

考试在每个学年结束时举行，并由考试委员会（考课委办）主持。每位学生在所有科目上须有令人满意的表现，且必须通过学年结束时的考试才能进入下学年的课程。对每个学生状况的评估，将基于其学业总体性质及考试结果。

进一步信息可咨询学堂监督孔美格博士、或北京的秘书孙继昌先生。

毕业学生登记表

1911 年届

屈永平	谢恩增	徐左铭	吴三元	范福林
王惠泉	薛受益	王长龄	王九德	贺绳长
时际雍	马德昌	田致远	刘仪德	李遇春
王魁山				

1912 届

郑凤鸣	张樊源	张志勋	邓文瑞	吴守耀
刘荣兴	戴福林	郭　樸	刘继善	柴文翰
马世珍	高殿甲	奚以通	张毓芝	李可信

1913 届

崔常山	郭　权	杨达昌	尹广恩	钟灵山
韩绍愈	韩增忱			

1914 届

陈翼鹭	张兰筠	王　耀	林廷藩	屈永泰
田瑞年	张立贤	王奎元	赵永年	杨国柱

周之望	李　琳	张庆祥	冯之秀	杨达善
杨仲伦				

1915届

杜承恩	张仲兰	姚藩汉	曾英明	石冀良
刘志启	甘其佩	谢天培	罗锡金	
田宇春（T’ien Yu-chun 音译）			裍仲良	华永旺
田文斌	陈命云	马文昭	李光第	

施医院 1913 年报告

从 1 月 1 日至 12 月 31 日期间的病人数据如下：

门诊				
	初诊		复诊	
东城	男 14,293	女 3,458	男 22,303	女 7,569
西城	男 5,123	女 6,141	男 8,213	女 5,480
小计	男 19,416	女 9,599	男 30,516	女 13,049
	合计	29,015	合计	43565
总共	72,580			
住院				
男性		女性		
外国人	11	外国人	12	
华人	913	华人	270	
	924		282	
总共	1206			
死亡				
成年男性	23			
成年女性	1			
儿童	3			
总共	27			

医学堂的报告时间虽涵盖了十八个月，但以上仅为 1913 年一年的数字。此期间施医院的工作展现出中国医院的光明及阴暗的一面。

我们既诊治了非常贫穷的人，也诊治了该国最高层之人。外科诊治的病例，既包括很轻的疾病，也包括最重的。

住院病人的数量众多，高达1206人，比1912年多出400人。门诊量也比上一年增加2万人次。我们已经在门诊部做了一些改变，通过将门诊分科从而提高了其效率和秩序。然而，建筑空间远远达不到我们的需求。除了全部重建，其他措施都不能使我们有效地开展工作，故我们仍需要筹集大笔资金。谁在这方面能帮助我们？看看印好的资产负债表吧。这个报告显示除医生工资之外，维持医院运作从英国国内得到的资金两千多墨西哥洋，其余所有都要在中国国内筹集。从本土筹措资金虽是最理想的，但没有美、英国内朋友的慷慨帮助，急需的门诊大楼就无法建造。我们很长时日都在期待，这极大阻碍了医院的发展，也影响到对病人的有效治疗给学生及更好授课。

医学堂报告已经有些厚重了，今年我们也无法详述诸多具体病例，以证明病人在住院期间被基督教的教义触动了心灵。我们是以基督名义进行救治的，在配药室、候诊室及医院病房里，日复一日地谈论基督治愈人类疾病。他是人类的朋友，而病人也认为基督赋予其生命并可以拯救他们的性命。

男子医院的福音布道者安先生以及妇婴医院的忠实圣经女高女士一直是兢兢业业。

1913年岁末，我们很高兴欢迎哈瓦德（E. J. Haward）女士在医学堂的资助下而担任男子医院的护士长以及肯瑞克（E. K. Kenwrick）担任社区护士。能有受过全面培训的外国护士担任医院病房及男子医院的监管工作，是一件莫大幸事。我们已经意识到，学堂至少还需要两名，而非一名护士。必须为此做出筹划。

孔（Cormack）女士担任了妇婴医院的护士长；由于缺少资金，自从劳爱德（Lloyd）女士辞职之后，还没有人接替她的工作。对于负责医生和其属下的华人护士来说，孔女士所做工作是无价的。今年所取得的成功，很大一部分要归功于她不辞辛苦的工作。我们很高兴在1914年将迎接另外一名来自澳大利亚的护士克里斯安（Christiansen）女士。经过一段时间语言学习之后，她将在妇婴医院或在男子医院发挥其扶助技能的工作。

英国和澳大利亚的朋友赠送了绷带、被子、玩具等而鼓舞了我们。几所礼拜日学校和童子军也提供捐赠。我们对他们表示衷心感谢。

我们应该给每一位好心的捐赠者分别写信。因为他们真心关心学堂。在工作压力之下，我们虽常常忘记写信，却心存感激。

所有的朋友，不管是华人，抑或是外国人。在此我们表示衷心感谢，是他们的慷慨解囊，使我们深受鼓舞，并得以帮助那些贫困之人。

孔美格

男子医院的手术

脓肿切开和引流		眼睛	
腰椎		恶性毒瘤	3
前列腺		睑内翻	7
肝脏		睑外翻	1
臀部		翼状胬肉	2
阑尾		虹膜切除术	5
直肠		白内障	4
脓血症		全眼球炎	2
	94	泪囊炎	3
		摘除术	2
			29
淋巴系统		腹部	
颈腺	28	阑尾切除术	2
腋下	2	肠吻合术	1
扁桃体肿大	1	胃肠造口术	1
腹股沟腺炎	5	剖腹手术	1
	36		5
直肠及肛门		生殖与泌尿	
肛瘘	141	膀胱撕裂	1
肛门狭窄	1	尿道撕裂	2
直肠检查	1	尿道狭窄	4
痔疮	12	阴茎癌	2
肛裂	5	尿道下裂	1
	160	瘘管	4

续表

骨及关节		阴茎截肢	1
肘分割	3	睾丸结核	1
肩部脱臼	1	睾丸性病	1
复合性骨折	1	鞘膜积液	3
骨膜炎	3	包茎	16
		嵌顿包茎	2
超大拇指	1	疝气斯特朗治疗	1
关节炎	2	疝气手术治疗	7
足部坏疽	11		47
桡骨坏疽	1		
股骨坏疽	2		
肋骨坏疽	3	口与舌头	
肱部坏疽	1		
胫骨坏疽	3	唇裂	4
下腭坏疽	1	舌下腺囊肿	1
上腭坏疽	2		5
手坏	2	截肢	
前额坏疽	1	手指	2
	39	脚趾	1
皮肤及附属器官		前臂	2
足部坏疽	2	腿	9
蜂窝（组）织炎	15	肩	1
整形	5		15
刮除溃疡	24		
刮除窦道	14		
脚趾坏疽	3	新洒尔佛散	4
	63		4
			1

续表

肿瘤摘除		静脉曲张	1
脂肪瘤	3		
囊肿	8	枪伤	
乳突淋瘤	1	大腿	2
皮样囊肿	1	腿	1
上皮瘤	2	足	1
脾恶性肿瘤	1		4
大腿	2		
脸部	1		
纤维软疣	1	其他	75
	20		
合计	597		

1914 年 1 月至 6 月手术

男　332

女　86

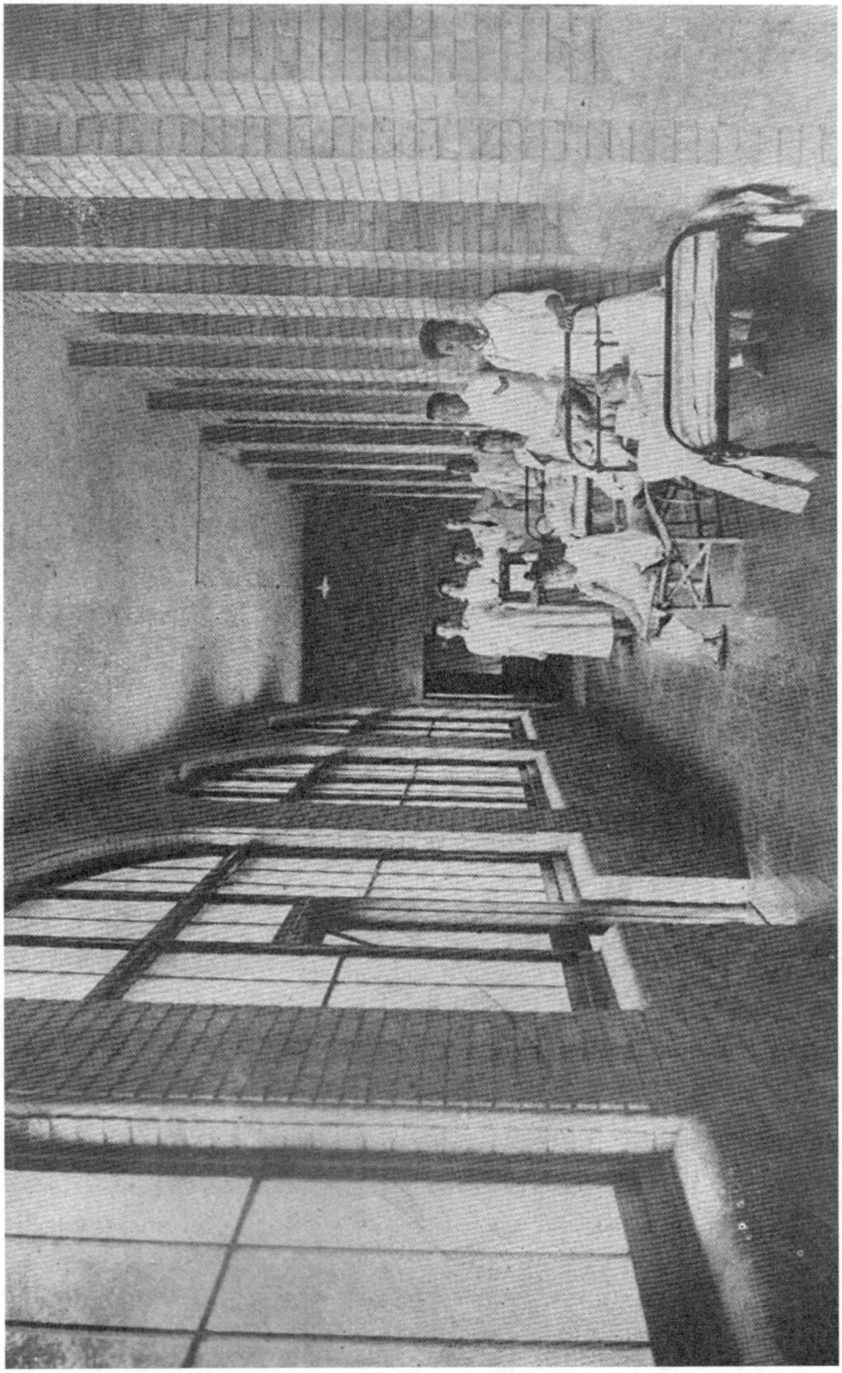

病人在新医院走廊里

妇婴医院的手术

有 117 例在全身麻醉下的手术，如下			
头及颈		乳房	
淋巴腺炎	4	摘除	8
囊肿	2	脓肿	1
痈	4	纤维腺瘤	1
舌下腺囊肿	1		10
耳部肿瘤	1		
兔唇	1		
牙龈瘤	1	腿	
	14	膝盖分离	1
		截肢	1
胳膊及手		胫骨坏疽	2
截肢	2		4
结核腺	1		
腱鞘囊肿	1	足	
瘭疽	1	结核所致截肢	1
手部针	2	跟骨坏死	2
	7		
肛门及直肠		眼	3
下垂	1	睑内翻	1
痔疮	2	白内障	1
肛瘘	4	眼角膜溃疡	1
肛裂	1		
	8		
大的脓肿	12	阴道	3

续表

鼻窦刮		闭锁	2
尿道	1	无	1
扩张	6	阴道色谱测定	1
刮匙	7		4
鞘膜积液		腹部	
急性病例	1	试验性剖腹手术	1
其他	32	子宫切除术	1
		阑尾切除术	2
		盲肠脓肿	1
		胆结石	1
			6
合计	117		

1913年7月1日至1914年6月30日来自外国人的捐赠

朱尔典爵士 K. C. M. G.	$ 200
安格联（F. A. Aglen），外交官………………….	100
Deutsch Asiatische Bank 德国亚洲银行	100
E. V. H. …………	75
韦礼敦（E. C. Wilton），外交官…………………	65
英国公使馆圣诞捐款部分 74. 28	
麻克类（R. Macleay），外交官……………………	50
马特纳（F. Materna），外交官…………….	50
学生弥撒，英国公使馆	45
撒马斯（H. D. Summers）…….	25
理查德森（J. W. Richardson），外交官………	25
柯随良（W. P. Ker），外交官………	30

续表

巴尔敦（S. Barton），外交官…….	20
礼昂斯（T. H. Lyons），外交官……….	20
横滨银行 Yokohama Specie Bank ……	20
乔治（A. H. George），外交官…….	
安浩色（H. Anhauesser）博士	20
维尔泽（H. Wilzer）博士，….	20
米德（E. W，Mead）外交官….	15
达维森（J. W. O. Davidson），外交官……	10
布路尼（H. Prideaux Brune），外交官…….	10
窦尔慈（B. Y. Tours），外交官….	10
维布恩（Winborn）上校	10
考尼士（N. E. Cornish）牧师………	10
台克满（E. Teichman），外交官……	5
瓦礼斯（F. A. Wallis），牧师….	5
一位朋友…….	1.17
合计：	$1030. 45

截至 1914 年 6 月 30 日的年度收入支出表

收入（美元）

1913 年 7 月 1 日在账上所有的余额，银元	4357. 87 @ 69	$6315. 75
从学生收的学费………		6550. 85
宿舍费…….		4518. 69
学生年度押金 …….		720. -
中国政府的援助资助		12781.19
伦敦会的资助及贡献		1216. 37
医院收费（门诊挂号，放射等）		1008.16

续表

医院收费，住院	7800. 70
门诊	1290. 45
药品销售等	9694. 84
外国人的捐赠	1030. 45
华人公共捐赠	692. 23
从护士基金来源	912. 82
“纪念吉义布（J. G. Gibb）基金”	2079. 24
销售《制药记录》收入	138. —
银行利息	23. 8
	$56773. 54

支出（美元）

给慈善账目（病人）	586. 73
取暖和照明	3473. 74
火灾保险	934.12
折旧预留资金 a/c	4347. 85
薪水	7642. 65
工资	3346. 84
供应、杂物、运输等	606. 20
印刷、邮寄信件、文具等	852. 27
设备、维修等	5133. 41
药物、包扎等	14310. 53
食物（学生）	3572. 41
食物（病人）	3488. 91
还给学生的年度押金	720. —
从“纪念吉义布基金”账户上的付款	2079. 24
从护士基金上的付款	2062. 5

续表

翻译、印刷等	727. 57
1914 年 6 月 30 日账户余额	2888. 57
	$56773. 54

1914 年 6 月 30 日在账户上基金

翻译基金	银元	1026. 69	
		@69 等于	$1487. 96
图书馆基金	1055. 97	同上	1530. 39
差旅基金	2108. 29	同上	3055. 49
或有基金	5432。65	同上	7873. 41
往来账户余额			2888. 57
			$16835. 82

我已经检查了截至 1914 年 6 月 30 日北京的协和医学堂的年度账户，发现他们根据收据和单据记账，每笔细节都是正确的。

（签字） 德来格 M. D. ，审计

协和医学堂

教授

科　龄　Thomas Cochrane，M. B. ， C. M. ，荣誉监督*

孔美格　J. G. Cormack，L. R. C. P. ， & S. F. R. C. S.（爱丁堡），监督

杨怀德　C. W. Young，B. S. ， M. D. ，教务长

贺　庆　Nehemiah S. Hopkins，M. D. ， O. et A. 校董事会长*

盈恒利　James H. Ingram，M. D.

刘广仁　G. D. Lowry，M. A. ，M. D.

狄丽 F　E. Dilley，M. D. *

惠义路　E. R. Wheeler，M. B. ，B. S，

恩浩施　J. M. Stenhouse，B. A. ，M. B. ，B. C. D. T. M.

齐德义　E. J. Stuckey，B. Sc.，M. B.，B. S.，

思迈力　J. Smyly，M. A.，M. D.，B. Ch.，L. M.，F. R. C. S. I.

伊博恩　B. E. Read，M. P. S.，Ph. C.（英格兰）

讲师

德来格　George Douglas Gray，M. D.

陆长乐　C. Lewis，M. A.，M. D.

雷实理　P. C. Leslie，M. A.，M. D.

泰　克　Wm. S. Thacker，B. A.，M. D.，F. R. C. S.（爱丁堡）*

布瑞特兰德　A. J. D. Britland，M. P. S. Ph. C.（英格兰）

助教

曲 （音译，Y. T. ChÜ），M. D.，北京，

秘书与司库

孙继昌　Geo. G. Wilson，Esq.

考试委员会 1915

教育部官员

内务部官员

医学堂的教务长

考试科目的教授

德来格 （George Douglas Gray），M. D.（英国公使馆）

儒　拉 （M. le Captitaine Docteur L. di Giura）（意大利公使馆）

马内力 （M. le Capitaine M. Manelli）（意大利公使馆）

安德鲁斯 （C. T. Andrews）博士（秦皇岛）

李绍祖博士（中国陆军部）

伍连德博士（东北三省防疫事务总管理处总医官）

司徒尔特 （Stewart）博士（美国公使馆）

*缺席

学堂的教学人员

解剖学

惠义路　E. R. Wheeler，M. B.，B. S.

狄　丽　F. E. Dilley，M. D.

曲 （音译，Y. T. ChÜ），M. D. 助教

宣 （音译，C. L. Hsuan），M. D. 助教

化学

伊博恩 B. E. Read，M. P. S.，Ph. C.（英国）

布瑞特兰德 A. J. D. Britland，M. P. S.（爱丁堡）

冯 （音译，C. T. Feng）助教

生物学

道布森 R. K. Dobson，A. M.

王 （音译，H. Y. Wang），助理

生理学

贺 庆 N. S. Hopkins，M. D.，O. et A.

病理和细菌学

杨怀德 C. W. Young，B. S.，M. D.

外科

刘广仁 Geo. D. Lowry，M. D.

惠义路 E. R. Wheeler，M. B.，B. S.

泰 克 W. S. Thacker，B. A.，M. D.，F. R. C. S.，Ed.

内科

恩浩施 J. M. Stenhouse，B. A.，M. B.，B. C.，D. T. M.

思迈力 J. Smyly，M. A.，M. D.，F. R. C. S. I

科 恩 J. H. Korns，M. D.

制药学

伊博恩 B. E. Read，M. P. S.，Ph. C.（英格兰）

眼科

盈恒利 J. H. Ingram，M. D.

齐德义 E. J. Stuckey. B. Sc.，M. B.，B. S.

妇产科

孔美格 J. G. Cormack，F. R. C. S. Ed.

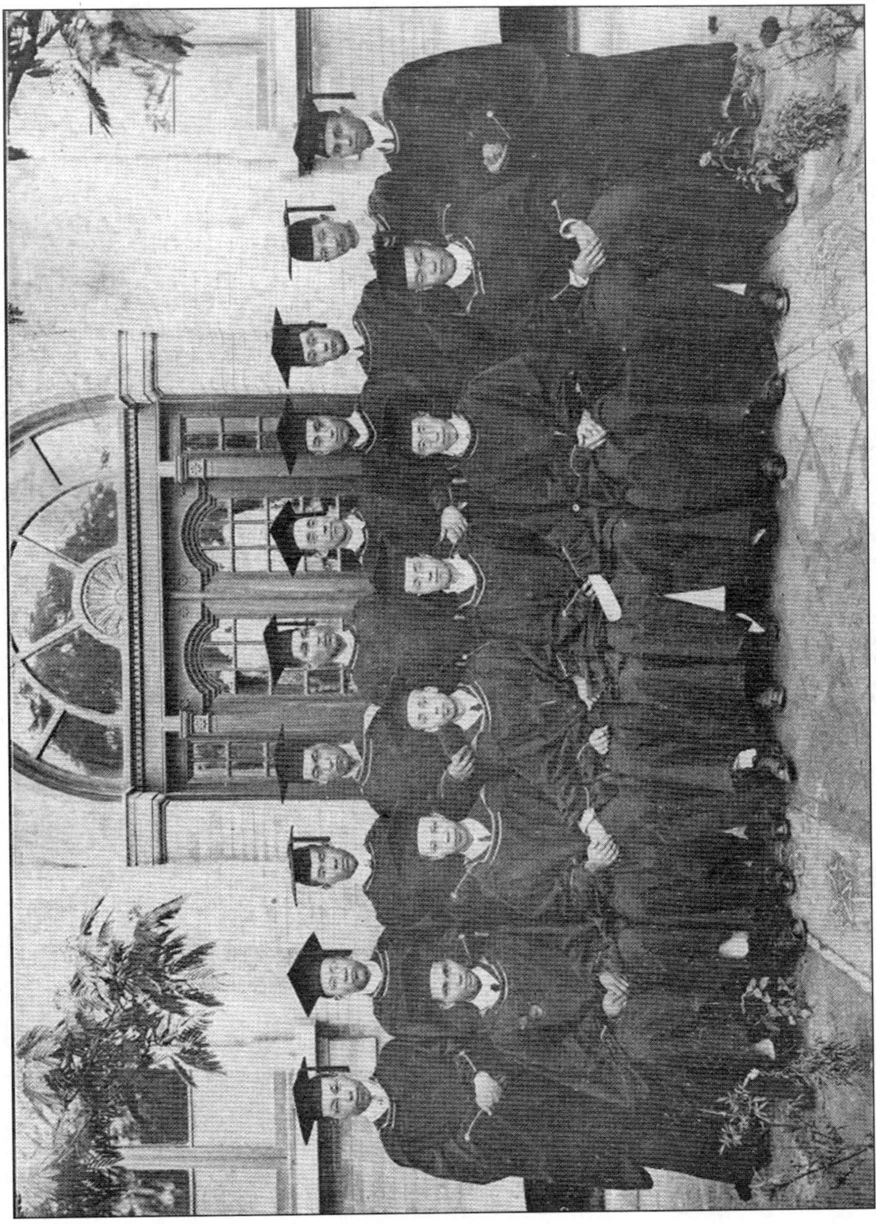

毕业生，1915年

协和医学堂

1914-1915 年度报告

概　述

本医学堂是由华北教育联盟（美国公理会、美国长老会和伦敦会）共同成立的三所“协和”（Union）中的一所。后来汇文大学堂加入进来。学堂设备由伦敦会购买和配置的，并特别负责学堂的运行。为了纪念杰出先行者雒魏林（Lockhart），学堂被冠上雒魏林的名字。他作为伦敦会最早的医务传教士，领导了这个进程，是英国教会的先行者。学堂主要建筑于 1906 年完工，并于 1906 年 3 月投入使用，宿舍区域于 1908 年完成。

医学堂开办以来，在中华圣公会华北教区及伦敦医学传教协会的共同努力之下，医学堂的工作得到加强。后者在英国成立了一个国内的委员会，目的就在于为医学堂提供教师。这样一来，在北京有五个教会团结合作，在伦敦的这个委员会员将这五个教会与英国国内医学院紧密联系起来。

学堂的目标是招收受过良好教育的华人学生，尽可能详尽地提供内科和外科不同分科中的知识。本报告附录有教学大纲。从一开始，本学堂就引起了中国权贵的极大兴趣。已去世的慈禧皇太后提供大笔捐款，并特派官员前来主持开学典礼。学堂得到中国政府青睐的另一个标志，是在政府的教育部门及内务部注册，因此本学堂成功毕业的学生将被授予政府颁发的学位证书。

每年秋季学期开始招收新学生。

所有的教学都使用中国北方官话。

学生们大部分都住校，有很充足的住处提供给住校生。住校生经常受到住校的教学人员和秘书监督。

年度报告

本报告是在医学堂管理及发展方向即将发生巨大变革的前夜写成，故在医学堂历史上具有划时代意义。我们相信这个变化将大大扩大学堂的效用、提高效率，并将保留其鲜明的基督性质。

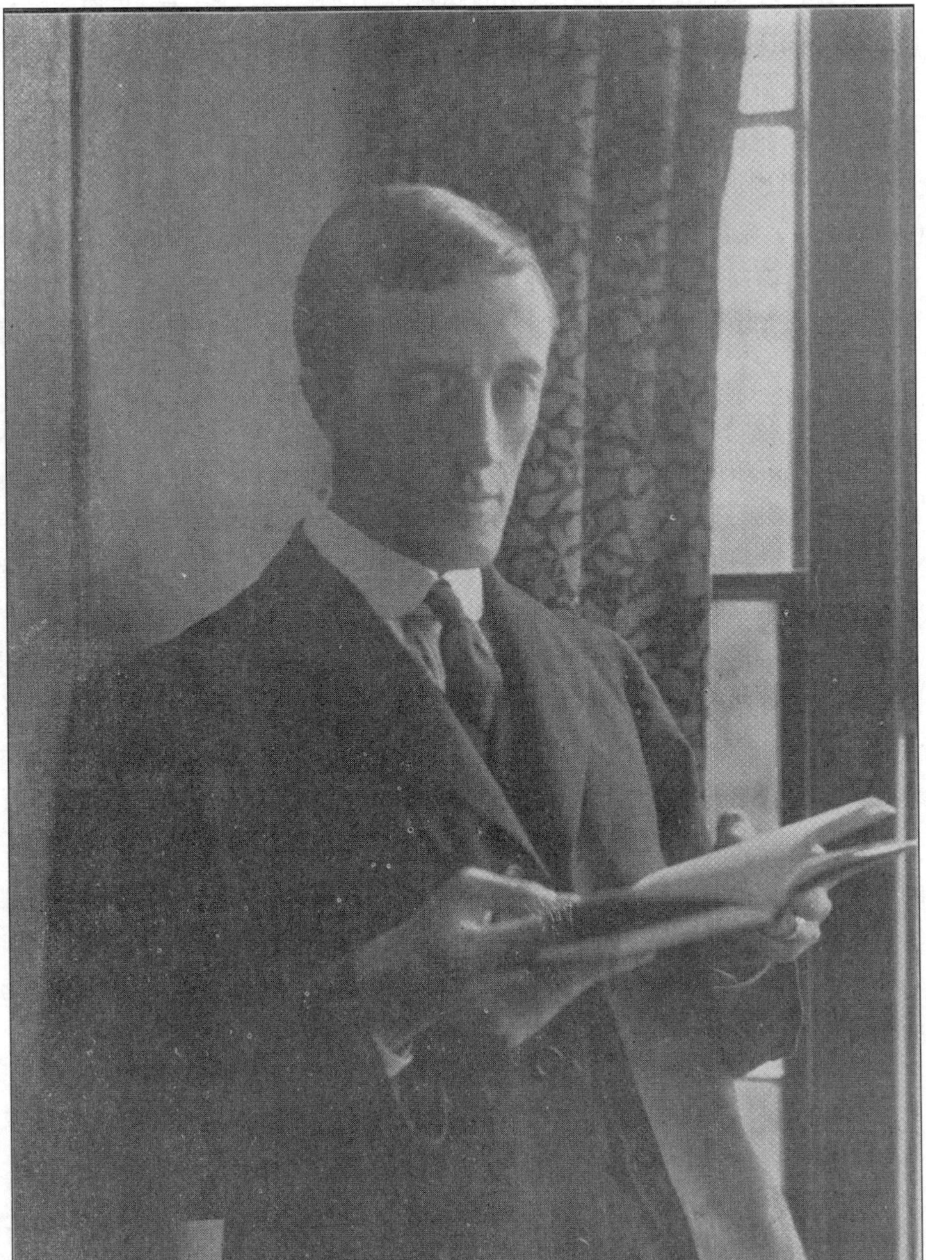

过世的文海
M. B., B. S., F. R. C. S.（英格兰）

去年已经提到了扩大医疗联盟的规划，目的在于改善教学与医院服务设施。这个试探性计划提出的建议，虽已得到英国国内教会的同意，但出现了一个新情况，即洛克菲勒基金会的罗氏驻华医社（China Medical Board）在华进行了考察之旅。

考察团成员贾德森博士（Judson）、毕宝德博士（Peabody）、顾临先生（R. Greene）在北京停留了几个星期，很仔细地考察了医堂学的工作，并在返回美国后而递交了报告。他们强烈建议北京应成为罗氏驻华医社工作中心的首选地，在中国设置和精心创办一所医学院及医院，并尽可能达到最高医学水准。

他们看到协和医学堂已经取得了重要地位，建议如果安排得当，罗氏驻华医社所制定的计划，应与已经得到政府认可的协和医学堂有关。

经过与英国国内教会仔细和全面的磋商之后，罗氏驻华医社将自 1915 年 7 月起，承担这所医学堂的财务责任；计划细节的讨论与计划制定推迟到 9 月罗氏驻华医社主任鲍垂克博士（Buttrick）抵达中国之后进行。

教会有限的资源限制了学堂的发展，医学堂的教师及员工欣喜地意识到，在新的管理机构之下，学堂有可能向前发展。罗氏驻华医社将延续医学堂建立者——教会组织设定的发展道路，这些教会将在新学年为医学堂提供教师，在这方面有重要作用，我们对此充满感激。

在基督教会的资助下，开展有效的医学教育从一开始就是我们教学工作的目标。因为我们意识到对中国来说，如果医学专业工作者是由那些具有耶稣基督精神之人推进，才可能达到最高和最好的医学目标。

我们因此而受到鼓舞，新的管理机构将继续这项事业，我们满心期望能够实现我们的这一理想。

文海博士（Dr. H. V. Wenham）

对于协和医学堂来说，1914-1915 年笼罩在一个无法挽回的损失阴影之下，1914 年 11 月，尊敬和热爱的同事文海博士去世，离开了我们。

在学堂八年多的时间里，文海博士把自己奉献给了中国的医疗教育，不遗余力地把生命和精力奉献给了学生们。他的坚强、文雅、独特个性，充满了基督精神，赢得了学生们的热爱与尊重。他在专业上成就卓越，理想高尚，常常激励着医学堂的师生们更认真和更细致的服务。

从他成为医学堂雇员起，就不懈地努力让医学堂及医院成为中国人仿效的榜样。位于新开路的医院现在运行良好，实际上就要归功文海博士不辞劳苦的工作。

在医学堂的历史上，没有比他更努力的教师，我们不可能很快找到人来填充由于他的去世而导致的空缺。我们将永远记住他。他把自己的生命奉献给医学堂的基督工作，为上帝及在中国减轻病痛和苦难做了很多伟大之事。

我们对他的高深莫测的智慧充满尊敬，我们失去了一位智者，而我们觉得这正是中国非常需要的。不过，我们有信心播种到中国土壤中的种子，会在未来强有力地破土而出。

对于他的遗孀，我们表示深切的同情。她了解并深知文海基督徒之心肠及温柔的人品。直到天色黎明，阴影驱散，我们相信上帝将会一直与她同在。

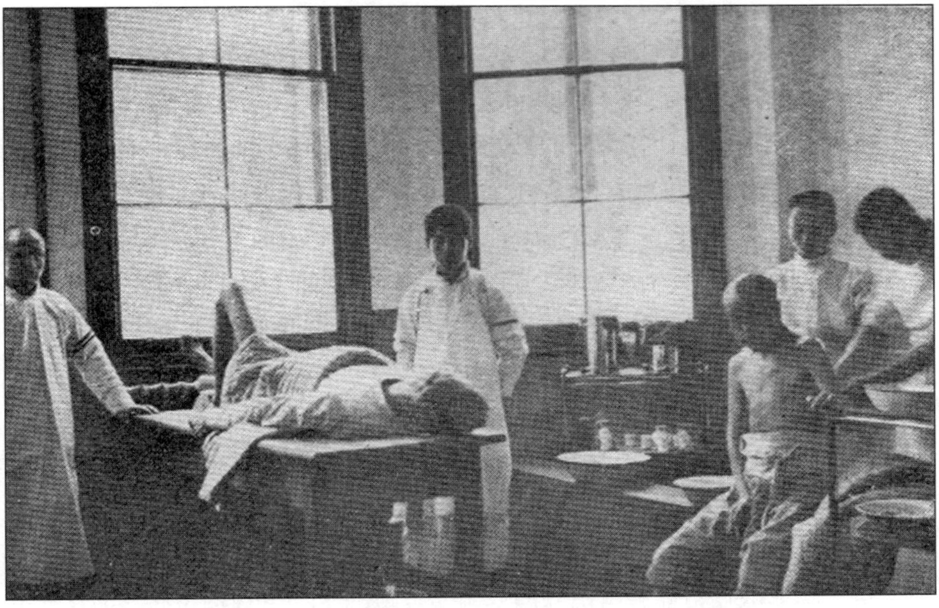

男子医院的手术包扎室

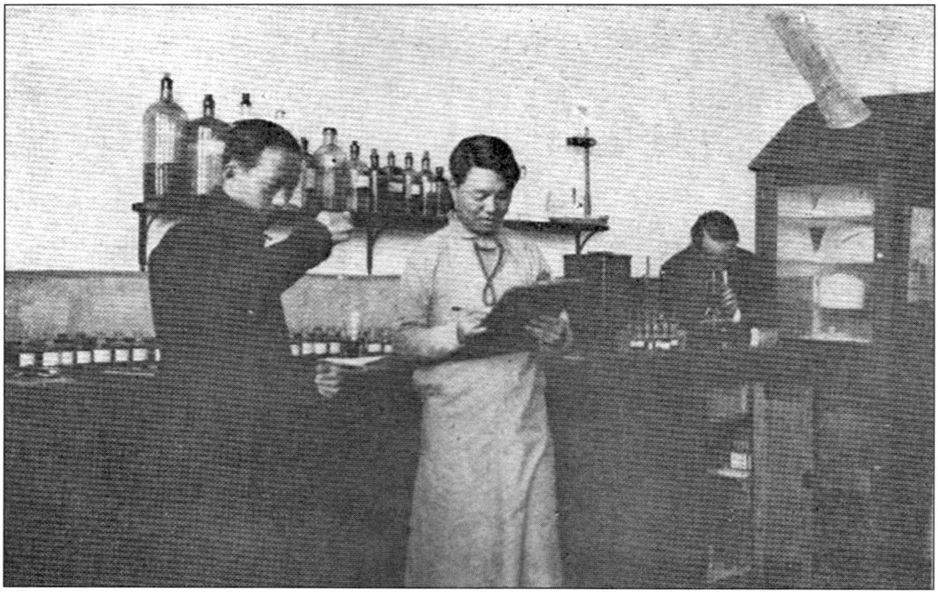

学生们在男子临床实验室工作

文海的生平

文海博士生于伯明翰（Birmingham）附近的斯邦布鲁克（Sparnbrook），在汤布里奇公立学校（Tonbridge Public School）和伦敦大学（London University）就读。他还在伦敦的巴塞洛缪医院（Bartholomew's Hospital）接受过医学教育，先在伦敦取得了 M. B.，B. S. 学士学位，后来又在英格兰成为皇家外科学院的成员（F. R. C. S）。他于 1905 年来到中国，在唐山铁路医院任职一年。1907 年他成为协和医学堂的雇员。他一边学中文，一边教授解剖学和组织学。他后来教授外科学和外科病理学，并同时担任医院病房外科主管（Surgeon-in-charge）。1914 年 1 月，他负责新开路的新医院的组织工作，并在那里担任医疗主管（Medical Superintendent），直到 1914 年 11 月去世。

1911 年，在华北和满洲肺鼠疫暴发的时候，文海博士给予中国官方极为重要的协助，并带领学生参加鼠疫防疫工作。在 1911~1912 年革命期间，他最早发起了医学堂的红十字救护，在武昌和其他地方的工作非常出色。

另一个能够显示他发自内心的努力及支持的工作是禁烟运动。他还在章遹骏将军访问英格兰的安排工作中起到非常大的作用，并陪伴将军的这次访问，这次访问所带来的关注，他功不可没。

文海博士是来中国从事与医学堂相关工作，即伦敦医学传教协会的第一个成员，在这些年的工作中，他完全依靠自我努力。

雇员的变化

1914 年 9 月，潘尔秕（E. J. Peill）博士离开医学堂，负责枣强的医疗事务。由于他是我们效率最高的教师之一，此时其离开对我们的工作冲击巨大。不过，正像我们希望看到的，恩浩施博士及奥古斯（Brodie Angus）博士很有可能成为我们的雇员，否则，就只能通过发掘英国国内资源来加强学堂的师资。我们希望能渡过这段时期，前景却令人非常担心。因为在欧洲进行的可怕战争依然绵延不断，致使不但没有医生加入学堂，反而在年末时，我们还要与泰克博士“告别”。他的内心被责任召唤，要前往协助欧洲大战场上救护事务。作为我们的代表而回到欧洲，其他人也想返回欧洲效力。不过，我们认为作为一所学院，至少已经付出了自己的一份力量了。这会对我们来年的工作带来负面影响。

狄丽博士早该休假，故很快就会离开去学术休假。虽然长老会承诺给我们派一位新人，但由于新人通常缺乏汉语知识，在相当长一段时间里无法承担教学事务。

贺庆博士因妻子的健康，离开学堂而回到英国。我们在新学年的秋季学期会很想念他。

我们期待来自美部会的肯特（Kent）博士于 9 月加入进来，以承担贺庆的生理学教学工作。该教会还聘任了科恩（Korns）博士，期望他也能协助医学堂的医疗工作。

谢恩增博士在过去五年的解剖教学、翻译教科书中成绩卓著。他得到了洛克菲勒基金会的进修资助，将离开我们去美国进修一年的研究生课程。这将使他能在未来更好地帮助学堂，我们将会很想念他。以上所有变化，让我们是在疑虑中期盼新学期的到来。因为届时医学堂人员会非常缺乏。

我们的备用教师瑞文顿（Rivington）博士，在内科教学中给予我们很好的帮助，不久他也要去学术休假了；除非有新工作人员加入，否则对于已经超负荷的教师来说，只会增加更多额外负担。

我们的新老师布瑞特兰德（Britland）先生来到了学堂，他将加入到伊博恩先生的配药及化学教学之中。目前还没有人来接替郝裴睿博士的位置，很不幸这已经使医疗教学工作非常受限了。

我们的学生

本年医学堂的学生，比以往要多。毕业班有 17 人，包括预科部在内的 34 名学生，总共有 135 名学生接受了教学指导。很可能在 9 月份招收 30 到 40 名新学生，故看来下一年的医学堂将会有至少 150 名学生。

学生们的健康好过以往。这归功于很重视锻炼和运动。在基督教青年会篮球队出色的体育指导之下，篮球成为非常受欢迎的运动，致使这个美好季节在一场热烈的比赛中落下帷幕。

医学堂基督教青年会及基督教活动

本年基督教青年会的工作开展得很好，很高兴看到新一批学生积极参与到基督教事务中。他们替代了那些已经毕业学生的位置，致使医学堂工作中这一最重要环节得到很好维持。

医学堂基督教青年会的一组学生，本年继续在医院病房展开每周日晚的宗教服务。医学堂其他人也分担了布道工作，并参加了在北京城和政府组织的社会工作。

圣经诵读小组也一直在继续，本年结束时有三名学生已经迈进一步而加入到基督教会中。其他 15 名学生表达了同样的愿望，表明医学堂的影响正在开花结果。足以让人感到惊喜的是，那三位最近加入教会中的一位学生说，他来到医学堂之前，就已深受曾在医学堂学习过的一位学生的影响，这位毕业生对他说："尽管我自己不是基督徒，却完全相信医学堂保持的基督传统。"这句只偶然说的话很有帮助，引导这位学生更认真聆听周日晚上的布道。这些讲话及基督学生的影响共同引导这个学生成为耶稣的信徒。

伊博恩先生在过去一直负责制药化学，他写道：

> 化学预备课
>
> 整整一年，胡英德（Hu Ying The，音译）先生每周两次给学

生做系统讲座，每周还有两次实习。班里很多人在制盐及简单的量与质分析方面，取得非常令人满意的成绩。本班成员的能力差别很大；可以用来区分学生层次而挑选最好学生。该班也可以起到预备班的作用，让学生做好准备，严肃面对未来的医学学习。

一年级

本班有了新的桌椅按阶梯排列的教室，便利了有机化学的授课。这能够让学生们更好地跟上课堂展示。学生每周上课，所有课程使用英语及汉语词汇。

二年级

制药化学讲座照常进行；本班有些学生的水准低于平均水平。他们学习了基尔特（Gillison）博士新出版的《药料学》（Materia Medica）第一册。齐德义博士很努力，承担起了植物药学的授课任务。

解剖学

狄丽博士报告：

今年与往常不同，解剖学变得有趣了。对于学生来说，解剖课不再只是记忆大量新奇名字。由于人体解剖被允许，学习已经成为非常有趣的一门课程，并在解剖室里进行出现热烈的竞赛。学生们在本领域的学习中显示出很大兴趣。

在中国，解剖于 1914 年开始被容许，之后继续开展。今年得到解剖材料虽足以使所有学生都能独自学习，但还是有些欠缺，无法让每位学生有不同的部分进行反复解剖。

学习肌肉、动脉、经脉和神经及其关系的方法使用的是以往前从未有过的现代的方法。期末考试时，每位学生都会被问到 80 到 100 个问题，过去两年的结果显示成绩确实提高了，这非常令人满意。

我们开始接收病人到医学堂设置的病房诊治，医学堂的手术室是非常令人羡慕的。自从新医院开业之后，有了些基础，而手术室的用途明显地实用化了，因为我们已经将其改造成了解剖室，美丽的瓷砖墙和地面尤其适合解剖之用。狄丽博士在惠义路博士和谢博士的协助之下，在这里有幸组织并开始了新的教学活动。

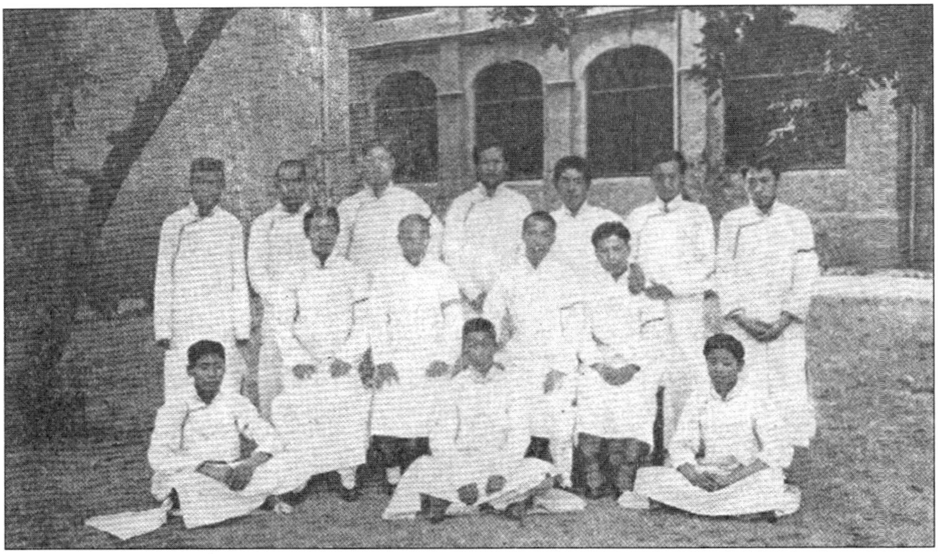

男子医院的男护士

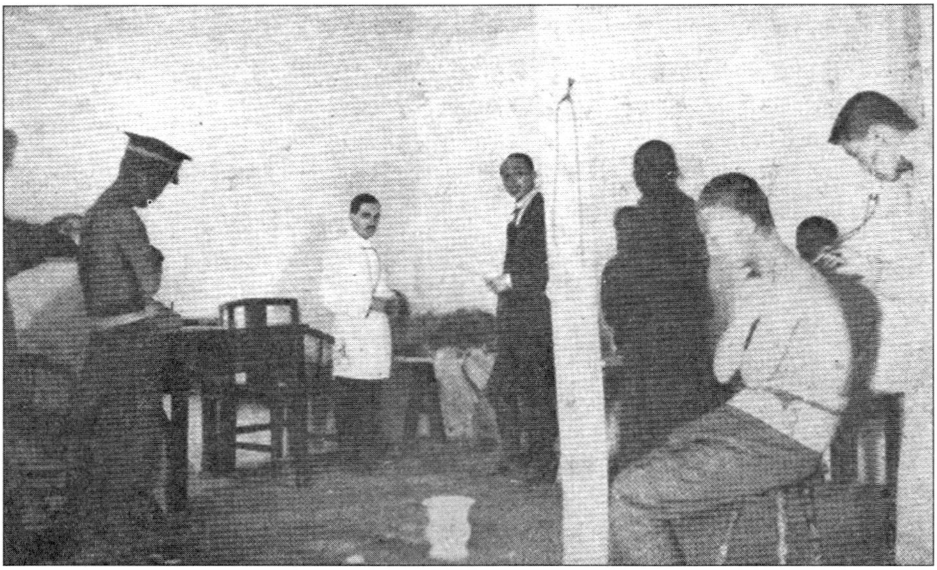

门诊医疗部

生 物 学

毕谨先生在过去几年里一直给一年级学生教授生物学，他给予的帮助很有价值。他暗示今年之后不能继续在这里工作了。

他尽心尽力地为低年级学生早些开设这门医学课程，他反复细致地教诲取得很大成绩。教务部门衷心感谢多年来他在医学堂所做的这些出色工作。

眼 科 学

齐德义博士和盈恒利博士在分担了眼科的教学工作。前者的重点是眼睛疾病，后者是屈光。齐德义博士说：

> 除了讲授屈光课程，盈恒利博士独自进行了教科书的翻译。他翻译的《治疗学》一书非常受欢迎，已经再版三次。他很高兴自己翻译完成了托灵顿（Thorington）所著的《屈光》一书，并看到该书出版。

眼科疾病

两个高年级班开设了讲座。五年级在眼科门诊接受每周三天的临床指导。总体上来说，本班是我们迄今为止最好的一班学生。

很不幸的是眼科缺乏设备及足够的空间，以进行常规和暗室检查。现在只有普通诊室的一个角落，是不利于眼科检查的。我们高兴地知道不久的将来能有足够的场所。

儿科疾病

计划为两个高年级班开设讲座，并计划补充到常规内科系统的课程中。教科书是参照罗伯特·哈奇森（Robert Hutchison）的《儿童疾病讲座》（Lectures on Disease of Children）。我们希望能将该书译成中文。虽然没有给学生们任何书面材料，他们显示出很强的课堂笔记能力。

法医学（医门例律）及毒理学

两个高年级开设了这两门讲座。由于缺乏自杀、他杀的尸检案例，较很难将这两门课结合中国的情况来进行讲授。

病理学系

在医学堂德来格博士大体病理标本的基础之上，圣公会的布莱恩·布朗（Byran Brown）博士又增加了一些内容。他花费大量时间在病理学这项工作上。作为今年病理学课程的常规学习之一部分，学生们大体研究了这些病理标本。

外科病理学

文海博士去世之后，病理学系接手他在世时负责的外科病理学工作。病理学和细菌实验室一位非常有能力的男子，经过几个月的培训而成为技师。自从此人离开之后，虽有一位门卫过来帮忙，但工作要逊色很多。这些实验室每天能够得到刘（Y. T. Liu）博士的半天帮助。他已经开展或指导外科病理标本部分的切割和着色。

细　菌　学

细菌学课首次有机会看到动物接种，并进行了接下来的尸检工作。不然的话，本课程就像往常那样。今年利用以吉义布命名的实验室进行此项教学。尽管设备仍然少得可怜，但比以前所有的房间已经要好许多。

外　　科

外科由刘广仁博士、惠义路博士、狄丽博士、泰克博士共同负责。

惠义路博士说：

三年级、四年级、五年级学生开设了系统外科学课程。课本是罗斯和卡里斯（Rose and Carless）所著《外科手册》（Manual of Surgery）的中文版。刘广仁博士给三年级的学生讲授《普通外科》（General Surgery），惠义路博士给四年级学生教授《局部外科》（Regional Surgery）。

五年级接受了外科解剖学与手术外科课程（Surgical Anatomy and Operative Surgery），教材是华林（Waring）的《手术外科手册》（Manual of Operative Surgery）。除此之外，我们还根据彼得韦尔（Bidwell）的书中所制定的计划，开设了一门肠外科手术的操作课。学生们在这三年中进行了一些实际操作学习，即三年级的学生轮流到门诊包扎工作，而四、五年级的学生被分成若干组学习包扎。在这一年时间里，每位学生由此都能有三个月的时间，担任一位外科医生的包扎员，并能在医生指导之下至少在此时段里负责两张病床。学生们还学习了麻醉和如何协助手术。每周有三次时间利用病房的病人给学生讲授临床课程。

内　　科

思迈力博士一直负责临床内科，他的工作非常出色。他的报告如下：

战争致使恩浩施博士无法返回，临床内科的教学因人员缺乏而受到严重限制。重要的临床方法的指导工作则由杨（Young）博士承担。

今年很值得关注的一个进步是，新医院开办满一周年，治疗和教学条件都有改善而没有停滞不前。护理体系也制度化了，医院的组织和建设沿着西方最新发展路线向前迈进，标志着医学堂医学实践与教学的划时代发展。虽然这个系统依旧不成熟也不完美，但在这一年中稳步改善。由文海博士开始的机构建设之成功，本身就是对他的纪念。在当今医院运行工作的每个细节中都能够感受到他的影响。

高年级被分为三个大组每组十人，每人负责两张病床。我要求学生详尽记录病例、病程和治疗，并进行所有必要的病理学检查。在我的指导之下，每天第一个小时是做这个工作。四年级班的学生于 11 点到达，第二个小时通常是给两组学生进行临床授课。通常借鉴奥斯勒（William Osler）爵士的方法，有时也不用，虽然时常用但也不是一成不变。即事先通知负责病例的学生，向其他人展示问题，并就此病例做临床讲座。学生们通常做得很好。他们的主要资料来源，当然是内科教科书——奥斯勒的中文译本。我通常会补充一些材料，列出英文参考文献。这些文献或从杂志或从特别书目中找来的。这种方法非常成功。至少保证一个学生从头到尾充分地梳理了课程，并在多样性和模仿性方面激发了其他同学的兴趣。另外，这也培养了学生研究自己病例及综述的习惯，并学会从外语刊物和教科书中查询新材料。当然，还有一个能够用流利中文讲课的好处。

尽管这十张病床太少，却提供了关于临床的不同和有趣病例。新医院的外国员工用英语记录病例，这不仅使病例记录本身很有价值，而且能够提升医疗的整体水准。细致的记录意味着要细致地研究病例，对病人有着同样的好处。病例记录系统地保存在门诊部。对于这一年工作的回顾（我在中国医疗工作的第一年），留下很深印象的是，在所有疾病中，有两种疾病最严重和数量最多，因而也最为重要——肺结核及梅毒。对于肺结核，我们必须承认，除了诊断外做不了什么有价值的治疗。我们最急需疗养院。一方面，大量携带肺结核病菌的年轻人来我们这里就医，但迄今为止，我们没有能力把他们从最初严重阶段拯救出来。相反，我们在治疗梅毒方面的效果确实很好。

对于那些可以买得起药的人，我们给他们撒尔佛散（Salvarsan），再加上一个疗程的水银。美国公使馆卫队的司徒尔特（Steward）博士在过去几周，为我们做了瓦色满反应（Wasserman reaction），他为出色完成这个病的治疗工作添加了最后一笔。如果没有他的这一贡献，就无法确定一位病人何时才能被治愈，我们现在可以有把握地告知病人何时疾病可以痊愈。自从他开展此项工作以来，已经在不只一位病例的治疗中得到了满意效果。免费发撒尔佛散给那些负担不起药费的人，依然是我们追求的一个理想，且在这项工作中至关重要。

妇 产 科

孔美格博士负责妇产科的教学，他写道：

在妇产科的教学工作方面，学堂还是缺乏适当的临床教学设施。不过，明显可以看到的是，学生们从模型、演示图、教科书和讲座中较好地获得了本课程的理论概念。

妇科病例在妇婴医院大大增加，产科住院之人也比往年要多。

我们现在需要的、是必须尽早拥有一所适当设备的产科医院，这样可保证不仅能在那些贫穷女性需要帮助时提供足够帮助，且还可以有场地更有效地培养学生。当有难产病例发生并需要学生们时，就可以提供有效帮助。

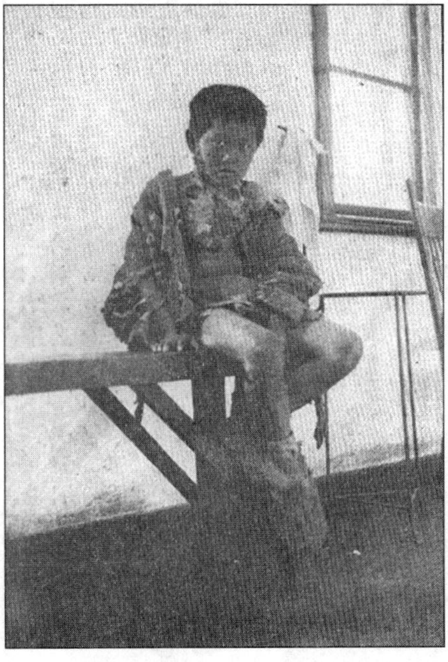

门诊部——一个流浪儿童

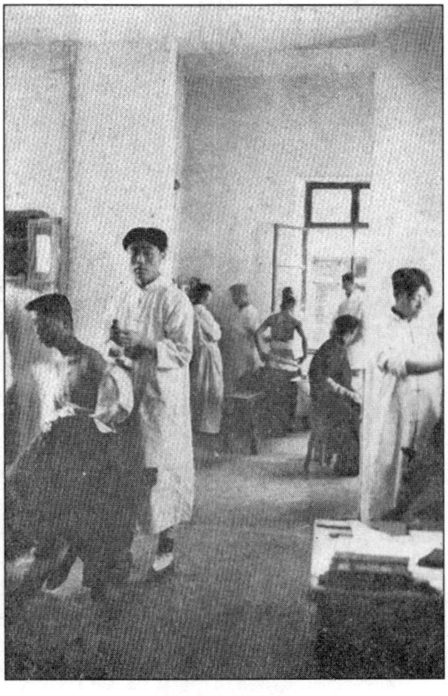

门诊外科一瞥

总　结

教员们满怀深厚感激之情，记录了又一年工作的完成情况，并高兴地看到16名学生取得了毕业文凭。随着这些毕业生的离开，到中国各地去开展医疗工作，我们确信过去的五、六年在这里的学习过程中，他们不仅学到了内科学、外科学等很多科学知识，也附带将医学知识与基督教义联系起来。我们相信这些学生从教师的生活和教学中，学会了把基督——这一伟大医生，及其对病患的怜爱照顾，作为医生的理想……。在新的一年中，我们将在设备和教学环境的改善方面取得有重大进步。如果有足够数量的、适当的各科教师加入我们，协和医学堂不仅能保持其目前所取得的重要地位，且还会成为华北乃至整个中国最好的医学院。

监督：孔美格

备注：今年的医院报告分开印刷，并发送给了在华每位医生，人手一册。
本报告主要是专业方面的内容，如果将之加到这里，将会使本报告显得太厚重。
特别想要医院报告的人，可以致函医学堂秘书孙继昌先生索取。

教学大纲

协和医学堂的成立，目的是为受过良好教育的华人尽可能全面地提供内科、外科学不同分支领域的知识。授课目前是用北方官话。成功通过期末考试的学生，经过教师委员会同意将被授予医学堂的医学博士（Doctor of Medicine），中国的教育部在学位证书上加盖公章。

入学要求

每年 9 月的第一个周二在医学堂举行预考。准备下一年入学的考生应于 8 月前抵达北京，并在抵达后同监督沟通。

医学堂教务愿意考虑那些在当地中心地参加考试的学生。

学生必须十八周岁以上（华人）

预考的科目全部是必考。

北京协和医学堂入学考试要求

1915 年秋季

Ⅰ.

1. 所有进入医学预科班之人须首先通过以下考试：

文理作文、英语、阅读（Third Reader）、英语作文、算术、平面几何、代数到二次方程式；或者

2. 出示高中或初中毕业证书或肄业证书，所学科目令人满意，对于华北协和大学文理学院或汇文大学一年级学生，可以不参加考试而入学。

Ⅱ.

1. 所有进入协和医学堂的一年级学习者必须提交北京或以下学校医学预科班的修业证书；

2. 已经满足Ⅰ. 1 的条件，通过化学和物理考试；或

3. 提交：须被协和医学堂的教师委员会认可的学院或大学的学位证书；或是由协和医学堂教师委员会认可的学院或大学的证书，证书要显示完成了三年的综合医学课程。以上两种情况中不管哪种，都要在证书中显示学习的科目及每个科目取得的成绩。

1916 年秋季

Ⅰ.

1 所有进入协和医学堂医学预科年级的人，都必须通过华北协和大学文理学院一年级或汇文大学一年级的考试；或

2. 遵循Ⅰ. 2，1915 年秋季规定

Ⅱ.

1. 所有进入医学堂学习的学生提供从北京的协和医学堂医学预科班的修业证书；或

2. 遵循 1915 年秋季Ⅱ. 3 的规定（注意证书要被承认，必须显示学生学习的课程，包括科目及协和医学堂医学预科所要求达到的科目成绩。

注意目前被认可的学院和大学如下：

华北协和大学文理学院；燕京大学；齐鲁大学文理学院

学习的课程

一年级

生理学	生物及动物学
解剖学	化学
组织学	英语

二年级

解剖学	制药化学
生理学	诊断学
生理化学	身体诊断
组织学	英语

三年级

外科学	小手术及包扎
内科实践	临床医学、外科

治疗学	配药
胚胎学	英语
细菌学及病理学	

四年级

外科学	儿童疾病
内科实践	麻醉学
病理学与血清治疗学	临床内科与外科学
产科学	英语
眼部疾病	

五年级

屈光	神经与精神疾病
耳、鼻、喉疾病	外科解剖
皮肤病	妇科学
血液病	法医学、病毒学
热带病	毒理学
卫生与公共健康	临床医学及外科
牙科外科	英语

更高的学位

医学堂的毕业生年龄不低于二十四岁，经医学堂教授委员会认可，在外国人指导下的医院内科或外科工作一年，或从事具有专业特点的科学工作，或是有两年的陆军、海军或其他专业实习经历，在通过以下两个要求中任一个之后，（1）包括笔头、口头、临床、检查等考试，（2）递交论文或其他学习或研究证明，经过口试或对候选者的专业科目进行的考试，并经医学堂教授委员会同意，则有可能被授予“协和医学堂高级研究员”证书（Diploma of Fellowship）。

总体教学计划

医学课程为期五年，每学年九个月。学年从秋季学期 9 月的第二个星期二开始，大约持续到 12 月 24 日左右；冬季学期大约从 1 月 16 日开始，持续到3月31日，春季学期在4月10日左右开始，持续到6月10日。

这样安排课程的目的，在于第一阶段通过授课和实验室操作教授学生各学科分支的基础知识，其后三年将在内科、外科和专科方面对学生进行培养。最后三年是希望学生能在医学堂下属医院的病房、门诊和手术室协助工作，并各科主任的指导之下，取得疾病诊断和治疗的实际经验。

费用与支出

1915年的费用如下：学费50元墨西哥洋，其构成如下：秋季学期20元墨西哥洋，冬季学期15元墨西哥洋，春季学期15元墨西哥洋，在每个学期开始时交学费。除此之外，还要交纳解剖室费用5元墨西哥洋、化学实习费5元墨西哥洋。每位学生在年初时支付5元墨西哥洋的押金，这笔钱会在年底结清当年发生的扣款后退回给本人。

学堂给需要住宿的学生提供宿舍，每位学生负担伙食、取暖和房间照明费。这大约在每月5.5元墨西哥洋，须按月提前支付。每个学生还要付2元墨西哥洋的宿舍钥匙押金，在返回钥匙后退还。

考　试

考试在每个学年结束时举行，并由考试委员会（考课委办）主持。每位学生在所有科目上须有令人满意的表现，且必须通过学年结束时的考试才能进入下学年的课程。对每个学生状况的评估，将基于其学业总体性质及考试结果。进一步信息可咨询学堂的院长杨怀德博士，或咨询北京的秘书孙继昌先生。

毕业生登记表

1911年届

屈永平	谢恩增	徐左铭	吴三元	范福林
王惠泉	薛受益	王长龄	王九德	贺绳长
时际雍	马德昌	田致远	刘仪德	李遇春
王魁山				

1912 届

郑凤鸣	张樊源	张志勋	邓文瑞	吴守耀
刘荣兴	戴福林	郭 樸	刘继善	柴文翰
马世珍	高殿甲	奚以通	张毓芝	李可信

1913 届

崔常山	郭 权	杨达昌	尹广恩	钟灵山
韩绍愈	韩增忱			

1914 届

陈翼鹭	张兰筠	王 耀	林廷藩	屈永泰
田瑞年	张立贤	王奎元	赵永年	杨国柱
周之望	李 琳	张庆祥	冯之秀	杨达善
杨仲伦				

1915 届

杜承恩	姚藩汉	石冀良	甘其佩	罗锡金
裯仲良	田文斌	马文昭	张仲兰	曾英明
刘志启	谢天培	田宇春（音译）T'ien Yu-chun		
华永旺	陈命云	李光第		

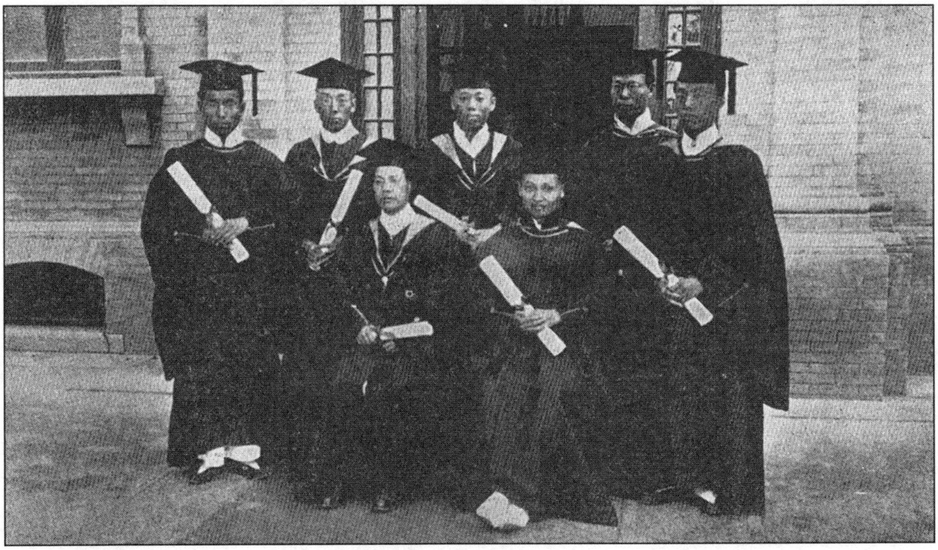

1916 年毕业生

协和医学堂（北京）

截至1915年6月30日的年度收支表

收入（美元）

1914年7月1日账目结余	$2888.57
学生学费费用	7164.00
学生宿舍费用	5269.78
学生年度押金	715.00
中国政府的资助金	13784.43
伦敦会的资助和捐款	3108.43
专业费用等	3043.43
医院收费（出诊，放射费用等）	616.56
医院收费——住院	12266.99
医院收费——门诊	1732.97
医院收费——护士入院费用	170.00
药物销售	13471.77
捐赠——外国人的捐赠	1803.92
捐赠——华人朋友	791.88
护士基金的收入	2449.66
吉义布纪念基金的收入	1016.94
医学书籍的出售	134.60
储备金的资助翻译账户	254.63
图书馆账户	148.74
差旅账户	2.20
银行利息	9.27
	$70853.82

支出

慈善账户（病人）	1464. 52
取暖和照明	6686. 03
火灾保险	937. 09
折旧支出	4347. 83
薪金	10334. 35
工资	4442. 08
供应品，杂项、运费等	718. 62
印刷、邮寄、文具等	1439. 07
设备、维修等	7497. 41
药物、包扎等	14643. 05
食品——学生	4157. 74
病人	4480. 01
退还学生的年度押金	715. 00
从吉义布博士纪念金基金付出的	400. 84
从护士基金付出的	2714. 06
翻译、印刷等	389. 23
从图书馆账户付出的	148. 74
从差旅账户付出的	2. 20
吉义布博士纪念账户结余	616.10
1915 年 6 月 30 日总账户结余	4709. 85
	$70843. 82

1915 年 6 月 30 日在账基金表

翻译基金	$1307. 52
图书馆基金	1457. 74
差旅费用基金	3145. 59

续表

或有基金	8216.04
联合委员会薪金基金	14284.39
吉义布博士纪念基金	616.10
往来账户结余	4709.85
	$33737.25

我已经检查过了北京协和医学堂截至1915年6月30日的年度账户，审核了出纳的收支单据，认为每笔都是正确的。

（签字）审计：德来格

截至1915年6月30日年度外国人的捐赠列表

Higgs小姐	$23.10	银两12.00
A. Sowerby牧师		5.00
横滨Speice银行的S. H. Jirson，Esq		20.00
A. C. Henning先生		25
Parke，Davis&Co.		5.00
匿名		5.00
匿名		100.00
圣诞节捐款英国公使馆的		32.07
H. Viccajee&Co.		15.00
一个朋友		2.71
C. Felt夫人		30.00
朱而典爵士		20.00
A. Ramsay		100.00
J. W. Richardson		10.00
F. A. Nixon		10.00

续表

D. McLorn	10. 00
H. D. Summers	25. 00
W. T. Price	10. 00
R. W. Bolt	10. 00
F. Stair 小姐	5. 00
R. Pike	5. 00
K. E. Seelye	10. 00
R. D. Whitmore 先生	10. 00
A. Shoemaker 博士	10. 00
B. Pickett 小姐	5. 00
C. A. Pierle 先生	10. 00
I. Liggertt 小姐	10. 00
Y. T. Bur 先生	10. 00
清华学堂	100. 00
A. H. Rowbotham 先生	5. 00
A. E. Heinz	5. 00
W. S. Strong 牧师	10. 00
S. E. Meech 牧师	20. 00
S. Barton 先生	10. 00
R. H. Howe	10. 00
W. P. Ker	10. 00
A. A. S. Tuson	5. 00
F. Moore	10. 00
E. Watson	10. 00
匿名	15. 00
德来格博士	5. 00

续表

英国公使馆学生弥撒	20.00
P. J. Miller 先生	5.00
E. M. Marcrow 小姐	83.00
W. A. P. Martin 博士	50.00
H. E. P. S. Reinsch	50.00
C. D. Tenney 博士	15.00
J. V. A. Macmurray 先生	15.00
F. A. Sterling	15.00
C. A. Cooke	10.00
D. Vare	20.00
H. E. Comte V. Sforza	30.00
W. B. Cooper	20.00
Richard M. Dane 爵士	30.00
F. Moore	10.00
H. C. F. Finlayson	10.00
C. H. Lauru	10.00
匿名	5.00
E. Loverock	5.00
W. F. Willoughby	10.00
J. Lonergan 先生	10.00
M. Barraud	10.00
L. R. O. Bevan	10.00
J. Elster	20.00
D. A. Johnston	5.00
R. C. Allen 先生	5.00
E. G. Hillier	10.00

续表

W. Park	5. 00
V. Holland	5. 00
A. C. Henning	10. 00
H. E. S. B. de Fretas	15. 00
F. A. Aglen	100. 00
横滨 Specie 银行，per S. H. Jirson，Esq	20. 00
D. C. Orr 先生	10. 00
E. B. Howell	15. 00
B. Donaldson	25. 00
Anhaeusser 博士	25. 00
J. A. Lund 先生	50. 00
O. G. Helwigh 先生	20. 00
F. E. Dilley 博士	10. 00
C. H. Ogilvie 牧师	5. 00
W. H. Glysteen 牧师	5. 00
A. C. Wileox 先生	5. 00
E. Clarke	20. 00
L Clarke	10. 00
T. Gartrell 博士	10. 00
C. V. Bowra 先生	25. 00
P. D. Evans 先生	10. 00
A. Sowerby 牧师	10. 00
W. Adderly 先生	10. 00
匿名	58. 73
共　$1554. 54	172. 07

1914-1915 年华人朋友资助名单

Mr. Kung Tse-fang	$20	Showbin Chang	$20
内务部褚先生	100	T’sui 菜先生	30
V. Yang 杨先生	10	金先生 K. T. King	5
B. E. Chiu 丘先生	5	Li Kuang-tsung	5
T. Z. Zee	1	F. C. Wang	1
J. Mo.	2	T. Chuang	3
T. C. Tai	3	T. H. Shah	3
S. K. Chi’in	2	M. L. Tong	3
Y. T. Li	1	H. W. Yu	10
H. C. Li 博士	5		
I. A. Teng	40	C. C. Ying	10
Lin	30	匿名先生	5
C. S. Huang	1	Chu	1
S. Y. Chang	5	I. P. Wei	1
Loh 太太	2	K. E. Huang	1
Y. Wang	1	H. L. Hsu	1
S. T. Pei	1	Li Tang	1
H. L. Chang	1	C. C. Hsu	5
K. E. Ch’en	1	T. T. Cheng	1
Sun 太太	15	孙夫人	5
Huang 太太	5	C. C. Wang	5
T. C. Ma	1	C. H. Kuo	1
L. Ho	1	T. S. Chen	2
C. C. Wang	5		
C. C. Liu	2	C. K. Tsao	5

续表

H. C. Chang	10	C. P. Yin	2
H. P. Wu	2	K. Y. Pao	1
S. J. Wang	1	V. K. Wellington Koo	50
W. T. Wang	5		
T. C. Wang	2	H. T. Ch’en	2
L. P. Wang	662	S. H. Wang	2
		L. C. Yen	2
		L. H. Chao	2
		医院的病人	324. 88
			共 $791. 87

协和医学堂

教　授

科　龄　Thomas Cochrane，M. B.，C. M.，荣誉监督

孔美格　J. G. Cormack，L. R. C. P.，& S. F. R. C. S.（爱丁堡），监督

杨怀德　C. W. Young，B. S.，M. D.，教务长

贺　庆* Nehemiah S. Hopkins，M. D.，O. et A. 校董事会长

盈恒利　James H. Ingram，M. D.

刘广仁　G. D. Lowry，M. A.，M. D.

狄　丽　F. E. Dilley，M. D.

惠义路　E. R. Wheeler，M. B.，B. S，

恩浩施　J. M. Stenhouse，B. A.，M. B.，B. C. D. T. M.

齐德义　E. J. Stuckey，B. Sc.，M. B.，B. S.，

思迈力　J. Smyly，M. A.，M. D.，B. Ch.，L. M.，F. R. C. S. I.

伊博恩　B. E. Read，M. P. S.，Ph. C.（英格兰）

讲　师

德来格　George Douglas Gray，M. D.
科　恩　J. H. Korns，M. D.
约翰思顿　E. M. Johnstone，M. D.
雷实理　P. C. Leslie，M. A.，M. D.
泰　克　Wm. S. Thacker，B. A.，M. D.，F. R. C. S.（爱丁堡）*
布瑞特兰德　A. J. D. Britland，M. P. S. Ph. C.（英格兰）

助　教

曲（音译，Y. T. ChÜ），M. D.，北京，

秘书与司库

孙继昌　Geo. G. Wilson，Esq.

考试委员会（1915 年）

教育部官员
内务部官员
医学堂的教务长
考试科目的教授
德来格（George Douglas Gray）牧师，M. D.（英国公使馆）
儒　拉（M. le Captitaine Docteur L. di Giura）（意大利公使馆）
马内力（M. le Capitaine M. Manelli）（意大利公使馆）
布莱恩·布朗（Bryan Brown）博士
戴　卫（G. H. Dive）上尉（皇家陆军医疗队）
李绍祖博士（中国陆军部）
伍连德博士（东北三省防疫事务总管理处总医官）

司徒尔特（Stewart）博士（美国公使馆）

*缺席

学堂的教学人员

解剖学

惠义路　E. R. Wheeler，M. B.，B. S.

狄　丽　F. E. Dilley，M. D.

曲　（音译，Y. T. ChÜ），M. D. 助教

宣　（音译，C. L. Hsuan），M. D. 助教

化学

伊博恩　B. E. Read，M. P. S.，Ph. C.（英国）

布瑞特兰德　A. J. D. Britland，M. P. S.

冯志东（音译，C. T. Feng）助理

生物学

道布森　R. K. Dobson，A. M.

王　（音译，H. Y. Wang），助理

物理学

陈　（音译，T. H. Ch’en），Ph. D.

生理学

刘　（音译，C. S. Liu），M. D.

病理学和细菌学

杨怀德　C. W. Young，B. S.，M. D.

外科

刘广仁　Geo. D. Lowry，M. D.

惠义路　E. R. Wheeler，M. B.，B. S.

泰　克　W. S. Thacker，B. A.，M. D.，F. R. C. S.，Ed.

约翰思顿　E. M. Johnstone，M. D.

内科

恩浩施　J. M. Stenhouse，B. A.，M. B.，B. C.，D. T. M.

思迈力　J. Smyly，M. A.，M. D.，F. R. C. S. I

科　恩　J. H. Korns，M. D.

制药学

伊博恩　B. E. Read，M. P. S. ，Ph. C.（英格兰）

眼科

盈恒利　J. H. Ingram，M. D.

齐德义　E. J. Stuckey. B. Sc. ，M. B. ，B. S.

妇产科

孔美格　J. G. Cormack，F. R. C. S. Ed.

协和医学堂

1915-1916 年度报告

正如我们在去年报告中提及的，协和医学堂的管理权在 1915-1916 年底时转交给一个新的董事会。该董事会由十三位成员组成，其中七位是由洛克菲勒基金会（Rockefeller Foundation）的罗氏驻华医社（China Medical Board，简称 CMB）任命的，还有六位由六个教会任命的。以下的六个教会各派一人：

伦敦会

伦敦医学传教协会

英国海外福音推广公会

美国公理会

美国长老会差会

美部会

医学堂的财务现归罗氏驻华医社（CMB）负责。顾临（Roger S. Greene）先生是驻华代表，他自去年起就已经逐步对学校事务进行了改组。

学校以北京协和医学院（Peking Union Medical College）之名在纽约州注册。

新董事会最初做的几个影响深远的决定，其中之一是以英语为教学媒介，而不是像以往那样用汉语教学。为了尽快实现这个改变、给教员自由安排重组以及兴建新建筑物，三个低年级班将安排转入齐鲁医学院。该学院采用汉语授课，而且罗氏驻华医社已经慷慨地给该学院一笔捐赠资助，使其得以增加新的教员、改善实验室以及医院的设备。

被转学到该学院的学生，仍旧被认为持有北京协和医学堂的学籍，完成学业后将会拿到学堂的学位证书。中国政府明确表示同意把这些学生送往济南学习，并也认为他们是北京的学生。得到这样认可极其重要，否则的话，我们所有人都会觉得对这些学生不公平。他们原本是北京学校的注册学生，希望得到政府认可的北京学位证书。协和医学堂是唯一获此殊荣的非公办医学院校。

当学生们在第一时间获知该决定时有些失望，不少一年级及预科的学生陆续退学了。总体上来说，学生们在很大程度上还是服从了这个不可避免的决定。

虽然对于学生们来说，发生了这些需要处理的重大事件，但学校工作仍像往常一样开展，本年的工作总体来说已经很好地完成了。

职工方面的改变

1915 年末，在化学与药学的教学方面做出了突出贡献的伊博恩先生，离开这里去了美国，在那里进修生理化学，打算学成以后回协和教授此科目。布瑞特兰德先生代替伊博恩先生的位置，尽管来中国才很短的时间，他在语言方面就有了相当大的进步，而且很大地改善了药物学方面的工作。

学堂 1915 年 9 月份的开学之初，科恩医生与约翰思顿医生已经就职了。两位大多致力于医院及门诊临床，并在这两个部门的工作都展现了工作的高效率。我们非常高兴有这样的员工。

美国的贺庆医生没有在岗，美部会的肯特医生也由于健康原因没来就职，导致生理学的教学颇受影响。这个影响非常明显，以致当鲍垂克（Buttrick）、福勒克斯纳（Flexner）与韦尔奇（Welch）博士来访问时，他们建议不仅应该尝试开设这门课程，应该让学生们利用这个时间更全面地学习英语。然而，高年级的学习负荷已经很大；再增加这门课的负担，就有可能会严重扰乱了以后学年的学习安排。因此，我们聘用学堂以前的毕业生刘继善教授生理学。

英语授课

为了让所有学生能够精通英语，学堂额外聘用了一些教师，通过杨先生（M. H. Young）、郭先生、孙继昌先生以及方先生的教学，很好地完成了多项工作；尤其是预科及一年级取得了很大的进步。我们今年的预科班已经为开始学业做好了准备，比之前的预科班都好，而且该班学生与以前的一年级学生相比，在通识教育上水平更高。这表明对医学教育不断高涨的期待在强化，随着时间流逝，该专业将会吸引到中国最好的学生。

医学作为一个职业到目前为止还不那么具有吸引力，因为中国的行医者是普通百姓并非知识阶层，难以得到民众的尊重。随着西方教育在中国的发展，这种偏见在迅速消失。军医和其他政府机构可以提供很诱人的职位，因为这些地方需要大量的医务人员。训练有素的医生常常供不应求，不存在求职困难问题；很多占据此岗位的医务人员，实际上只在教会医院受过包扎训练。

虽然可能很多年以后才能提供足够的医务人员，但是我们希望培养的学生具有西方国家那样的高标准，能让这些训练有素的人成为领导者和教师。

作为高校，我们拥有的最宝贵的资产之一，在于迄今学院比官办医学院的标准更高、教育水平更好。然而，我们很高兴注意到，政府医学院校的学制只有四年，他们在提高之中。这些学校目前还未拥有大学资格，顶尖的中国教育工作者认识到学生应该达到更高教育水平，然后才能被授予大学文凭。

像以前的报告一样，本报告附有每位老师关于所做工作的简单陈述报告。

物　理

预科班的学生在燕京大学学习物理，指导老师是陈教授。

生　物

来自通州学院的毕业生王（Y. H. Wang）讲授应用生物学，课堂效果非常好。

化　学

通州学院的毕业生冯志东（C. T. Feng）先生，担任应用化学授课教师。他是一位非常认真且有能力的教师。

解　剖

惠义路博士担任授课教师，宣（音译，C. L. Hsuan）博士任助教，指导一、二年级的学生进行了大量的解剖。由于无法获得足够数量的尸体，我们无法完成希望完成的所有课程教学目标。

外　科

刘广仁博士过去给三、四年级学生做外科学讲座，临床指导由配药室及医院惠义路博士和约翰思顿博士负责。

内 科 学

本学年的上半学期，内科学课程先由瑞文顿（Rivington）博士，后由齐德义和孔美格博士负责，临床医学由思迈力博士教授、实验方法与图解由科恩博士教授。

内科住院病人人数增加，提供了可让学生细致学习的更好地机会，而且我们注意到由于设施改进，学生进步非常显著且令人满意。

药科学及配药学

布瑞特兰德先生报告：

伊博恩先生过去为三年级学生开设药科学与应用配药学课程，齐德义博士负责药物制药学课程。我是从 11 月份开始接手教学，最初协助伊博恩先生工作了很短的时间。他于 12 月底的期末之时前往约翰·霍普金斯大学进修。我们的主要助教程先生（音译，T. Y. Ch’eng）获得了洛克菲勒奖学金，6 月初离开了学堂，将前往马里兰州大学进修专业课程。他的离开带来了人员缺口，需要进行再次调整。门诊病人的配药，过去很长时间里由一些学生负责，从今年开始由我们培养的一些药剂师主持，并为男性医院准备药物。妇婴医院的配药室也被我们接管，并解放了之前在此工作的护士做其他事情。在春季学期，我在中华护士会（China Nurses' Association）的教学大纲基础之上，为男性医院的资深护士开设了应用配药学与剂量学课程。

病 理 科

杨怀德先生报告：

病理科继续为医院外科服务，并积累了可展示给学生们的大量标本以及供病理组织学课程使用的相关样本。以此方式获得的样本，还不足以为学生提供众多有代表性的病理性病变案例。

学堂今年下半年已经获得四具尸体解剖，得到的器官及组织可供学生学习。

微生物学

本课大致与往年类似。学生自行培养了大部分的常见的病理学细菌，并给他们提供了比较危险的常见病理学细菌类的玻片以供染色观察。

法医学与毒理学（医门例律）

本课程由齐德义博士讲授。最近政府虽已经许可办案可在地方法官的督察下进行尸检，但很少利用这个机会，还是利用老式的方法，即仅仅检查尸体的表面明显的受伤痕迹用作刑事调查的证据。在司法部也有很明显的需求希望采用现代的手段，尽管我们的学生还要等上几年，才能为司法审判提供专业医疗建议，但学习这门课程对于他们非常重要。

精神病学

盈恒利博士报告：

学生在本学期对精神病学表现出极大兴趣。由于没有疯人院，精神病学相关知识只能从教科书上获得；只有在极少情况下可以做临床教学。这极大限制了学生对课程的适当了解。然而，希望不久以后会有收治这类病人的相应医院，以便为学生提供治疗各种精神疾病的学习机会。

妇 产 科

孔美格博士的报告如下：

妇科教学有多种授课方式：使用模型、最后一年学习，学生访问妇婴医院、观察一些常见的病例，并由三、四位同学一组观察异常病例。由于没有条件，因此学生无法观察大量常规病例，无疑是非常严重的缺陷。然而，不得不看到中国的现状。旧制度下的中国医生没有接触过助产病例，遇到难产就只能大量用药解决问题。中国的产婆通常非常无知，且经常会对孕妇造成伤害。为了解决这个问题，就要创建更好的教学设施。这需要设立免费妇科，大量穷困的女性将会很乐意来这里看病。而且只有通过这个阶层，我们才能指望获得足够的病案，以供我们进行妇科的适当临床教学。

实际上，我们今年在妇婴医院收治了四十个病例，增加了信心，可以看到这将会逐年提升。

毕业班学生也安排了妇科学课程，到妇婴医院学习的每组学生都会有相当数量的临床病例供他们学习。不过，还要几年之后才可能让所有医疗设施达到西方国家的标准，才能在这里专业地、细致地处理妇科病例。

考试的结果表明，学生们对于本学科理论掌握得很好，对于交给他们处理的病例能提供明智建议。然而，完全应用所学的妇科知识，就需要学生成为妇科方面的专业医师，中国在短时间内不会有大量的人在此领域行医。

监督　孔美格

毕业生名单

1911 年届

屈永平	谢恩增	徐左铭	吴三元	范福林
王惠泉	薛受益	王长龄	王九德	贺绳长
时际雍	马德昌	田致远	刘仪德	李遇春
王魁山				

1912 届

郑凤鸣	张樊源	张志勋	邓文瑞	吴守耀
刘荣兴	戴福林	郭　樸	刘继善	柴文翰
马世珍	高殿甲	奚以通	张毓芝	李可信

1913 届

崔常山	郭　权	杨达昌	尹广恩	钟灵山
韩绍愈	韩增忱			

1914 届

陈翼鹭	张兰筠	王　耀	林廷藩	屈永泰
田瑞年	张立贤	王奎元	赵永年	杨国柱
周之望	李　琳	张庆祥	冯之秀	杨达善
杨仲伦				

1915 届

杜承恩	张仲兰	姚藩汉	曾英明	石冀良
刘志启	甘其佩	谢天培	罗锡金	田玉春
禤仲良	华永旺	田文斌	陈命云	马文昭
李光第				

1916 届

陈维信	魏荣祺	王荣光	区振声	石运玲
阎　智	李荫成			

男子医院

主管

惠义路博士

护士长

哈瓦德 （Miss E. J Haward）

外科医生

惠义路 M. B.，B. S.

狄 丽 M. D.

约翰思顿 M. D.

眼科外科医生

齐德义 B. Sc.，M. B.，B. S.

外科助手

褚 （音译，Y. T. Chu），M. D.

临床助手

张 （音译，C. H. Chang），M. D.

院内外科医生

王 （音译 J. K. Wang），M. D.

内科医生

思迈力 M. A.，M. D.，F. R. C. S.，I.

科 恩 M. D.

病理学家

杨怀德 B. S.，M. D.

院内内科医生

李 （音译，Y. C. Li），M. D.

X 光部

杨 （M. H. Young）

男子医院内科学系 1915-1916 年度报告

1915 年 7 月至 1916 年 6 月，内科接收了 515 位住院病人。

较重要病例的治疗加上了批注，并制成表格列于数据报告中。

为了将在中国遇到的内科病例进行科学分类，表格清晰地列出所碰见的疾病种类，记录了在内科住院过程中疾病变化的一般指征。

脚气病——7 例

这其中的 5 位患者来自北京的一所军校。在门诊就诊的大部分脚气患者也来自这所军校。于是我们试图建议该校管理者尝试改变学生的饮食，但没有得到理会。

糖尿病——3 例

只有一位病人愿意住院，时间长到足以取得较为永久的效果。编号为 999 的病人，45 岁，住院 43 天。入院第一天，该病人的尿量为 1750 c. c. ，尿比重 1. 036，含糖 136 克。节食两天后，他的尿液中未再出现糖。1915 年 3 月，《中华医学杂志》刊登了艾伦（Allen）疗法的摘要，引自 1915 年《美国医学杂志》(American Journal of Medical Sciences) 第 485 页。这位患者很明智，积极配合这种疗法，以致他在出院时的饮食包含 324 克碳水化合物，135 克蛋白质和 97 克脂肪。出院后该患者两次随诊，尿液中均未检测到糖分，整体健康状态也非常好。

另一编号为 750 的病例，患者入院首天检查尿量 11125 c. c. ，尿比重 1032，含糖量 800g。经过两天的饥饿疗法之后，他的尿液中未检出糖分。入院第 19 天，该患者不配合治疗而选择出院，此后未随诊。我们考虑到该患者在住院时就无法控制饮食，可以想象其在家中更不会遵照医嘱进食。

痢疾——11 例

11 例中有 2 例明显看来是由阿米巴菌引起。尽管在患者的大便中未检出阿米巴菌，但是依美丁的治疗效果显著，由此可以推断病因实为阿米巴的寄生。另外 9 例可能是由痢疾杆菌引起，因为没有发现阿米巴菌而其中 5 例采用依美丁治疗无效。在 6 个月的门诊中共发现 18 例痢疾，其中由阿米巴菌引起仅有 2 例，这在北京不太常见。

412 号患者 20 岁，患病已持续 4 个月，1915 年 11 月 10 日入院。该患者大便中未检出阿米巴菌，依美丁治疗 3 天，每天三次每次 0. 5g，疗效不明显。经过常规灌肠治疗和严格的饮食，痢疾停止了。病人虽感觉很好，却持续发生间歇性低热。12 月 5 日检查，病人除第 7 肋胸骨旁线肝上缘位置有压痛外无异常，白细胞计数为 46000。12 月 6 日，白细胞计数为 46500，其中分叶核细胞占 89. 6%，大单核细胞占 8. 4%，淋巴细胞 1. 6%，嗜酸性粒细胞 0. 4%。这天也开始对患者进行每天两次，每次 0. 5 克的皮下注射依美丁治疗。12 月 13 日检查，患者白细胞计数为 38080，后续检查结果分别为，12 月 20 日 21250，12 月 28 日 14000，1 月 5 日 8640。患者于 1 月 5 日出院，发热和压痛现象均消失。检出高达 89. 6% 的分叶核细胞，估计该患者可能为阿米巴肝炎的一种慢性感染。

心肌病变——17 例

心肌病变很普遍，且非常严重。其中有 6 例都是慢性病例的死亡，所有病例均非恶性心内膜炎。

编号为 668 的死亡病例接受了尸检。患者生前诊断为急性心肌炎，伴主动脉瓣反流、急性肾炎、阴囊坏疽和大腿蜂窝组织炎。其中蜂窝组织炎是由于阴囊浅组织水肿针刺引流后的感染所导致的。由杨怀德医生主持的尸检显示，该病例的心脏问题如下：心包积液、慢性左房室瓣心内膜炎、急慢性主动脉瓣心内膜炎。

黑热病——4 例

在脾脏和淋巴涂片中找到的杜氏利什曼病原虫，证明了这 4 个病例为黑热病。下面列举的其中两例，显示出急性感染的复杂性——与恢复期同时出现的白细胞，如果要没出现白细胞，则抗感染又无法消除。

第 292 号患者，15 岁。1915 年 9 月 21 日入院，抽血检查结果如下：红细胞 2565000，白细胞 570（该结果由两位检验师在不同日期独立检查得到），分叶核细胞 22%，大单核细胞 24%，淋巴细胞 54%。从 10 月 18 日起，直到 12 月 20 日止，患者接受吐酒石治疗，在尿液中检出白蛋白而停止治疗。在此治疗期间，共使用吐酒石 1.55g，最大剂量为 0.1g。11 月 6 日检查显示血液中白细胞为 2700，分类计数结果显示：分叶核细胞 55%，大单核细胞 12.2%，淋巴细胞 32.8%。11 月 27 日检查结果为：分叶核细胞 70.4%，大单核细胞 6.4%，淋巴细胞 23.2%。在吐酒石治疗开始之后，患者几乎立即感到左耳疼痛，后来状况恶化被诊断为乳突炎。11 月 26 日，惠义路医生实施手术，引流出大量脓液，术后伤口愈合良好。

患者入院时的症状为高弛张热，12 月 24 日变为低弛张热。12 月 31 日，患者体温突然升至 105. 4 度，翌日恢复正常。1 月 3 日，患者体温升至 106 度，翌日降为 97 度。1 月 4 日傍晚，体温达到 106.2 度，此后患者不再出现寒战，而且如果发热，则类型转为低张弛热。1 月 5 日，白细胞计数为 11700。

患者 2 月 9 日出院时，白细胞计数为 6620。他与 4 个月前相比，淋巴活检基本没有发现寄生虫，患者体重增加，牙龈状态改善，脾脏变柔软、体积减小。出院两月后再次检查，我们认为患者完全康复。

第 913 号患者，22 岁，1916 年 4 月 13 日入院，红细胞计数 2846600，白细胞计数 3400，血红蛋白 40%，分叶核细胞 27%，大单核细胞 26%，淋巴细胞 31%，退化型细胞（大多为分叶核）16%。4 月 24 日，患者接受吐酒石治疗，其颊黏膜上的溃疡在 48 小时内即愈合。在接下去 26 天的治疗中，一共给药 0. 9 克。5 月 14 日检查结果为：红细胞 2245000，白细胞 1000，血红蛋白 40%。5 月 16 日，患者颊部再次出现溃疡，并迅速蔓延更深更广，于 5 月 24 日因深度中毒死亡。5 月 23 日，其白细胞计数仅有 1080。

肝脏梅毒性树胶肿

848 号患者，43 岁，宁波裁缝，1916 年 3 月 28 日入院，患者一个月前发现肝脏区域长出一肿块。接着肿块逐渐扩大，患者皮肤变黄、尿液变红和腹部疼痛。入院 5 天前，患者呕吐，呕吐物中带血，关经常感到发热、口渴。患者的既往病史为阴茎多年前曾出现疼痛，五天后自愈而随后出现红疹，并伴有腹股沟淋巴结炎。患者3年前曾患疟疾，未患过痢疾、胃病，未出现过腹部问题或肝脏区域的疼痛也从未出现黄疸。

检查显示患者营养充足，黄疸明显，舌苔厚而干，心肺正常，腹部浅静脉曲张，腹股沟区和右腰部位有较大的圆形鼓包。以乳头线为坐标，患者肝脏上界深浊音位于第三区，浅浊音位于第四区，肝脏左缘延伸到了左乳头线，肝下缘在中线处距肚脐3英寸，在右乳头线处位于肋下3英寸。肝脏实质坚硬，有触痛，叩诊为实声，其表面有脉动但未搏动，肝脏随呼吸有微小移动。脾脏未触及，腹部其他部位略有鼓胀，有轻微触痛。患者阴茎有一小而软的瘢痕，左腹股沟处亦有瘢痕，脚踝水肿。患者入院体温为99度，脉搏88次／分钟，之后体温和脉搏均未超过入院时的测量值。患者尿液中检出白蛋白和胆汁，大便呈灰白色。3月30日，患者淋巴细胞计数为16680。4月2日上午，患者情况危急，腹部鼓胀更加明显，肝脏浊音仍然存在，腹部两侧也出现浊音，患者体温低于正常值，脉搏达到110，呼吸36，淋巴细胞计数25200。患者被转入外科病房之后，约翰思顿医生经手术探查发现，有大量血液流入腹腔。这些血液来自由肝脏长出的一大团肿瘤实质，患者于3小时后死亡。对移除肝脏和肿瘤的尸体的检查显示，肝脏上有一破裂的树胶肿，检查结果由病理杨怀德证实。

肾炎——20例

1028号是一例死亡的病例，临床诊断为慢性实质性肾炎，表现为血尿、腿水肿。死亡前33天，患者接受了酚磺酞试验对肾功能进行检查，结果显示注射后2小时10分钟，只有6.5%的酚磺酞被排出。

杨医生对该病例的尸检报告显示，该患者右肾重76g，左肾重84g，双侧肾均有萎缩，被膜较难剥离，表面有囊肿，其外表面和切面均有红色和黄色的斑点。解剖学诊断，该患者死因为肾部疾病，慢性肾间质肾炎，伴有脂肪变性和囊肿。

670号患者于1916年1月29日，因急性肾炎和急性心内膜炎入院，4月20日，患者出现轻微的尿毒症症状和呕吐症状，随后出现精神混乱和排便失禁。患者时而出现大量宗教相关幻想并表现暴躁，时而处于昏睡状态。3月28日的酚磺酞试验结果显示，只有23%的药物在注射后2小时10分钟内被排出。6 月 8 日，患者医治出院，病症没有改善。对于观察该病例的学生的教学意义在于:（1）在患者长达四个多月的常规观察过程中，未能改善其肾炎症状;（2）患者胸前极强的收缩音和乳头线左侧第 3、4 肋间隙的震颤，现在可以确定这与急性肾病没有关联，也不需要治疗。

神经病——19 例

神经病的病例均有明确的梅毒病史或阳性的瓦色曼（Wassermann）检查结果，其中包括 3 例横贯性脊髓炎，1 例脊髓痨，1 例痉挛性截瘫，1 例脑梅毒。

1043 号患者，患有肌萎缩性脊髓侧索硬化症，接下来简要介绍一下患者的病史和检查结果。该患者 51 岁，男性，近 7 个月来由于逐渐出现发音和吞咽困难而入院。患者右手运动能力减弱，使用筷子困难，随后出现右腿乏力。这些症状逐步加重，未出现快速恶化或缓解。患者唾液较多，虽存在排便困难，但仍能控制肛门和膀胱括约肌，仍有性欲。患者育有 4 个子女，否认曾有性病史。

对患者的神经查体显示，其记忆良好，没有幻觉或幻想，说话缓慢、不清晰，仿佛口中含有热粥，对 l、p、d、g、n 等辅音字母的发音较为困难。运动系统方面，患者的右手有大的、有意的、轻微颤动，骨间肌、蚓状肌及前臂肌肉有中度萎缩，无法精确控制筷子。患者展开右臂的功能存在缺陷，右脚无法背曲，伸舌时无法超出嘴唇，且舌头震颤、有中度萎缩。吃饭时，他无法将食物从一侧移向另一侧，眼球运动未受损。未发现感觉障碍，反射如下：瞳孔正常、腹壁无反射、提睾反射正常，膝跳反射两侧均增强，巴宾斯基征阴性，未见踝痉挛，未见营养障碍和血管收缩障碍。

鸦片和吗啡药物成瘾——24 病例

总共只有 21 张床位主要用于对学生学习各种各样病例有帮助的病例，因此只有极力要求住院的鸦片和吗啡药物成瘾患者，才有可能被接收入院。通常一次只有 2 张床位用于治疗成瘾者。11 位患者接收瑟来思（Sceleth）疗法治疗并取得了满意的疗效。该疗法于 1915 年 3 月 13 日由瑟来思本人在美国医学协会（A. M. A.）第 927 页提出。11 位患者中仅有 1 位在治疗过程中出现莨菪碱中毒。该患者是首位接收治疗之人，随后其他患者的治疗中莨菪碱的用量减少到了 1/200。对于中国人而言，甚至再小剂量的莨菪碱都能够即可生效。由于最近几个月没有储备狄奥宁，用 1 / 12 剂量的海洛因替代。

渗出性胸膜炎——13 例

尽管对这些患者多次使用乌洛托品对痰进行检查，所有病例均未被检出结核，在这年的晚些时候对胸膜渗出物的用乌洛托品进行定期检查，亦未发现结核。无法得到豚鼠来接种。

幽门梗阻——3 个类型

990 号患者，入院时胃部疼痛明显、蠕动，食物整夜滞留。次日对他进行盐水负荷试验，早餐一小时后抽取胃内容物，显示含有大量游离盐酸，数量未记录。随后，患者饮食调整为进食牛奶和粥，并在饭后服用抗酸药，卧床休息并洗胃。四天后，上述病理现象完全消失，患者状态明显好转坚持出院。该患者可能患有幽门溃疡，溃疡造成了幽门括约肌的痉挛或者感染性水肿。

332 号患者的病史和检查结果，包括腹部分析，均指向其患有幽门溃疡。990 号患者接受了常规治疗之后，体重在一个月内增长了 18. 5 磅。不过，患者有疼痛和呕吐的症状，固体食物无法通过幽门，症状依然顽固。因此，该患者被转入外科病房，接受了惠义路主刀的胃空肠吻合术，随后患者病情好转出院。该患者的梗阻，经诊断看来是由幽门溃疡导致的瘢痕组织造成。

773 号患者，64 岁，幽门梗阻程度高，明显消瘦，禁食后洗胃发现胃中残留有大量未消化的食物，散发出酵母的气味，没有游离的盐酸、醋酸。显微镜检查发现存在八叠球菌、大量嗜酸乳杆菌，同时检出红细胞、白细胞。经患者要求，转入外科病房，惠义路医生发现患者幽门处有茶杯大小的坚硬实质，并向胃底方向延伸了 3 英寸，紧紧贴附胃壁，邻近区域的腺体膨大。实质被取出后，病理结果为癌性。患者接受了胃空肠吻合术，术后第 8 天，患者由于营养不良死亡。诊断：幽门癌侵犯胃腔导致梗阻。

肺结核——17 例

只接收了有限的几个病人入院。他们被安置在南侧廊子中，并鼓励他们住院时间要长些，学习如何照顾自己和保护接触到的人，还灌输给他们勇敢、明智的克服疾病的决心。671 号住院时间最长达 145 天，改善很明显。给这些住院的病人非常大的帮助，但门诊在过去 6 个月看的 85 例病例我们则所能做的甚少。当然 85 例中只有 16 例共来看过 3 次病。85 例的平均就诊次数是 2.5 次。在这种情形下，我们讲解的甚少，因此结核门诊认真思考希望能就诊时间更长些。85 例中有 44 个显示只在右边有问题，18 例只在左侧，23 例双侧。这种右侧占绝大多数的情况不正常。

910 号所做的治疗是人工气胸方法。在 12 月和 1 月期间，给他注射了 12 次，尽管看起来他的症状改善微小，但注射的那侧回音增强，荧光镜检查没有显示肺萎陷。这个病例有八年的病史，胸膜非常厚且毫无疑问粘连阻止了适当的萎陷。这个病人依旧在观察中并一直在改善中。

结核性腹膜炎——7 例

911 号患者被转入外科病房，随后发现一腹膜外位腺体，病理结果为结核性。约翰思顿医生将其切除。患者的术后身体状况显著好转。

伤寒——8 例

在 8 例伤寒病例中，2 例肥达（Widals）反应为阴性。其中一位患者仅仅住院 2 天。另一位患者，编号为 830 号，3 次伤寒杆菌和副伤寒杆菌凝集实验的结果均为阴性，曾留取患者粪便培养，然由于时间不够而未能完成培养。患者症状发热病程，很典型的是皮肤玫瑰疹、肝脾肿大。十分有趣的是 8 位患者中的 7 位，熟悉西方人的生活方式。例外是一位农民，仅住院 2 天。所有伤寒病例均未死亡。89 号患者病情最为严重，连续五天，每四到八小时，使用松节油 15 滴检查，结果显示患者反复出血。

病理医生的报告

在长老会的怀利（Wylie）医生的协助下，对手术得到的病理组织进行了检查和诊断。

这是医院建成以来首次有条件地进行尸检。在本报告的时间段里，共实施了 4 次尸检。这是北京医学历史上取得的一大进步，也是有史以来第一次能够通过验尸来判断临床诊断的正确性。三年级、四年级和五年级的学生参与到了尸检中。

根据要求，我们也在这些病例中进行了血液和粪便的培养以及动物接种。

男子医院内科学系接诊病例表

疾病	治愈	好转	未好转	恶化	死亡	未入院	转诊	合计
脓肿								
肝脓肿		1	1					2
肺脓肿		1						1
其他部位脓肿		1	1				3S	5
酒精成瘾		1						1
肌萎缩性脊髓侧索硬化症			1					1
贫血，二级			1					1
动脉瘤			1		1		1S	3
钩虫病		4	1		2†			7
主动脉弓扩张		1						1
阑尾炎							S	1
各类慢性关节炎		1						1
膝盖化脓性关节炎							S	1
动脉硬化			1		1†			2
蛔虫病	1	5	4		2†			12
腹水		2	1					3
支气管哮喘		2						2
无尿					1			1
脚气		7			2			9
支气管炎		1						1
急性支气管炎	1	1						2

续表

疾病	治愈	好转	未好转	恶化	死亡	未入院	转诊	合计
化脓性支气管炎		1						1
腹股沟淋巴结炎			1					1
坏疽性溃疡口炎					1			1
食管癌			1		1			2
胃 & 幽门癌					2		S	3
小肠癌			1					1
乙状结肠癌							S	1
直肠癌							S	1
蜂窝组织炎			1		2			3
急性胆囊炎	1							1
营养不良性肝硬化		4	1					6
急性结肠炎	1							1
慢性结肠炎			1					1
便秘			2					2
腹部囊肿							S	1
膀胱炎		1	2		1†			4
糖尿病		2	1					3
白喉	1							1
急性腹泻，普通	4							4
慢性腹泻		1						1
阿米巴痢疾	5							5
细菌性痢疾	2	2		1				5
慢性痢疾		2						2
未分类痢疾	2	1	2			1		6
消化不良		1						1
脓疮						1		1

续表

疾病	治愈	好转	未好转	恶化	死亡	未入院	转诊	合计
湿疹	1	3				1		5
肺气肿		1			$1^{\dagger}$			2
脓胸							4S	4
动脉内膜炎		1						1
肠炎	3		1			1		5
附睾炎							S	1
癫痫		1						1
丹毒	1							1
发热（不明病因）	1							1
肺部纤维化			1					1
肛瘘		3						3
疖病		1						1
脚趾坏疽					$1^{\dagger}$			1
阴囊坏疽					$1^{\dagger}$			1
胃扩张		1						1
胃炎（慢性）		2	2					4
胃下垂		1						1
间歇性糖尿		1						1
甲状腺肿大		1						1
淋病			1					1
血尿		1						1
咳血		1	2					3
创伤性血气胸	1							1
唇裂							2S	2
偏瘫			1					1
阿米巴肝炎	1							1

续表

疾病	治愈	好转	未好转	恶化	死亡	未入院	转诊	合计
肝炎						1		1
心脏病								
房颤		1						1
主动脉瓣反流		1			3			4
主动脉狭窄		2			1			3
扩张		3			1	1		5
急性心内膜炎	1							1
亚急性心内膜炎					1			1
慢性心内膜炎		2	1	1				4
左房室瓣反流		2		1				3
左房室瓣狭窄		2						2
心肌炎		3	2		3			8
心肌变性		1	1					2
心包炎	1	1	1					3
胸膜积水					1[†]			1
癔症		1	1					2
腿部感染	1							1
流行性感冒	1							1
抑郁		1	1					2
虹膜炎		1						1
卡他性黄疸		1						1
阻塞性黄疸							1S	1
黑热病		1	2		1	2		6
淋巴结炎		1						1
疟疾	7	3			1[†]			11
急性躁狂					1			1

续表

疾病	治愈	好转	未好转	恶化	死亡	未入院	转诊	合计
急性化脓性乳突炎							1S	1
吗啡成瘾	13				1†			14
急性脊髓炎		2						2
梅毒性脊髓炎		1		1				2
急性肾炎		6	4	1	3	2	1I	17
亚急性肾炎		2	2			1	1S	6
慢性实质性肾炎		1	2		1			4
慢性间质性肾炎		3						3
慢性未分类肾炎		2	2	1	4			9
下牙槽神经痛							1S	1
神经衰弱症		1						1
神经衰弱		1	1					
O. H. D. & 溃疡		1						1
鸦片成瘾	19	1	1					22
蛲虫病		1						1
右腿瘫痪			1					1
截瘫			1					1
急性腹膜炎							1S	1
慢性腹膜炎					1			1
咽炎	1							1
毛发红糖疹		2						2
胸腔积液		15	4					19
气胸			1					1
未分类肺炎	2	1			1†			4
支气管肺炎	2							2
大叶性肺炎	2							2

续表

疾病	治愈	好转	未好转	恶化	死亡	未入院	转诊	合计
银屑病	1							1
出血性紫癜	1							1
过敏性紫癜		1						1
幽门梗阻			1					1
牙槽脓肿		3						3
回归热	5	1						6
风湿	2	1						3
风湿性关节炎		1						1
急性鼻炎		1						1
肉瘤			1					1
猩红热	1						2I	3
坐骨神经痛		3						3
天花							1I	I
脾性贫血		I						I
脾大		I	I					2
畸形性脊柱炎变型					I†			I
梅毒	I	28	I3	I	I	I		45
脊髓空洞症		I						I
脊髓痨			2					2
绦虫未分类	I		2					3
绦虫，猪带绦虫	I							I
急性滤泡性扁桃体炎	2	I						3
鞭虫属毒蛾		3	I			I†		5
毛滴虫病	I							I
附件结核						I†		1
肠结核		I		I			2	4

续表

疾病	治愈	好转	未好转	恶化	死亡	未入院	转诊	合计
淋巴结核		I		I				2
结核性喉炎		I				I†		2
肺结核		9	10		2	I		22
结核性脑膜炎				I	I			2
结核性腹膜炎		2	2	I	3		I-S	9
脊柱结核					I†			I
食管肿瘤			I					I
伤寒	8		2					10
斑疹伤寒							i-I	I
胃溃疡		4	I					5
褥疮			I					I
尿毒症		I	2	I	3			6
尿道炎			I					I
未诊断			3			1		4
未记录								4
								515

注：S= 转入外科
I = 转入隔离医院
† = 死于其他并发症

男子医院外科学系 1915 — 1916 年度报告

在 1915 年 7 月 1 日至 1916 年 6 月 30 日的一年里，施医院外科学系治疗了 804 个病例。这些病例根据国际分类标准在以下进行了分类说明。为了言简意赅及便于参考，这些报告以表格的方式，个别的附带说明。

结果：对于结果的记录，附带说明是必要的。很多被记录为“治愈”的病例，应该更恰当地被记录为“根据患者出院时的病情明显治愈”。医院分配给外科病例的 46 张病床，对于想要住院治疗的病人是不够的。为了最大程度地利用现有病床，一旦病人能够在医生的指导下安全离开医院，且有必要去门诊换药而直到伤口彻底愈合，我们就立即让病人出院。我们也就不能地对病例继续观察，自然没有资格对其长久结果做一个确切说明。

“终极结果”：没有进行“跟踪工作”，以决定医院治疗的永久或“终极结果”。为了取得可靠且有价值的结果记录，这样的“跟踪”调查是必要的。

医院平均住院日：每位外科住院病人的平均住院期是大约 22 天。结核外科病例，颈部腺结节、骨结节和关节结节等病例，是病人在医院住院时间最长的，从而增加了平均住院日期。此外，我们谈及平均住院日期时，应该记住这是重病例，是在日常大量接诊中选出来入院治疗的。

同意手术：由于病人入院时就已经决定做手术，故说服患者同意接受手术，没有花费我们太多力气。即使在配药房，我们常常也不需要花费太多力气劝说患者同意手术。新患者通常是老患者的朋友，入院时就已经对住院过程中可能出现的一切了如指掌，并对最糟糕情况做好了准备。

相对于说服中国病人同意手术，我们不得不反复劝说病人耐心待几天，直到有时间对其病症进行检查和研究。病人们总是抱怨入院后未能马上接受手术，在他们看来手术迟迟不进行是在浪费时间和住院费。

麻醉与手术：氯仿和乙醚常被用于全身麻醉。乙醚出现后，很快就成为麻醉剂的选择。在乙醚麻醉开始前半小时，通常会为患者皮下注射 1/4 的吗啡和 1/150 的阿托品。一般情况下，中国人相较于西方人似乎更易接受麻醉剂、较少出现麻醉后不适情况。

中国人更易接受全身麻醉，并且几乎没有兴奋期的原因之一，可能是他们在麻醉前并不感到担忧与恐惧。当然也有例外。不过，相比西方病人，东方人的确看起来对麻醉剂表现出了更好的服从（及麻药后续的情况），也不像西方人那样表现出大惊小怪、担忧和恐惧。

麻醉极少产生问题的另一个原因，有可能在于我们的患者中很大部分是精力充沛的劳动人民，每天户外劳作，很健康；此外，工人阶级生活拮据，无法常常饮酒，除非极其个别的场合，因此麻醉师也不用劳神去给那些受酒精刺激的神经系统实施麻醉术。

虽没有因麻醉死亡的病例，但我们的确有些不良的记忆。全身麻醉对那些“肥胖的病例”的作用欠佳。同样的情况也出现在饮酒、沉迷声色的富裕病人身上。他们常常饮食丰盛、不参加有目的锻炼，享有“软弱”和懒惰的坏名声。

晚期患者：一大部分病例被我们称为“晚期病例”，即患者入院时的病情已经发展到很严重，且常常到绝症的情况。例如，我们常常遇到一些患有阑尾炎的患者，病情已经发展为脓肿和腹膜炎；一些患者在骨折错位或骨折后数星期，甚至数月才来就诊，致使错位的地方常常已经变得关节僵硬或形成大团的硬结，或在入院时创伤性骨折已经导致败血症；还有一些患者，就医时颈部结核腺肿已经出现干酪样脓液，并伴发混合感染而形成瘘，此时患者的颈部已经明显可见膨大的一团或一串腺体。

研究病房病例和配药房的事例后，认为有以下四种情况，至少可以部分地解释病人为何到了其疾病发展到“晚期”才来医院就诊：

（1）许多患者仍心存犹豫于向外国医生寻医问药，很多病例常常都是先求诊于华人医生，华人医生治疗无效之后，才转向外国医生。

（2）为了生计而努力奋斗，男人们只要能干活，就会坚持，直到实在无法支撑才寻求医疗帮助。患者常常等到农忙结束后才会去治病。

（3）患者缺乏知识，不知道拖延病情代价更昂贵。在疾病早期阶段，治疗容易，复原速度也更快。

（4）对待病痛和苦难的忍耐态度，使得许多患者，尤其是贫穷患者，默默忍受病痛直到发展到严重阶段。

外科病例表

根据国际分类标准填制表格

	结果						手术情况		
具体的传染病	治愈	好转	未好转	恶化	死亡	未记录	手术	手术未记录	说明
马鼻疽 1 人类马鼻疽，记录号 No.599					1		1		在《中华医学杂志》上报告
1 破伤风记录号 No.205					1		0		大腿枪伤后发生的
1 旋毛虫病记录号 No.115			1				1		病例是颈部腺体结节，在常规检查的血流情况时偶然发现旋毛虫病
1 炭疽热记录号 No.67					1		0		在入院后很快死亡没有既往病史
1 丹毒		1							由于腿部溃疡而得
卜德氏病（脊椎结核病） 3 腰大肌脓肿病例		3					2		在诊断后注射碘仿乳剂
2 卜德氏病			2				0		未记录部位
3 腰椎脓肿		1	2				1	2	排出
1 颈椎结核			1				0		

说明

卜德氏病的治疗效果很令人失望，因为患者处在非常晚期阶段，基本上没有生命力时才住院治疗。同时，我们不鼓励接收这样的病人入院，因为他们长时间占用床位而效果不好，而很多其他急症可以使用这张病床而被治愈或受益。结核病例的住院需求很高。在中国北方，有数量众多的骨、关节及腺体结核病患者。

	结果					手术情况			
	治愈	好转	未好转	恶化	死亡	未记录	手术	手术，未记录	备注
关节结核 2 足	1		1				1		截肢
3 膝	1	1		1			3		1 例截肢
3 髋		2		1			0		2 例固定，1 例产生瘘
3 肘		3					8		
3 踝	1	1	1				8		2 例搔刮，1 例截肢
14	3	7	2	2			10		

说明

通常对于关节结核的病例来说，治疗已经太晚。患者的关节上常常已经出现瘘、发生混合感染。在此阶段满意的治疗方法只有截肢，病人截肢后身体状况总体上都能得到迅速恢复，有时速度十分惊人。

	结果					手术情况			
	治愈	好转	未好转	恶化	死亡	未记录	手术	手术，未记录	备注
骨结核 9 肋骨	4	3	1			2	6	2	4 例肋骨切除，2 例搔刮
4 手臂骨头		3				1	3		搔刮骨头
1 跟骨		1					1		搔刮并注射碘仿糊剂
2 冷脓肿，起因未记录	1				1		1	1	1 例脓窦开向腹腔导致死亡
1 髂骨			1					1	

续表

	结果						手术情况		
	治愈	好转	未好转	恶化	死亡	未记录	手术	手术，未记录	备注
3 股骨	1	2					2		
1 胫骨	1						1		
1 足部骨头			1				1		
22	7	9	2		1	3	15	4	

说明：

令人惊讶的是华北肋骨结核的出现频率很高，上表记载的仅仅是配药房中的一小部分病例而已。

	结果						手术情况		
	治愈	好转	未好转	恶化	死亡	未记录	手术	手术未记录	备注
皮肤结核 1 狼疮性的		1					1		
5 结核性（表面溃疡）	2	3					4	1	
1 结核性指炎	1						1		
7	3	4					6	1	
淋巴结的结核 55 颈部腺体结核	26	23	4			2	52		

说明

通常的手术治疗是彻底地切除腺体，本记录中有 6 位患者接受了刮匙搔刮的治疗。

在对这些病例的检查中，我们意外地发现患者的肺部很少收到结核的影响。患者的扁桃腺常常较为肥大且“不规则”。一位患者仅仅因为接受了扁桃体切除术，病情就开始好转。事实上，对于那些被记录为“治愈”的病例，更确切的表述应为“在出院时明显痊愈”。在配药房，我们接诊了不少出院一段时间后腺体结节复发的患者。这样看来手术彻底切除结节的效果一般。造成这种现象的原因之一是，患者在晚期才接受治疗。这时在某些区域腺体的大部分边界已经不完整，几乎所有腺体都在不同程度黏附或紧紧包绕住了颈内静脉和附件。这种情况下，通常需要较长时间的手术费事地将其分离。因此，颈内静脉成为了手术室最为常见的部位，以至于手术室内的中国助手将其亲切地称为“老朋友”。

正如所述，扁桃腺的小节（位于腮腺和乳突下方），在许多病例中都被观察到。与这种结节相伴的粗糙的、肿大的扁桃腺布满瘢痕组织，加之小节的出现，我们认为扁桃腺是结核感染的源头。

	结果					手术情况			
	治愈	好转	未好转	恶化	死亡	未记录	手术	手术未记录	备注
生殖器官结核									
1 睾丸炎合并附睾炎	1						1		切除
1 附睾炎	1						1		切除
4 睾丸炎	3	1					4		切除
6	5	1					6		
梅毒									
3 全身症状		3							一例给予 606
1 睾丸	1						1		切除
1 关节炎		1					1		
2 梅毒湿疣			2						
7	1	4	2				2		
淋病									
1 膝		1							
3 慢性关节炎		3							
1 急性关节炎		1							

物理因素导致的疾病

	结果					手术情况			
	治愈	好转	未好转	恶化	死亡	未记录	手术	手术未记录	备注
烧伤									
1 面部与手		1							
1 鼻	1						1		整形手术
1 腿		1							
1 未记录部位	1								
中毒									
1 汞中毒		1							

说明

在中国北方，我们遇到了多例梅毒患者。他们往往被中国医生使用水银过度治疗，我们通常不接收这类患者住院，只是让他们在配药房接受治疗。

良性与恶性肿瘤

	结局					手术情况			
	治愈	好转	未好转	恶化	死亡	未记录	手术	手术未记录	备注
良性肿瘤 1 颈部疣	1						1		
2 直肠息肉	2						2		切除
9 皮脂腺囊肿	7	2					9		切除
1 上颌骨囊肿	1						1		切除，术前诊断为肉瘤
3 简单肿瘤（类型未记录）	3						3		
1 阴茎疣状癌	1						1		切除

续表

	结局						手术情况		
	治愈	好转	未好转	恶化	死亡	未记录	手术	手术未记录	备注
1 眼睑肿瘤（类型未记录）	1						1		切除
1 牙龈瘤	1						1		切除
1 阴茎肿瘤（类型未记录）	1						1		切除
1 痣	1						1		刮除
6 脂肪瘤（多部位）	5			1			6		术后发现腿部坏疽，腿部脂肪瘤（病例记录恶化）
1 皮样囊肿	1						1		
1 纤维瘤	1						1		切除
29	26	2		1			29		
恶性肿瘤									
3 颈部上皮细胞癌	1		2				1		22 例无法手术
1 腹股沟腺癌		1					1		
1 口咽癌			1						
2 面部癌症	1	1					2		
4 直肠癌		1	3				2		2 例无法手术
1 手部肉瘤	1						1		截肢
5 阴茎癌	4					1	5		截肢或阴茎完全摘除术
2 扁桃腺恶性肿瘤			2						无法手术
2 胸部肉瘤	1			1			2		1 例从肋间内肌筋膜，1 例从肋骨
1 幽门癌					1				
1 膝盖肉瘤			1						

续表

	结局					手术情况			备注
	治愈	好转	未好转	恶化	死亡	未记录	手术	手术未记录	
2 腮腺恶性肉瘤	1	1					2		1 例发生全身皮肤小的转移瘤
1 耳后肿瘤	1						1		
1 肋骨肉瘤						1		1	
1 乙状结肠肿瘤			1						
1 癌症（未记录部位）	1						1		
29	11	4	10	1	1	2	18	1	

说明

多例病例记录为“治愈”，这代表没有明确理由认为该患者会复发。不过，由于未对患者进行跟踪随访，这一记录并不代表最终结果。

先天疾病

	结果					手术情况			备注
	治愈	好转	未好转	恶化	死亡	未记录	手术	手术未记录	
先天畸形 2 多余脚趾	2						1		截肢

皮肤和皮下组织一般性损伤和疾病

	结果					手术情况			备注
	治愈	好转	未好转	恶化	死亡	未记录	手术	手术未记录	
坏疽									
8 脚趾	5	1				1	6	2	5 例被截肢

续表

	结果						手术情况		
	治愈	好转	未好转	恶化	死亡	未记录	手术	手术未记录	备注
6 足	3	2					4	2	
1 右臂					1				因败血症死亡
疔疮 1	1								未记录治疗方案
痈									
4 背部	2	2					4		?
3 未记录部位	1	1				1	3		
3 颈部	2	1					3		
脓肿 32 全身多处	22	8				2			
脓毒									
4 手	2	2					4		
1 拇指		1					1		
1 手指	1						1		
1 手臂	1						1		静脉给药优苏（0.5% 次氯酸溶液）3 次
1 面部						1			
1 未记录部位									
2 腿	1					1	1		
1 脚趾						1			
2 足		2							
1 阴囊阴茎	1							1	

说明

大多数脓毒继发于瘙痒抓挠，而这常常是由于在中国北方高发的冻疮所致，特别是在一年中寒冷的几个月份。

	结果					手术情况			
	治愈	好转	未好转	恶化	死亡	未记录	手术	手术未记录	备注
蜂窝组织炎 1 背部	1						1		
1 头皮					1		1		
9 腿	2	2		1	1	3	3	2	四例未手术
3 手臂	2				1		3		
1 手	1						1		
1 胸壁		1					1		
2 未记录	2						2		

说明

来医院就诊的蜂窝组织炎病例的病情非常极端。有时患者整个手臂、腿或股部的皮肤及皮下组织都已经塌陷，患者由于毒素作用而意识不清。以上记录的病例基本都是这种程度的患者，病情稍轻的患者一般都在配药房接受治疗。

	结果					手术情况			
	治愈	好转	未好转	恶化	死亡	未记录	手术	手术未记录	备注
溃疡 1 手	1						1		
1 骶骨区域		1					1		
3 大腿	1	2					1		
3 小腿	1	2					1		
1 踝	1	2					1		
2 足		1					1	1	

续表

	结果						手术情况		
	治愈	好转	未好转	恶化	死亡	未记录	手术	手术未记录	备注
擦伤、击伤、挫伤 3 面部击伤	2	1					1		
1 被马踢伤	1								
2 头部击伤	2								
1 跌倒背部受伤	1								
2 耳部撕裂伤	1		1						
1 头部剑伤	1								
1 小腿枪伤					1				死于破伤风
3 头皮伤口	2	1							
1 房屋倒塌受伤	1								
1 手臂砍伤	1						1		
1 胸部枪伤		1					1		
1 臀部枪伤	1						1		
1 喉部切伤		1							
1 脑震荡	1								
1 臀裂	1						1		
1 肱动脉穿透伤	1						1		动脉结扎
特殊皮肤病 1 感染性带状疱疹	1								
1 湿疹	1								
循环系统 3 静脉曲张	1	2					3		切除

续表

	结果						手术情况		
	治愈	好转	未好转	恶化	死亡	未记录	手术	手术未记录	备注
1 腘动脉瘤		1					1		切除并缝合
1 股动脉瘤	1						1		结扎股动脉和穿支，未发生腿部坏疽
1 败血病	1								静脉给药优苏（0.5%用于静脉注射的次氯酸钠盐溶液）40或50 c. c. 三次
淋巴系统疾病									
1 上颌下腺	1						1		
4 腹股沟腺	2	2					4		
1 耳后			1						
3 颈部	3						3		
9	6	2	1				8		
神经系统									
1 三叉神经痛	1					1			切断下颌支后的齿神经
1 牙关紧闭症						1	1		
1 神经炎			1				1		
1 神经衰弱症			1						

讨论

暴露下颌支并用环锯钻孔后，视野中可见齿神经和舌神经，注射酒精后，将神经切断挑出。通过此方法虽可治愈神经痛，但并发症为下颌支骨折。

骨　病

	结果						手术情况		
	治愈	好转	未好转	恶化	死亡	未记录	手术	手术未记录	备注
骨、关节、肌肉、肌腱、筋膜									
1 抽筋		1					1		割腱术
错位									
1 尺骨伴肘僵硬		1					1		关节切除术
1 肘关节骨折脱位		1							
1 肘关节陈旧性向后脱位	1						1		
1 肘关节向后脱位，肱骨骺分离		1					1		去除骨骺
1 髋关节陈旧性脱位		1							关节窝内长满瘢痕组织
1 肩关节陈旧性脱位		1							
骨折									
2 肘部		2		1			1		
4 胫骨	3	1					1		固定支撑
4 髌骨	4						4		金属线缝合
1 股骨颈		1							
1 桡骨		1							
1 颌骨	1								
3 股骨颈		2	1						
1 陈旧性股骨骨折	1								
3 肱骨下端		3					1		
2 锁骨	2								

续表

	结果					手术情况			
	治愈	好转	未好转	恶化	死亡	未记录	手术	手术未记录	备注
1拇指	1						1		截肢
1陈旧性手臂骨折		1					1		切除骑跨段，使断端靠近并用金属线缝合
1Pott骨折	1								
1舌骨支			1						没有治疗，之后报告康复
1尺骨	1								
1腿（没有记录骨的部位）									
1跗骨窦陈旧金属胫骨	1						1		金属板取出
29	16	11	1				9		

说明

很多骨折的治疗效果不理想。这是因为患者是在骨折发生很长时间后，才来医院就诊，致使骨错位严重，形成很多结痂组织，关节僵硬等。

关 节 病

	结果					手术情况			
	治愈	好转	未好转	恶化	死亡	未记录	手术	手术未记录	备注
1化脓性关节炎	1								热敷和休息
1踝部关节炎		1							
1牙齿坏导致颌骨坏死	1						1		
1淋病膝关节炎		1							

续表

	结果					手术情况			
	治愈	好转	未好转	恶化	死亡	未记录	手术	手术未记录	备注
1 骨髓炎									无记录
1 膝关节炎			1						
1 双肩关节僵硬									无记录
1 膝盖滑膜炎		1							
1 股骨头坏死		1					1		手术后立即离开
1 上颌包囊	1						1		
1 上颌骨流脓	1						1		
1 下颌发炎		1					1		
1 右膝纤维化僵硬			1						
1 关节炎（未记录部位）				1					
1 脓毒手指瘘	1							1	
1 肘僵硬		1						1	
1 骨关节炎			1						
1 由于复合骨折导致肘部发炎		1						1	

	结局					手术情况			
	治愈	好转	未好转	恶化	死亡	未记录	手术	手术未记录	备注
鼻和鼻咽 1 鼻息肉	1						1		
嘴、唇和颊 4 兔唇	4						4		
1 舌下囊肿	1						1		
1 流脓		1					1		

续表

	结局						手术情况		
	治愈	好转	未好转	恶化	死亡	未记录	手术	手术未记录	备注
1 嘴部窦			1				1		
咽、扁桃体和腭 3 扁桃体炎	3						3		扁桃体切除术
3 扁桃体恶性肿瘤			3						不能手术
1 扁桃体、颈部腺体结节		1					1		扁桃体切除术后整体状况好转
颌骨、牙齿和牙龈 1 牙龈囊肿	1						1		
口咽 1 口咽癌			1						
1 吞咽困难			1						未治疗：离院
胃 1 幽门癌					1				
肠道疾病 1 慢性便秘		1							仅使用药物疗法
1 肠梗阻					1				病史显示患者可能患有消化道恶性肿瘤，但是由于患者入院后很快死亡，未做出明确诊断
1 阑尾炎	1						1		外国人患者
1 结核性盲肠炎		1					1		手术探查诊断为结核
1 阑尾脓肿	1						1		排出脓液
1 创伤性腰部结肠瘘		1					1		术后窦道未完全愈合

续表

	结局					手术情况			
	治愈	好转	未好转	恶化	死亡	未记录	手术	手术未记录	备注
1 阑尾穿孔							1		大范围粘连，合并症鸦片类药物成瘾
1 阑尾窦	1				1			1	多发粘连
1 阑尾炎									伴有腹膜炎，发病 3 天，入院后即死亡
1 阑尾炎	1								严重粘连
1 阑尾炎	1								根据症状表现诊断为阑尾炎，但患者拒绝手术，没有手术就康复（临时）

注：

以上 7 例阑尾炎，几乎都为迁延已久，并粘连严重或出现脓肿、窦道的病例。根据病史来看，这种粘连主要由反复多次的炎症导致，并没有造成大的痛苦和不方便。

	结局					手术情况			
	治愈	好转	未好转	恶化	死亡	未记录	手术	手术未记录	备注
肝和胆囊 1 胆结石			1						
腹部和腹膜 20 疝气	18	1	1				19		

说明

Bassini 疝修补法常被用于治疗疝气。在记录的 20 例患者中，病情“未改善”的一位出现了术后感染。

直肠肛门疾病

	结局					手术情况			
	治愈	好转	未好转	恶化	死亡	未记录	手术	手术未记录	备注
肛瘘 166 肛瘘	120	36	6	1		3	161		

说明

在 6 例被记录为“未好转”的病例中，5 位患者未接受手术，1 位患者由于结核病未能治愈；记录为“恶化”的患者也是肛瘘合并结核。在中国其他区域，肛瘘同样是较为常见的疾病。不过，在中国北方地区，肛瘘的发病数量过多，其多发的原因还需要进行仔细研究。肛瘘的治疗方法是切除窦道及其在直肠的开口，这能够取得令人满意的疗效。针对发病率高的原因，我们虽尝试搜集一些信息，但是尚未有明确的原因得到证实。有可能由以下原因导致：

（1）中国人便后擦拭肛门区域的厕纸十分粗糙，这可能导致肛门皮肤的磨损，并由于感染而形成开放性创口。此外，当无法获得厕纸时，中国人还常常（比欧美国家的乡村人口更常见）用石头、木片等物品代替厕纸，从而更加重了肛门的磨损。

（2）中国人不常换洗衣物，冬天尤为如此。人们常常日夜穿着一套冬衣，且整个冬天而不清洗。在配药室中，我们常常可以见到脏兮兮的裤子。肛门的溃疡、瘘在这种情况下较易发生。

（3）我们对许多病例的肺部进行了仔细检查，以判断患者是否患有结核病。我们发现这些患者中结核的发病率远小于欧美国家。不过，这种检查需要非常仔细的细菌学培养，在检查之外的肛瘘切除后患者，其伤口迅速愈合康复同样说明患者不大像感染了结核。

	结局					手术情况			
	治愈	好转	未好转	恶化	死亡	未记录	手术	手术未记录	备注
2 肛门脓肿		1					2		

续表

	结局					手术情况			
	治愈	好转	未好转	恶化	死亡	未记录	手术	手术未记录	备注
4 直肠癌		1	3				2		2 未手术
1 肛裂	1						1		
1 肛裂和肛门息肉	1						1		
1 直肠出血	1								由于华人医生的手术尝试而出血
1 直肠溃疡	1								
喉									
1 喉部卡住花生	1								行气管切开术，花生被移除

说明

340 号病例，该患者在花生卡喉咙一天之后，接受了气管切开术。然而直到第二天，终于看到花生并被移除。患者康复。

	结局					手术情况			
	治愈	好转	未好转	恶化	死亡	未记录	手术	手术未记录	备注
胸膜和膈									
6 积脓症		4		2			6		切断肋骨
1 急性胸膜炎			1						转院

讨论

804 号患者是一例病情十分严重，治疗无望的积脓症患者，他接受了两次静脉注射，每次注射 50 c. c. 优苏溶液（0. 5% 次氯酸钠盐溶液）。优苏同样用于冲洗积脓的胸腔。通常情况下，我们并不冲洗积脓的胸腔，然实践表明，优苏对胸腔几乎没有刺激性，且疗效显著。

	结局					手术情况			
	治愈	好转	未好转	恶化	死亡	未记录	手术	手术未记录	备注
肾与输尿管 1 血尿	1								原因未记录
膀胱 4 结石	3		1				3		1 例没治疗
4 尿失禁		1	3				2		1 例手术治疗尿道上裂
1 尿窦	1						1		膀胱中发现结石，是一年前前列腺切开术后出现的
2 膀胱炎		1	1						
1 膀胱结石	1						1		
尿道 1 尿路结石		1							尿道移植至会阴
7 尿路狭窄	2	5					6		通常伴有输尿管扩张
1 尿道上裂	1						1		
1 瘘和狭窄		1					2		
1 直肠瘘		1					1		

男性生殖器官疾病

	结局					手术情况			
	治愈	好转	未好转	恶化	死亡	未记录	手术	手术未记录	备注
生殖器 6 阴茎癌	5					1	6		6 例接受手术，其中一例为根治术
1 阴茎被狗咬伤		1					1		
1 精索积水							1		

续表

	结局					手术情况			
	治愈	好转	未好转	恶化	死亡	未记录	手术	手术未记录	备注
22 包茎	20	2					22		包皮环割术
2 阴囊积水	2						2		根治手术（囊被去处）
1 阴茎肿瘤	1						1		未记录肿瘤性质
1 阴茎溃疡		1					1		
1 阴茎被人咬伤									
2 前列腺肥大			1		1				1 例死于尿毒症
2 龟头炎	1					1	2		包皮背切术

讨论

我们在医院和配药室中遇到阴茎癌患者的数量之多令人惊讶，以上数据（6）仅仅是入院接受手术的病人数。

此外，还有大量患有包茎的病人，包茎通常是由于软下疳所导致。22 位患者在院内接受了包皮环切术的治疗，其他许多患者在配药室接受了治疗，通过在阴茎龟头的背侧用剪刀剪一个裂口。

积水

只有两例患有阴囊积水的患者，被接收入院接受根除手术治疗。除非肿瘤的体积非常大，给患者带来了严重不适和不便，否则患者一般不同意接受手术。大量患者因此在配药室接受简单的穿刺术治疗。

眼伤和眼部疾病

病例号	疾病	结果		维持原状	手术
		治愈	好转		
39	角膜溃疡		，，		
51	，，，，		，，		

续表

病例号	疾病	结果 治愈	好转	维持原状	手术
217	，，，，	右 /，，		左 /，，	
242	睑外翻、角膜溃疡		，，		，，
367	虹膜炎、角膜溃疡		，，		
373	角膜溃疡	治愈			，，
381	，，，，			维持原状	
433	，，，，		，，		
436	，，，，		，，		，，
486	，，，，		，，		
518	，，，，		，，		
524	，，，，			，，	
628	，，，，		，，		
632	，，，，		，，		
666	，，，，		，，		
672	，，，，		，，		
749	，，，，		，，		
776	，，，，	，，			
59	睑内翻	，，			左 & 右
118	，，，，	，，			手术
232	，，，，	，，			左 & 右
307	，，，，	，，			左 & 右
356	，，，，		，，		手术
525	，，，，	，，			左 & 右
624	，，，，		，，		左 & 右
698	，，，，		，，		左 & 右

续表

病例号	疾病	结果		维持原状	手术
		治愈	好转		
699	，，，，		，，		手术
701	睑内翻、翼状胬肉	，，			左 & 右
704	睑内翻	，，			左 & 右
711	，，		，，		手术
76	急性结膜炎		，，		
114	眼睑受伤		，，		
144	下垂	治愈			，，
164	睑板腺囊肿	，，			，，
184	沙眼		，，		
536	，，		，，		
799	，，		，，		，，
230	翼状胬肉	，，			，，
300	，，	，，			，，
488	，，		，，		左 & 右
627	，，		，，		左 & 右
667	，，	，，			手术
707	，，		，，		，，
712	，，	，，			，，
716	，，	，，			，，
752	，，	，，			，，
761	，，		，，		左 & 右
231	白内障		，，		手术
355	，，，，		，，		，，
243	角膜混浊			，，	拒绝手术

续表

病例号	疾病	结果			手术
		治愈	好转	维持原状	
357	急性青光眼		,,		手术
372	虹膜睫状体炎		,,		
529	化脓性眼炎		,,		
531	见风流泪	,,			
550	全眼球炎		,,		,,
696	眼睑溃疡（？结节）		,,		
702	睑缘粘连		,,		,,
709	创伤性白内障		,,		
717	瞳孔闭锁			,,	拒绝手术
760	急性泪囊炎		,,		手术
798	泪阜肿瘤		,,		,,
	1 乳突		,,		,,
	1 眼睑肿瘤	,,			切除

眼科门诊报告

（1915年10月至1916年6月）

从去年十月起，男子门诊接诊的每一例眼部疾病，均被完整仔细地做了记录，疾病的分类见下文。一些病例出现在不同分类中，如一只眼睛可能同时患有沙眼和角膜溃疡，或其双眼可能患有不同疾病。

分类仅仅依据临床证据。对于结膜炎的分类，目前的科室条件使我们无法对患者进行细菌学的检查。分类的另一困难是，患者往往只来门诊就诊一次，时间太短而不足以做出最终诊断。仅仅根据一次检查结果，通常很难判断患者是否患有沙眼。

我们遇到最有趣的一个病例，是一位患者主诉“眼中有虫”。然而，对患者的初步检查未有发现，我们以为这位患者是想象身体许多部位有虫蠕动。我们在中国常常遇到这类病人，此人只是其中一个。然而，他拿出了一个瓶子，里面盛有一个看似小条白线的东西，并宣称这是从自己的眼中出来的。进一步的检查发现他右眼穹隆内确有一小小的移动物体，经过可卡因麻醉，四条长度约 9 ~ 13 mm 的蠕虫被取出。这些蠕虫仍在检查中，上海的胡恒德（Houghton）医生推测，这和马身上的结膜吸吮线虫相同。一次偶然的机会，我听说通州学院的毕谨牧师，曾在狗的结膜囊中发现蠕虫。在这位病人的许可下，我们又取了一些蠕虫来检测，蠕虫的种类截至目前尚未确定。

许多患者来我们医院治疗“挑眼”（一种眼部治疗）带来的后遗症，通常这种治疗由一位老妇人操作。老妇人相当于眼科手术操作者，使用器材各异。她们有时用针来挑结膜，有时用银发卡刮眼睑的内面。一种常用方法是将眼睑翻开，在眼睑的角膜上用麦粒摩擦。

这种治疗导致的结果清楚。即在通常情况下，眼睑的角膜下组织会明显增生，导致一些患者出现下眼睑外翻，另一些患者则由于瘢痕组织收缩而出现眼睑内翻。几乎所有患者都会出现不同程度的睑结膜和球结膜的粘连，有时仅仅表现为穹隆变短，大多数情况下都会有一定程度的睑球粘连。眼睑部分或完全与眼球粘连，会限制眼球的移动。一位患者角膜仅在上下眼睑间露出一小缝，其余角膜全部被粘连的角膜覆盖。

一位少年患有一种很奇特的先天畸形，他的双眼瞳孔前均有一层类似膈膜的膜覆盖，膜的外缘被一系列从虹膜环形肌辐射而来的细线环绕。膜的内缘则发出细线粘附于晶状体囊，两眼视力均为正常的 6/10。

我们还接诊了两位患有白内障的年轻人，其中一位是 9 岁的男孩，另一位是 26 岁的士兵。前者在接受数次挑开术后，浑浊晶体溶解，部分晶状体囊变得浑浊。在进行分离后，患者 6/15 的视力得到了矫正。后者的白内障在针刺术后缓慢变清，矫正后视力是 6/15。

另一有趣的病例，是一位患有软性白内障的 48 岁男性患者。此人是一名作家，因为白内障影响了工作而来寻求治疗。由于该患者患有淋病，我们推迟了他的入院。在准备入院期间，他与朋友聚会，中途有两位朋友发生了冲突。他在俩人中进行调停劝架，本来应该打到对打者脸上的一拳，打到了他的眼睛上。这使得他的眼睛疼痛肿胀了好几天。我们在七天后发现他的瞳孔有些扩大，眼压较高，眼球触压柔软，角膜周围有淤血。他的白内障消失了，瞳孔清澈，唯一痕迹是晶状体囊上还有一些白线。在经过阿托品治疗和热敷之后，他的眼睛消肿而眼压恢复正常。最令人开心的，是他的白内障也消除了。这一定是好人有好报。

一位士兵因为下眼睑外半侧向前膨出前来就诊。拉下眼睑检查，我们发现患者结膜下有一紫色的小杏仁大小的囊状物，囊状物向前倾，占据了眼睑内的全部空间。该囊状物可以被压回眼眶内，也碰不到眼球。因为囊状物的存在，眼球位置略有提升。患者眼部肿胀 7 日，没有外伤史。皮下穿刺抽取出了较清亮的血液，随后角膜下组织迅速肿胀。压力绷带和氯化钙治疗在一定程度上缓解了患者的症状，但是第二次就诊后他再没有复诊过。

我们还接诊过一位严重的交感性眼炎患者，他的血细胞计数变化被 1916 年《中华医学杂志》9 月刊报道。患者在 3 月 5 日受到眼伤，4 月 6 日，受伤的眼球被剜除，4 月 15 日，注射 0. 5g 阿斯凡纳明。几天的血细胞计数结果如下：

	3月20日	3月29日	4月12日	4月19日	4月28日
多分叶细胞	36. 9	43. 7	43.1	69. 0	67. 4
淋巴细胞	49. 0	38. 2	35. 3	21. 7	26. 0
大多核细胞	12. 3	16. 0	18. 2	7. 5	4.1
过渡				1. 8	
嗜酸性粒细胞	0. 8	1. 4	3. 0	0	0. 8
肥大细胞	1. 0	0. 7	0. 4	0	1. 7

男子医院眼科门诊

病例分类

结膜		
结膜炎		
急性卡他性结膜炎		57
化脓性结膜炎		1
泡性结膜炎		86
	眦结膜炎	19
	单纯性慢性结膜炎	59
	滤泡性结膜炎	5
春季卡他性结膜炎（？）		1
沙眼	进行期	52
	退行期	51
结膜黄斑		2
翼状胬肉		27
结膜下瘀斑		5
结膜干燥症		2
结膜色素沉积		2
内眦肿瘤		1
结膜囊丝虫（？）		1
角膜与前房		
角膜溃疡		133
眼前方积脓		2
角膜混浊		80

续表

葡萄肿	9
角膜翳	38
角膜穿孔后眼球痨	3
间质性角膜炎	6
“点状角膜炎”	2
角膜发育畸形	1
角膜异物	4
角膜穿透伤	1
巩膜	
巩膜炎	1
虹膜与睫状体	
虹膜炎	12
后粘连	6
瞳孔比索	15
前粘连	17
虹膜睫状体炎后眼球痨	1
先天性瞳孔残膜	2
瞳孔异位	1
青光眼	
急性	9
亚急性	2
慢性	6
晶状体	
白内障	
老年性白内障	5
幼年白内障	2

续表

继发性白内障	3
外伤性白内障	4
玻璃体	
玻璃体混浊	5
玻璃体出血	2
脉络膜与视网膜	
脉络膜炎	1
视网膜炎	
梅毒性	6
肾病性	2
视网膜出血	1
，，，，　外伤导致的出血	2
中毒性弱视	1
缺损	1
视神经	
视神经炎	2
视神经萎缩	7
全眼球炎	1
斜视	
麻痹性斜视	3
共同性斜视	
共同性内斜视	7
共同性外斜视	1
眼睑	
边缘性眼睑炎	19
梅毒性眼睑溃疡	4

续表

脓肿	9
肿瘤	3
湿疹	3
瘀斑	1
睑腺炎	14
睑板腺囊肿	16
睑内翻	33
睑外翻	10
眼睑下垂	3
睑缘粘连	2
睑球粘连	6
泪器	
泪点闭塞	1
干眼症	
慢性	1
急性	3
眼眶	
眼眶骨膜炎	2
血肿	1
屈光	
近视	29
近视性散光	36
远视	3
远视性散光	26
交叉性散光	5
花眼	8
诊断不明	9

妇婴医院

主　　管　孔美格

护 士 长　克里斯安女士

外科医生　孔美格 F. R. C. S.（爱丁堡）.
约翰思顿 M. D.

眼科医生　齐德义 B. Sc.，M. B.，B. S.

内科医生　思迈力 M. A.，M. D.，F. R. C. S.，I.
科恩，M. D

病理医生　杨怀德 B. S.，M. D.

妇婴医院报告

妇婴医院全年治疗患者的数目如下：

门诊

首次就诊	内科	2342
	外科	3723
	小计	6065
复诊	内科	2189
	外科	5650
	小计	7839
	合计	13904

住院

内科	78	
外科	216	304
产科	10	
院外接生		28
全麻手术		148
局麻手术		

所治疗病例将在下面的报告中，以表格的形式列出。

伴随着护理人员的增加，我们首次尝试将内科、外科和产科专科化。在我们的外籍护士长克里斯安的大力支持下，我们的工作效率得到了显著提升。虽然我们时刻意识到，在医院目前的规划下尚很难达到理想目标。尤其是门诊和住院处全部挤在同一栋大楼里，限制着我们更好地管理医疗服务。

尽管如此，从数据中可以看出对西医的信任每年都在增长。我们相信随着工作能力的提升，这种信任将持续增长。

对护士的训练和治疗病人、培养医学生同时进行，护士们逐渐意识到工作的重要性，并还不断加强这种意识。令人遗憾的是，对中国护士的培养进展非常缓慢，离目标仍有很大差距。而且，管理只要出现稍微松懈，其工作极易退回到潦草、粗糙的状态。这令护士长和医生们对让这些护士达到西方的标准都快绝望了。

不过我们要提醒自己，西方现在坚持的标准也经过了一个演变发展的过程，过去的一些护理状况，现在看来已难以容忍，公众和护士都是逐渐接受今天的标准的。在中国从来没有这样一个护理职业，他们对卫生的基本原则充满偏见、迷信、无知及明显的缺失。无论在政治、商业还是社会的各种情况下，虽然不能精益求精，但已开始出现了曙光，我们不奇怪，在中国难以找到有着责任心和良知的护士；实际上应该非常耐心地一步一步地训练这些护士。我们不要忘记其所处的周围的环境、传统以及她们最初所接受的培训状况。

妇产科曾经接诊过一些有趣的病例，现记录如下：

去年曾有 3 例输卵管积脓患者前来就诊，2 例康复出院，1 例因弥漫性腹膜炎死亡，其中一例的症状，高度指向宫外孕。这个临时诊断是手术前做出的。病史如下：

病史：八周前，患者右侧卵巢区域剧痛，随后阴道大量出血。患者以为是月经，阴道出血持续 10 天，随后患者状况好转。

10 天前，患者再次来月经，经血量大，右侧疼痛强烈。患者未发热，但感觉寒冷。

检查：右腹卵巢区域触压柔软，卵巢右边可触摸到一块梨子大小的柔软团块，直肠可触及。

舌苔浓密，2 天前排便。

3 天前曾经呕吐，目前没有呕吐症状。

患者的丈夫说患者曾有严重的白带增多。

治疗与病程：建议手术。

手术：在氯仿麻醉下，在右侧麦氏点上方做切口，发现右侧的输卵管扭曲并粘附到盆壁，表现为典型的输卵管炎。分离粘连时，管壁破损流出灰色液体。液体被擦干，输卵管结扎切除。患者术后感到疼痛强烈，伤口用丝线进行了多层的缝合。由于患者的病史中没有发热的症状，我们认为输卵管中的液体或脓液没有发生细菌感染，故未对伤口进行引流。

患者之后的病情缓解证实了我们的想法，患者康复十分顺利，住院期间体温一直保持稳定。

另一例输卵管积脓的患者的病情同样值得讨论。这位女患者病史长达 3 个月，盆腔中已经有明显的脓液积累，在子宫后部，从输卵管破损处流出的脓液导致感染性粘连，将脓肿与盆腔其他区域分隔开来。

病史：患者发病 3 月，5 年前产有一子，孩子 1 年前死亡。

症状：月经不规律且量小。便秘、极少。右髂区疼痛肿胀。舌头恶臭，呼吸急促不规律。体温 101. 9 华氏度。右腿挺直。

检查：右髂区有大块软性物质，且向左侧延伸。质软。

经阴道的检查发现，阴道发烫，子宫后有团块状物质。

治疗与病程：开腹探查发现，一大团增厚的网膜与炎症组织纠缠在一起。分离开后，中线位置子宫基底部上方一腔隙内有脓液流出。块状分割成小块，部分分离移除，腔隙用盐溶液冲洗，随后插入导流管。

术后，患者病情明显好转，然而很快就转向恶化。弥漫性腹膜炎迅速发展，术后2天患者死亡。如果不打开腹部而选择直接通过阴道引流，可能会有更好的结果。然而，由于并没有任何指征显示穹隆处有脓液，我们认为开腹的手术路径会更加有效。

第三位患者持续两三个月的疼痛和发热，右髂区可触及一个小团块。该患者输卵管扭曲增厚，切除时有部分脓液泄露，术后，我们对伤口进行了引流，患者恢复良好。

我们有三例接受卵巢癌切除的住院患者，她们分别患有乳头状瘤、单房性囊肿和多房性囊肿。其他卵巢癌患者在门诊接受治疗，只有这三例入院手术。单房性囊肿的病例很有意思，该患者分娩之后不久即出现了囊肿，以至于患者以为自己再次怀孕。囊肿在其蒂部盘曲了四次。具体病史如下：

六月3/6病史：2月患者产下一子，她并未注意到分娩后自己的腹部仍然很大，但是上个月患者腹部进一步变大，同时，患者主诉在怀孕的前7个月左腹部剧烈疼痛。

患者腹部的膨大程度相当于怀孕七八个月的孕妇。

检查：触诊发现一个柔软的具有弹性的肿瘤，并没有迹象表明患者怀孕，未检测到胎心。肿瘤可被推出盆腔外，经阴道的检查发现子宫位于肿瘤下方。

患者主诉便秘。

手术：6月21日，经正中入路开腹，发现一蒂部扭曲的单房性囊肿，囊肿的蒂部被钳夹，囊肿被完整分离，重达10磅。

7月6日患者腹部伤口愈合。

7月6日患者状态极好出院回家。

伤口完全愈合。

宫颈癌：这个病例的特殊性在于，是第一例用Percy法治疗的患者。这种方法是在产生较低热量的同时排除各种不适症状。患者术后病情大幅缓解，术后2个月无复发迹象。

对肿瘤切片的病例检查结果显示，患者患典型的柱型细胞瘤。这一病例的治疗明确了我们是在治疗癌症而不是其他病，并鼓励我们将这种方法用于未来的治疗。这种方法的优势在于，通过预先的烧蚀，几乎完全规避了子宫全切之时的肿瘤细胞被播撒到腹膜上的风险。

我们建议那些想要使用这种方法的医生阅读《外科与妇科杂志》上 Percy 的文章。该病例详细记录如下：

五月 8/16。病史：患者月经不调长达六七年。患者自去年以来经常失禁，排泄物有异味。

患者育有 2 个子女，无流产经历。

患者阴道持续有水样液体流出，性交后出血。

检查：腹部触诊发现患者腹部左侧有一隆起。经阴道的检查发现子宫外口处有一团粗糙且硬度较大的物质，触及该物质时有血液流出。

患者因失血而贫血。

患者表现较为典型的宫颈癌。

5 月 11/16 手术：肿物在烧蚀后被取出，烧蚀温度 113 华氏度，经子宫颈进入子宫烧蚀大约 10 分钟。（Percy 法）

6 月 12/16。患处完全愈合，疾病看似被根治。

患者在 6 月接受定期的灌洗治疗，没有复发迹象。

接下来，我们将介绍一个难产的病例，从该病例可以看出中国人对于传统的接生方法有多强的耐受度，这种由于无知中国助产妇所使用的方法看起来多么愚蠢。

1916 年 6 月 11 日。

病史：患者 2 年前结婚，第一次怀孕，孕期一切正常。

入院前 4 天临盆，朋友坚持让她从早到晚保持坐姿，持续时间四天，以至于从未睡觉。保持这种僵硬姿势使患者十分疲惫，入院时几乎力竭。此外，患者皮肤发黄，膀胱鼓胀。

胎儿头部出现在阴户，部分区域肿胀青紫。

指标如下：

内 ………………………… 10

交叉 ……………………… 9

外、后 …………………… 7

在清理好各部分后：产钳被用于接生。

胎儿头部相当艰难地穿出，造成了会阴的部分撕裂。

胎儿出生时已经死亡，死胎娩出之后，有大量气味难闻的液体流出。这很明显是破裂后留出羊水，胎盘部分粘连。

患者的小阴唇在 4 天的压迫下，出现一个长长的撕裂伤。我们对小阴唇和会阴进行了缝合。

治疗与病程

在宫缩乏力时，用 Izal 进行灌洗，并注射 1c.c. 垂体后叶素。

夜晚体温，100.4

患者状态良好。

6 月 11 日——灌洗，患者大为缓解。

患者恢复顺利。

垂体后叶素的作用

我们使用垂体后叶素，效果十分令人满意。在多例产程较慢或有任何宫缩乏力迹象的分娩中，我们为患者注射了垂体后叶素。这仿佛施加了魔力一般，使得艰难产程变得顺利而迅速。垂体后叶素的剂量通常不超过 1c.c，一个例外，及棘手的是有位腹部手术术后的产妇，在缺乏肠道的蠕动和尿液分泌的情况下，5c.c. 垂体后叶素帮助她在半小时内顺利娩下胎儿，并很快自由排尿。产妇在此之前已经挣扎了两天，其他助产方法均无效果。

另一例宫缩乏力的患者，其疼痛已经停止、羊水破裂。患者在下午六点被注射了 1c.c. 垂体后叶素，子宫几乎立刻恢复了收缩，半小时内胎儿娩出。

还有一例难产，患者在上午 11 点破水。此时宫口只开了 1 指，上午 11：30，下午 4：45，午夜 12：00，患者分别被注射了 0.5c.c. 垂体后叶素。凌晨 1：30 胎儿娩出，每次注射垂体后叶素后，子宫的收缩强度均显著增强。

我们测量了几乎所有初产孕妇的骨盆数据，并记录了相应的生产结果。

需要注意的是，与欧洲教科书上记载的平均值相比，中国产妇几乎所有的测量值都偏小。我们仍然需要更多测量数据，才能得出中国妇女骨盆较欧洲和美国妇女更小的结论。我们同样需要记录中国妇女的平均身高，以比较其是否与骨盆大小同比例扩大或缩小有关。

骨盆测量

	髂棘间径	髂嵴间径	骶耻外径
	247 mm	275 mm	190 mm
	288 mm	254 mm	181 mm

续表

	髂棘间径	髂嵴间径	骶耻外径
	234 mm	266 mm	196 mm
	254 mm	275 mm	190 mm
	254 mm	254 mm	178 mm
	203 mm	247 mm	178 mm
	228 mm	254 mm	178 mm
	228 mm	258 mm	178 mm
	260 mm	285 mm	190 mm
	228 mm	254 mm	178 mm
	234 mm	260 mm	184 mm
	228 mm	254 mm	158 mm
	228 mm	254 mm	184 mm
	254 mm	275 mm	209 mm
平均值	23. 63 cm	26. 18 cm	18. 3 cm
西方教科书平均值	25 cm	27. 5 cm	19 ~ 20 cm

妇婴门诊

（1915 年 7 月至 1916 年 6 月）

今年，我们尝试将内科、外科和产科分离，并取得了一定的成功。由于在内科帮忙的乔治·爱德华（Geo. Edwards）医生每天只能抽出 1 小时，我们不得不重新依靠中国助理李医生完成工作。李医生不懂英文，因而缺失他负责的病例记录。

我们虽希望获得更全面更详尽的记录，但前提是每个部门必须人手充足。否则，当一位医生需要诊治多位病人时，就很难做好记录。

本年教学一直教授学生们对新的病例进行记录，经过外国医生和学生们的共同审阅，这些记录的诊断和治疗进行了确认或修改。

妇科的病例记录完整，并列表分类如下。

值得一提的是，大多患者前来看病之时，以为自己怀孕了。她们中的相当大一部分在出院后，要求我们的护士去其家中进行陪护。

月经		**阴道**	
痛经	8	白带过多	4
闭经	7	膀胱阴道瘘	1
不规则子宫出血	4	阴道炎	2
月经过多	1	淋病	3
不规律	4		10
不孕	1	**阴户**	
	25	梅毒 & 湿疣	4
卵巢和子宫		**其他：**	
肿瘤	5	膀胱炎	4
子宫肌瘤	5	虚弱	1
子宫后屈	3	出血	2
宫颈癌	2	肾	1
子宫内膜炎	1	腹水	2
	18		10
怀孕诊断	42	合计	119

妇婴医院住院部

内科：	
急性布莱特病	1
贫血	1
关节炎	4
蛔虫（一例有 50 条蛔虫）	3
腹水	6

续表

煤气中毒	1
心脏病	1
便秘	4
糖尿病	2
胃扩张	2
痢疾	6
积脓症	1
脾肿大	3
湿疹	4
发热	1
胃炎	2
淋病性关节炎	1
脑积水	1
消化不良	2
肠梗阻	1
黑热病	3
局部共济失调	2
疟疾	2
脑膜炎	1
精神疾病	2
肾炎	4
鸦片成瘾	4
结核	1
肺炎	2
肺结核	3
风湿	1

续表

梅毒	5
腹膜结核	1
合计	78

外科	
脓肿	总计
肛门	2
手臂	2
腋窝	3
背部	1
前庭大腺	1
胸	2
眼	1
面部	1
腹股沟	2
手	1
颈部	14
会阴	1
咽	1
腰	2
大腿	1
喉	1
阴户	2
	40
意外事故	1
柯雷氏骨折	1

续表

手部粉碎性骨折	1
头部割伤	1
髋关节错位	1
肘部骨折	1
腿部撕裂伤	1
波特氏骨折	1
手臂、腿部烫伤	1
吞食珠宝——8 片	1
	9
癌症	
腹部	1
乳腺	1
宫颈	4
唇部	2
直肠	1
子宫	1
	11
痈	
背部	1
颈部	2
	3
眼耳鼻喉	
腺状肿大	2
白内障	5
结膜炎	3
角膜溃疡	1

续表

睑内翻	4
眼球摘除	1
乳突	1
眼房感染	1
息肉	2
结核性淋巴腺炎	1
扁桃体炎	1
	22
泌尿生殖	2
膀胱炎	1
裂 & 痔	3
肛裂	3
痔	2
肛门闭锁	2
小便失禁	2
Phinosis?	2
直肠前突	1
溃疡	2
膀胱结石	3
	21
腺	
腋窝	3
颈部	6
	9
妇科	
堕胎	1

续表

闭经	1
尾骨痛	1
刮除术	6
子宫内膜炎	1
处女膜闭锁	1
子宫不规则出血	1
卵巢单房性囊肿	1
卵巢囊肿	2
阴道检查	3
会阴缝合术？	2
子宫脱垂	1
输卵管积脓	2
输卵管炎	3
阴户溃疡	2
阴户炎	2
	30
坏疽	
手部	1
颌部	2
腕部	2
	5
结核	
腹壁	1
手臂	5
臀部	1
肘关节	3

续表

足部	2
手部	3
髋关节	3
关节	1
膝	1
腿部	1
脊柱	2
骶髂	1
骶骨（窦）	1
	25
肿瘤	
腹部	1
胸部淋巴瘤	1
乳腺	5
龈瘤	1
树胶肿	1
卵巢	3
子宫	1
	13
溃疡	
颊部	1
足	1
脚后跟	1
眼前房积脓	1
腿	2
	6

续表

其他		
烧伤后粘连	1	
下颌关节	1	
阑尾炎	3	
头皮皮疹	1	
积脓症	1	
胆结石	1	
腿部坏疽	1	
甲状腺肿	1	
增生性瘢痕	1	
脓性颌下腺炎	1	
胸部佩吉特病	1	
膝关节整形术	1	
脓血症	1	
臀部皮下囊肿	1	
败血症	1	
链球菌脓肿（全身）	1	
滑膜炎	3	
甲沟炎	1	
	22	
产科：	10	
总计　226		
内科、外科、产科总计 304		

妇婴医院手术记录

脓肿切开引流	
腹部	1
阑尾	2
手臂	2
腋窝	3
乳腺	5
腹股沟	1
腿	1
鼻泪管	1
颈部	6
腰部	2
脓血症	1
头皮	2
下颌下	1
大腿	1
	29
切除	
乳腺	7
手指	1
足部	1
颌部	1
	10
眼	
晶状体切开术	1
白内障	1
睑内翻	4
幼年白内障（左右眼挑开）	1

续表

痉挛性睑内翻（上下）	1
睑球粘连（双侧）	1
	9
其他	
阑尾炎继发腹膜炎	1
阑尾炎	2
乳腺癌	2
宫颈癌	1
环切	5
手指痉挛	1
尾椎切除	1
头皮皮疹	1
积脓症	1
胆结石	1
痔	3
痔 & 裂	1
唇裂	1
肛门闭锁	2
大腿切开	1
手部炎症切开引流	1
腿部撕裂伤	1
剖腹手术	1
脓性颌下腺炎	1
腹膜炎	1
髋关节错位	1
肩部皮下囊肿	1
皮肤移植	2

续表

腹水引流	2
膀胱结石	2
	37
妇科	
脓肿（巴多林管）	1
脓肿（大阴唇）	1
刮除术	9
子宫扩张	1
子宫全切	1
处女膜闭锁	1
卵巢旁单房性囊肿	1
卵巢多房性囊肿	1
会阴修复	1
输卵管积脓	3
阴道瘘	1
阴道瘘修复	1
宫颈癌	1
	23
耳鼻喉	
腺状肿大	2
耳中取子弹	1
恶性鼻息肉	2
乳突	2
鼻窦炎，刮除灌洗	1
扁桃体切除术	2
	10

续表

产科	
臀位	1
头先露（产钳）	1
横位	1
横位（翻转）	1
见正常病例记录	4
窦腔刮除术	
手臂	1
臀部	1
肘部	1
颈部	1
腺体	2
	6
结核病的刮除术与碘仿注射	
手臂	1
黏液囊炎	1
臀部	1
肘部（窦）	1
腺体—腋窝（移除）	2
膝	3
膝和股骨	1
颈部结核腺	7
腕部	3
	20
总计	148

产科除上面提到的病例之外，另有 10 位患者入院分娩，28 位在家产子。她们中的大多数都属于正常分娩。